男性性功能障碍中医治疗与饮食调养

主　编

尹国有

副主编

饶　洪　李　广　徐心阔

编著者

尹淑颖　李合国　李洪斌　韩振宏
陈玲曾　孟　毅　周　正　蔡小平

金盾出版社

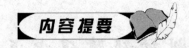

内容提要

本书以问答的形式,简要介绍了男性性功能障碍的基础知识;详细阐述了中医治疗男性性功能障碍的各种方法和常用饮食调养方法,认真细致地解答了广大患者在寻求治疗男性性功能障碍过程中可能遇到的各种问题。其文字通俗易懂,内容科学实用,可作为男性性功能障碍患者家庭治疗和自我调养康复的常备用书,也可供基层医务人员和广大群众阅读参考。

图书在版编目(CIP)数据

男性性功能障碍中医治疗与饮食调养/尹国有主编 . — 北京:金盾出版社,2017.6

ISBN 978-7-5186-1241-3

Ⅰ.①男… Ⅱ.①尹… Ⅲ.①男性生殖器疾病—性功能障碍—中医治疗法—问题解答②男性生殖器疾病—性功能障碍—食物疗法—问题解答 Ⅳ.①R277.58-44②R247.1-44

中国版本图书馆 CIP 数据核字(2017)第 047281 号

金盾出版社出版、总发行

北京太平路 5 号(地铁万寿路站往南)

邮政编码:100036 电话:68214039 83219215

传真:68276683 网址:www.jdcbs.cn

封面印刷:北京印刷一厂

正文印刷:双峰印刷装订有限公司

装订:双峰印刷装订有限公司

各地新华书店经销

开本:850×1168 1/32 印张:10.75 字数:234 千字

2017 年 6 月第 1 版第 1 次印刷

印数:1~5 000 册 定价:33.00 元

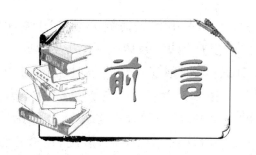

前言

　　男性性功能障碍主要包括性欲低下、阳痿、早泄、遗精、阳强、逆行射精、不射精等，是男科最为常见的疾病。有关资料显示，在我国男性中，患有性功能障碍者在8 000万人以上。近年来，随着社会化、城市化的高度发展，社会竞争激烈，生活节奏加快，心理压力增大，促使男性性功能障碍的发病率逐年上升。男性性功能障碍影响了人们享受正常的性生活，给患者带来肉体和精神上的痛苦，也给家庭和社会生活带来许多不和谐、不稳定因素。在男性性功能障碍的治疗中，中医有众多行之有效的手段，饮食调养是重要的自我调养方法，患者及其家属的参与显得尤为重要。为了普及医学知识，增强人们的自我保健意识，让广大读者在正确认识男性性功能障碍的基础上，恰当地选用中医治疗男性性功能障碍，合理地运用饮食药膳调养男性性功能，我们组织编写了《男性性功能障碍中医治疗与饮食调养》一书。

　　本书以男性性功能障碍的中医治疗及饮食调养为重点，采用问答的形式，系统地介绍了男性性功能障碍的防治知识，认真细致地解答了广大患者在寻求治疗男性性功能障碍过程中可能遇到的种种问题，力求让广大读者看得懂、用得上。书中首先简要介绍了男性性功能障碍的概念、分类、发病原因、临床表现，以及诊断和预防等相关的基础知识；详细阐述了男性性功能障碍的中医治疗及饮食调养。在中医治疗中，主要包括治疗男性性功能障碍常用的单味中药、方剂，中医辨证分型治疗、单方验方治疗、中成药治疗，针灸、贴敷、熏洗、按摩疗法，以及心理疗法等。在饮食调养中，主要包括饮食调养原则，常用的粥类食疗方、菜肴类食疗方、汤羹类食疗方、面点类食疗方，以及适宜于不同体质、不同证型男性性功能障碍患者的食疗药膳等。

　　书中文字通俗易懂，内容科学实用，所选用的治疗和调养方法叙述详尽，可作为男性性功能障碍患者家庭治疗和自我调养康复的常备用书，也可供基层医务人员和广大群众阅读参考。需要说明的是，引起男性性功能障碍的原因是复杂多样、千变万化的，加之患者个体差异和病情轻重不一，而治疗男性性功能障碍又是一个系统工程，并不是单纯应用"壮阳药物"那样简单，读者在应用本书介绍的治疗和调养方法时，一定要先咨询医生，切不可自作主张、生搬硬套地"对号入座"，以免引发不良事件。

　　在本书的编写过程中，参考了许多公开发表的著作，在此一并向有关作者表示衷心的感谢。由于我们水平有限，书中不当之处在所难免，欢迎广大读者批评指正。

尹国有

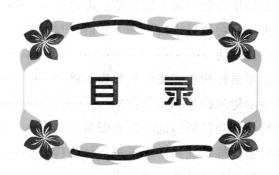

目 录

一、基础知识

1. 男性生殖系统包括哪些器官,各有哪些生理功能 …… (1)

2. 阴茎勃起的生理过程是怎样的 …………………… (3)

3. 男性性反应周期的生理过程是怎样的 …………… (4)

4. 男女性反应过程有何差异 ………………………… (7)

5. 什么是性欲,如何判断性欲是否正常 …………… (8)

6. 性欲望和性功能是一回事吗 ……………………… (9)

7. 男性性功能衰退的原因是什么 …………………… (11)

8. 什么是男性性功能障碍 …………………………… (12)

9. 嗜酒对性功能有何影响 …………………………… (13)

10. 吸烟对男性的性能力有影响吗 ………………… (14)

11. 高血压是如何影响男性性功能的 ……………… (15)

12. 甲状腺功能减退与亢进会影响男性性功能吗 …… (16)

13. 手淫能引起男性性功能障碍吗 ················· (17)

14. 为什么精阜炎能引起男性性功能障碍 ········· (18)

15. 老年男性性功能可维持到多大年龄,应如何

　　对待性生活 ································· (19)

16. 导致老年男性性功能障碍的原因有哪些 ········ (20)

17. 男性性功能障碍是如何分类的 ·············· (22)

18. 诊断男性性功能障碍的方法有哪些 ··········· (24)

19. 怎样对男性性功能障碍患者进行体格检查 ······ (25)

20. 怎样正确诊断男性性功能障碍 ·············· (27)

21. 何谓性欲高潮,什么是男性性欲低下 ·········· (28)

22. 性欲低下多见于哪些疾病,哪些口服药会

　　引起性欲低下 ····························· (30)

23. 功能性性欲低下是怎样发生的 ·············· (30)

24. 怎样正确诊断性欲低下 ···················· (32)

25. 何谓阳痿,发病状况如何 ··················· (33)

26. 哪些疾病可引起阳痿 ······················ (34)

27. 引起阳痿的药物有哪些 ···················· (35)

28. 为什么精神心理因素会引起阳痿 ············· (37)

29. 新婚阳痿是怎么回事 ······················ (38)

30. 什么是器质性阳痿,特点是什么 ············· (39)

31. 如何正确评估阳痿 ························· (40)

32. 怎样正确诊断阳痿 ························· (41)

33. 自我判断阳痿常见的误区有哪些 ············· (42)

34. 怎样预防阳痿 ····························· (44)

35. 早泄的原因有哪些 ……………………………… (45)

36. 早泄有几种类型,诊断标准是什么 …………… (46)

37. 早泄与射精过快是一回事吗,为什么说
　　早泄与阳痿是一对难兄难弟 ………………… (47)

38. 早泄的预后怎样,如何预防 …………………… (48)

39. 什么叫遗精,男孩子多大年龄开始遗精 ……… (48)

40. 引起遗精的原因有哪些 ………………………… (49)

41. 男性青少年出现遗精可怕吗 …………………… (50)

42. 结婚后出现遗精是病态吗 ……………………… (51)

43. 遗精对人的心理状态有何影响 ………………… (52)

44. 遗精的临床表现有哪些,哪些迹象易误
　　认为是遗精 …………………………………… (53)

45. 遗精的诊断要点与鉴别要点有哪些 ………… (55)

46. 滑精是怎么回事 ………………………………… (56)

47. 怎样预防遗精的发生 …………………………… (56)

48. 阳痿、早泄、遗精三者有何关系 ……………… (58)

49. 何谓阳强,引起阳强的原因有哪些 …………… (59)

50. 阳强的诊断要点有哪些,应与哪些病症相鉴别 …… (60)

51. 阳强的预后怎样,如何预防 …………………… (61)

52. 什么是逆行射精,是怎样发生的 ……………… (62)

53. 引起逆行射精的原因有哪些 …………………… (63)

54. 逆行射精应做哪些检查,危害有哪些 ………… (64)

55. 逆行射精的诊断要点有哪些,应注意与哪些
　　疾病相鉴别 …………………………………… (65)

56. 何谓不射精,如何分类和分型 …………………… (66)

57. 功能性不射精的原因有哪些 ………………………… (67)

58. 不射精的诊断要点有哪些,应注意与哪些

　　疾病相鉴别 ………………………………………… (68)

59. 不射精的预后怎样,如何预防 …………………… (69)

60. 怎样预防男性性功能障碍 ……………………… (70)

二、中医治疗

1. 中医治疗男性性功能障碍有哪些优势 ………… (73)

2. 治疗男性性功能障碍常用的单味中药有哪些 ……… (74)

3. 治疗男性性功能障碍常用的方剂有哪些 ………… (90)

4. 中医是如何认识性欲低下的病因病机的 ……… (108)

5. 中医是如何认识阳痿的病因病机的 ………… (109)

6. 中医是如何认识早泄的病因病机的 ………… (110)

7. 中医是如何认识遗精的病因病机的 ………… (111)

8. 中医是如何认识阳强的病因病机的 ………… (112)

9. 中医是如何认识逆行射精的病因病机的 ……… (113)

10. 中医是如何认识不射精的病因病机的 ……… (114)

11. 中医是怎样辨证治疗性欲低下的 …………… (115)

12. 中医是怎样辨证治疗阳痿的 ………………… (119)

13. 中医是怎样辨证治疗早泄的 ………………… (123)

14. 中医是怎样辨证治疗遗精的 ………………… (127)

15. 中医是怎样辨证治疗阳强的 ………………… (129)

16. 中医是怎样辨证治疗逆行射精的 ………………… (133)

17. 中医是怎样辨证治疗不射精的 …………………… (136)

18. 如何正确煎煮中药汤剂 …………………………… (140)

19. 治疗男性性功能障碍应该怎样谨慎合理地

   　使用中草药 ………………………………………… (142)

20. 如何选用单方验方治疗男性性功能障碍 ………… (144)

21. 治疗男性性功能障碍常用的单方有哪些 ………… (145)

22. 治疗性欲低下常用的验方有哪些 ………………… (151)

23. 治疗阳痿常用的验方有哪些 ……………………… (153)

24. 治疗早泄常用的验方有哪些 ……………………… (157)

25. 治疗遗精常用的验方有哪些 ……………………… (160)

26. 治疗阳强常用的验方有哪些 ……………………… (164)

27. 治疗逆行射精常用的验方有哪些 ………………… (166)

28. 治疗不射精常用的验方有哪些 …………………… (168)

29. 如何选择治疗男性性功能障碍的中成药 ………… (170)

30. 治疗男性性功能障碍常用的片剂中成药有哪些 … (171)

31. 治疗男性性功能障碍常用的丸剂中成药有哪些 … (174)

32. 治疗男性性功能障碍常用的药酒有哪些 ………… (181)

33. 治疗男性性功能障碍常用的颗粒剂中成药

   　有哪些 ……………………………………………… (185)

34. 治疗男性性功能障碍常用的胶囊剂中成药

   　有哪些 ……………………………………………… (186)

35. 治疗男性性功能障碍常用的口服液类中成药

   　有哪些 ……………………………………………… (190)

36. 怎样根据辨证分型选用治疗性欲低下的中成药 …… (192)

37. 怎样根据辨证分型选用治疗阳痿的中成药 ……… (193)

38. 怎样根据辨证分型选用治疗早泄的中成药 ……… (194)

39. 怎样根据辨证分型选用治疗遗精的中成药 ……… (195)

40. 怎样根据辨证分型选用治疗阳强的中成药 ……… (196)

41. 怎样根据辨证分型选用治疗逆行射精的中成药 …… (197)

42. 怎样根据辨证分型选用治疗不射精的中成药 …… (197)

43. 男性性功能障碍患者能否长期服用六味地黄丸 …… (198)

44. 针灸治疗男性性功能障碍有何作用 ……… (200)

45. 针刺治疗男性性功能障碍应注意哪些 …………… (201)

46. 艾灸治疗男性性功能障碍应注意哪些事项 ……… (202)

47. 治疗性欲低下常用的针灸处方有哪些事项 ……… (203)

48. 治疗阳痿常用的针灸处方有哪些 ……… (205)

49. 治疗早泄常用的针灸处方有哪些 ……… (207)

50. 治疗遗精常用的针灸处方有哪些 ……… (209)

51. 治疗阳强常用的针灸处方有哪些 ……… (211)

52. 治疗逆行射精常用的针灸处方有哪些 ……… (213)

53. 治疗不射精常用的针灸处方有哪些 …………… (214)

54. 治疗男性性功能障碍穴位注射处方有哪些 ……… (215)

55. 耳穴疗法能调治男性性功能障碍吗 …………… (218)

56. 如何进行耳针治疗操作 ……… (219)

57. 如何进行耳压治疗 ……… (220)

58. 调治男性性功能障碍常用的耳针耳压处方

有哪些 ……… (221)

59. 耳针耳压法调治男性性功能障碍应注意什么 ……（224）

60. 药物敷贴法能调治男性性功能障碍吗 …………（226）

61. 药物敷贴法调治男性性功能障碍应注意什么 ……（227）

62. 调治男性性功能障碍常用的药物敷贴处方有

哪些 ……………………………………………（228）

63. 熏洗疗法能调治男性性功能障碍吗 …………（232）

64. 熏洗疗法调治男性性功能障碍应注意什么 ……（233）

65. 调治男性性功能障碍常用的熏洗处方有哪些 ……（234）

66. 按摩法调治男性性功能障碍应注意什么 ………（239）

67. 调治性欲低下常用的按摩方法有哪些 …………（240）

68. 调治阳痿常用的按摩方法有哪些 ……………（242）

69. 如何用辨证分型点穴法调治阳痿 ……………（245）

70. 调治早泄常用的按摩方法有哪些 ……………（247）

71. 捏挤法治疗早泄如何操作 ………………………（248）

72. 调治遗精常用的按摩方法有哪些 ……………（250）

73. 调治不射精常用的按摩方法有哪些 …………（253）

74. 如何应用电动按摩器调治不射精 ……………（256）

75. 男性性功能障碍患者应怎样配合心理治疗 ……（257）

76. 暗示治疗对男性性功能障碍有何作用 …………（258）

77. 精神心理因素引起的阳痿运用心理疗法应

注意哪些 ………………………………………（259）

78. 早泄患者常有哪些心理症结,如何进行心理

呵护 ……………………………………………（260）

79. 如何运用暗示疗法调治不射精 ………………（262）

80. 音乐疗法和环境疗法能调治不射精吗 ……………（263）

三、饮食调养

1. 饮食疗法能调治男性性功能障碍吗 ……………（265）
2. 男性性功能障碍患者的饮食调养原则是什么 ……（266）
3. 有益于男性性功能障碍患者的常用食物有哪些 …（267）
4. 男性性功能障碍患者如何判断自己的体质 ……（271）
5. 男性性功能障碍患者的饮食如何因人、因时、因
   地而异 ……………………………………（272）
6. 男性性功能障碍患者能否选用保健补品 ……（273）
7. 进补的原则是什么，有哪些禁忌 ……………（274）
8. 如何用莲子制成食疗方调养男性性功能障碍 …（276）
9. 如何用核桃仁制成食疗方调养男性性功能障碍 …（278）
10. 如何用桂圆肉制成食疗方调养男性性功能障碍 ……（280）
11. 适宜于男性性功能障碍患者的粥类食疗方有
    哪些 ……………………………………（283）
12. 适宜于男性性功能障碍患者的菜肴类食疗方
    有哪些 …………………………………（285）
13. 适宜于男性性功能障碍患者的汤羹类食疗方
    有哪些 …………………………………（287）
14. 适宜于男性性功能障碍患者的药茶验方有哪些 …（289）
15. 药茶调治男性性功能障碍应注意什么 …………（291）
16. 命门火衰型性欲低下患者可选用哪些食疗方 ……（292）

17. 肾精亏虚型性欲低下患者可选用哪些食疗方 ······ (293)

18. 肝气郁结型性欲低下患者可选用哪些食疗方 ······ (294)

19. 心虚胆怯型性欲低下患者可选用哪些食疗方 ······ (295)

20. 气血亏虚型性欲低下患者可选用哪些食疗方 ······ (296)

21. 痰湿壅滞型性欲低下患者可选用哪些食疗方 ······ (297)

22. 命门火衰型阳痿患者可选用哪些食疗方 ·········· (297)

23. 心脾受损型阳痿患者可选用哪些食疗方 ·········· (298)

24. 恐惧伤肾型阳痿患者可选用哪些食疗方 ·········· (299)

25. 肝郁不舒型阳痿患者可选用哪些食疗方 ·········· (300)

26. 湿热下注型阳痿患者可选用哪些食疗方 ·········· (301)

27. 相火亢盛型早泄患者可选用哪些食疗方 ·········· (302)

28. 肾气不固型早泄患者可选用哪些食疗方 ·········· (303)

29. 心脾亏虚型早泄患者可选用哪些食疗方 ·········· (304)

30. 肝经湿热型早泄患者可选用哪些食疗方 ·········· (305)

31. 肝气郁结型早泄患者可选用哪些食疗方 ·········· (305)

32. 君相火动、心肾不交型遗精患者可选用哪些
    食疗方 ·· (306)

33. 湿热下注、扰动精室型遗精患者可选用哪些
    食疗方 ·· (307)

34. 劳伤心脾、气不摄精型遗精患者可选用哪些
    食疗方 ·· (308)

35. 肾虚滑脱、精关不固型遗精患者可选用哪些
    食疗方 ·· (309)

36. 肝火盛实型阳强患者可选用哪些食疗方 ·········· (309)

37. 肝经湿热型阳强患者可选用哪些食疗方 ………… (310)

38. 阴虚阳亢型阳强患者可选用哪些食疗方 ………… (311)

39. 瘀阻络滞型阳强患者可选用哪些食疗方 ………… (312)

40. 败精阻窍型阳强患者可选用哪些食疗方 ………… (313)

41. 肾气虚衰型逆行射精患者可选用哪些食疗方 …… (313)

42. 肾阴不足型逆行射精患者可选用哪些食疗方 …… (314)

43. 瘀血阻滞型逆行射精患者可选用哪些食疗方 …… (315)

44. 湿热瘀阻型逆行射精患者可选用哪些食疗方 …… (316)

45. 中气下陷型逆行射精患者可选用哪些食疗方 …… (317)

46. 肝气郁结型不射精患者可选用哪些食疗方 ……… (318)

47. 瘀血阻络型不射精患者可选用哪些食疗方 ……… (318)

48. 肾阴不足型不射精患者可选用哪些食疗方 ……… (319)

49. 肾阳虚衰型不射精患者可选用哪些食疗方 ……… (320)

50. 湿热下注型不射精患者可选用哪些食疗方 ……… (321)

附录:人体常用穴位示意图

一、基础知识

1. 男性生殖系统包括哪些器官,各有哪些生理功能

男性生殖系统包括睾丸,生殖管道(附睾、输精管、射精管),附属腺(精囊腺、前列腺、尿道球腺)和外生殖器(阴阜、阴囊、阴茎)等。下面分别介绍其形态结构和生理功能。

(1)睾丸:睾丸是一实质性器官,为椭圆形小体,在阴囊内,左右各 1 个,其直径为 2.5～3 厘米。睾丸是男性的生殖腺,是产生精子和分泌雄激素的场所。

(2)附睾:附睾在阴囊内,左右各 1 个,是睾丸后外侧的半月形小体,由许多睾丸输出小管合并而成的附睾管卷曲而成附睾。附睾是精子发育、成熟和储存的场所。据统计,成年男性每天可产生 1 亿～2 亿个精子。在某些病理情况下,或受物理、化学因素的影响,常可导致精子生成障碍,造成精子数量不足,成为男性不育的常见原因之一。雄激素(主要是睾酮)具有促进生殖器发育、调节性功能和保持男性第二性征及促进第二性征出现的功能。

(3)输精管:输精管是细长的、由平滑肌组成的管道,左右各 1 条,起始于附睾尾部,末端膨大像茶壶的“肚子”,叫输精管壶腹,之后再变狭窄与精囊的排泄管汇合成射精管。输精管是输送精子的管道。

(4)射精管:射精管很短,左右各 1 条,深藏在前列腺内,

穿过前列腺,开口在前列腺部尿道的精阜(也叫尿道嵴)。射精管是输送精液的通道,并有喷射精液的功能。

(5)精囊腺:精囊腺是输精管壶腹与射精管之间的突出部分,呈长椭圆形,上宽下窄,前后稍扁,左右各1个。精囊腺能分泌精囊液,是精液的重要组成部分,约占全部精液的70%,精囊液中含有各种物质,对精子具有营养并促进精子活动的功能。

(6)前列腺:前列腺位于膀胱前下,环绕尿道,其大小和形状极似前后扁平的栗子,是一组复合的泡状腺,由30～50个管泡状腺组成的集合体,最后并合成2个排泄管,在尿道内精阜两侧开口。前列腺能分泌前列腺液,是精液的成分之一,对精子的代谢活动具有促进和保护作用。

(7)尿道球腺:男性尿道既排尿,又排精,尿道球部旁有一对豌豆大小的圆形小体,即是尿道球腺,包埋在尿生殖窦内、尿道膜部括约肌肌束中。能分泌液体,是精液的组成成分,最初射出的精液主要是尿道球腺的分泌物,其功能主要是润滑尿道。

(8)阴阜:阴阜是耻骨联合前面的隆起的三角形区域,由皮肤和较丰富的皮下脂肪组成,成年男性的阴阜阴毛满布,向下可与阴囊相连,有的男性阴毛可向上达到脐部。阴阜为性敏感区,当性器官交媾时,首先是阴阜的相互接触和摩擦,以积累性的兴奋性,阴毛可起到减轻摩擦的缓冲作用。

(9)阴囊:阴囊是悬垂于阴茎根与会阴部的囊状结构,内有睾丸、附睾及精索下部等,其皮肤极薄,呈深褐色,富含毛囊和皮脂腺。阴囊一般遇寒冷刺激处于收缩状态,囊壁变厚,气温升高则常呈舒张松弛状态,囊壁变薄。这种囊壁厚薄的变化对散发热量和调节阴囊内的温度有重要作用,从而保证了阴囊内容物温度的恒定,这种温度调节机制对睾丸内精子的形成有着重要意义,是睾丸产生精子的重要条件。阴囊有保护睾丸和输精管的作用。

(10)阴茎:阴茎分为阴茎根、阴茎体和阴茎头。由 3 条长柱形的海绵体构成,腹侧中间的一条因有尿道通过称为尿道海绵体,背侧并列的两条称阴茎海绵体,尿道海绵体前端膨大形成阴茎头。阴茎海绵体为结缔组成和平滑肌形成的海绵状结构,其内部有许多互相交通的小腔隙和血管,其血液供应十分丰富。阴茎是男性性交器官,兼有排精、排尿功能,房事时海绵体充血,阴茎勃起。发育正常的阴茎大小没有固定的标准,但长短有一定范围,即松弛时为 4.5～8.6 厘米,勃起时为 9～17 厘米。

2. 阴茎勃起的生理过程是怎样的

男性性功能中阴茎勃起是最重要的功能,同时在男性性反应周期,阴茎勃起又有最显著的表现。随着医学界对阴茎勃起的血流动力学、神经生理学、分子生物学等深入研究及检查和实验手段的开展,目前对阴茎勃起的机制有了更多的了解。通常认为,阴茎勃起是在神经、内分泌及心理效应等综合调控下所产生的血流动力学变化的结果,是男性对有效性刺激的第一个生理反应,即性反应的主要标志。

性刺激作用于视觉、听觉、嗅觉、触觉和幻想后,中枢神经系统发生性冲动,由骶髓中枢协调,经外周神经传到阴茎,或由刺激外生殖器,经阴茎骶髓反射弧,使副交感神经兴奋,神经末梢纤维释放神经递质,作用于血管内质细胞和平滑肌细胞,导致海绵体平滑肌松弛,动脉血供大增,血液大量流入阴茎海绵窦,使阴茎肿胀。而沟通海绵窦与阴茎的导静脉和白膜下静脉逐渐受压,致使静脉完全闭锁,海绵体内压达到甚至超过躯体动脉压,产生坚硬勃起。有资料表明,平常在阴茎松弛情况下,每分钟每100克阴茎海绵体中仅有 1.4～4 毫升血液通过,而勃起时每分钟进入阴茎的血液达 42～119 毫升,勃起时的血容量可达 80～200 毫升,此时海绵体内压可高达 300 毫米汞柱以上。除了阴茎动脉血供的增加、静脉血流受阻、海绵体内压升高外,环绕阴茎根部的骨盆肌肉和球海绵体肌收缩也可减少静脉血回流。简而言之,阴茎勃起的过程就是流入阴茎的血流大增,而流出阴茎的血流减少甚至暂停所致的结果。

阴茎勃起时阴茎血流动力学的改变是受中枢神经系统的高级部位,包括边缘系统及大脑皮质、皮质下中枢,通过下丘脑-垂体-性腺轴调节和控制,将冲动向下传递,使神经纤维释放神经递质,作用于血管内皮细胞和平滑肌细胞来调节的。目前研究发现,副交感神经末梢释放乙酰胆碱,使血管内皮细胞及非肾上腺素非胆碱能神经元释放氧化亚氮,刺激激活鸟苷酸环化酶,使海绵体内三磷酸鸟苷转化为环磷酸鸟苷,环磷酸鸟苷水平增加,打开了平滑肌细胞的钙离子通道,使得海绵体平滑肌松弛,大量血液进入阴茎动脉和海绵窦间隙,形成阴茎勃起。阴茎勃起除与交感神经和副交感神经释放的递质有关外,还可能受肽类神经递质的调节,包括血管活性肠肽、前列腺素 E_1、神经肽 Y、降钙素基因相关肽等。

3. 男性性反应周期的生理过程是怎样的

性交是一种生物学现象,是高级动物的本能之一。性交的过程首先是性交愿望的产生,继之是生殖器及附属腺的充血和分泌、交媾动作,以及性高潮的到来(在男性表现为射精)和最后性感消退等一系列过程。

按照当代性学权威马斯特斯和约翰逊的"人类性反应周期"的概念,通常将人类交媾的性反应过程划分为 4 个阶段,即兴奋期、持续期(平台期)、高潮期和消退期,其中各期都包括全身反应和性器官反应两方面的生理表现。当然,由于个体差异和人们所处环境等的不同,不同男性在不同情况下性反应周期的生理过程还是有一定差别的。

(1)兴奋期:兴奋期是交媾的初期或前奏,主要是启动性欲和进行交媾的一系列心理准备,启动性欲可由肉体上或精神上的性刺激唤起。兴奋期的特征为全身肌肉紧张度的增加和生殖器的充血,在此期心率加快,血压上升,随意肌的张力增强,尤其是肢体、颈部、下腹部和骨盆区域的肌肉会发生不自主地收缩甚至颤抖。男性的阴茎因海绵体充血而勃起,睾丸增大并使阴囊壁变厚绷紧,提睾肌的收缩使睾丸向耻骨方向提升,部分尚可见乳头竖起。兴奋期的过程长短不一,短的为 2～3 分钟,长的为数十分钟,甚至数小时。

(2)持续期(平台期):持续期是兴奋期向性高潮的过渡期,也可以说是性高潮的准备期。如果唤起性兴奋的刺激继续存在,并有足够的强度,生殖器官的充血和性紧张会稳定在一个较高的水平上,并继续进一步发展,此期血管的充血较兴奋期更强。男性的阴茎龟头更为增粗、颜色加深,睾丸进一步增大,可较兴奋前增大 50%～100%,阴囊收缩,睾丸更为上提并抵近会阴,预示逼近射精,尿道口有少量黏液溢出,此为尿道球腺分泌液,其作用为湿润尿道,为射精时更有效地利用精液做好准备。持续期内性紧张继续增强,随意肌和非随意肌的紧张力继续增强,面肌、肋间肌和腹肌都可出现轻度痉挛性收缩,肛门括约肌出现随意性收缩,并表现呼吸加深加快、心跳加速、血压升高,最后可出现全身性肌肉强直。持续期的时间多数在 30 秒至 30 分钟。

(3)高潮期:持续期末,若有效的性刺激继续进行,性紧张更加增强而向高潮发展,直至达到一定的水平,可触发性高潮的到来。男性性高潮的生理反应,首先是附睾、输精管、精囊腺、前列腺和射精管开始一系列收缩,使上述器官的精液聚集于尿道的前列腺部,同时尿道内括约肌收缩、痉挛,防止精液逆行进入膀胱,而外括约肌松弛,接着为射精动作,即由前列腺、会阴部肌肉、阴茎体协调地、有节律地收缩 2～4 次,每次间隔 0.8 秒左右,以后再放慢收缩若干次,强度也有减弱。此期中有强烈的全身性反应,表现为肌肉的随意性控制丧失或减弱,发生不随意肌收缩和痉挛,肌体颤抖,呼吸频率可高达每分钟 40 次,呼吸亦加强加深,并与性紧张度平行,心动过速和血压升高。高潮期为交媾中持续最短的阶段,一般仅有数秒。

(4)消退期:消退期系指高潮期过后,兴奋期至高潮期中身体所发生的生理变化的消除过程,所以正好是兴奋期和持续期变化的相反过程。男性在射精后,阴茎的充血状态经 5～10 秒即见减弱,30 分钟完全消退,阴囊和睾丸肿胀的消退则稍缓慢,但在 30 分钟内亦完全退缩。心率、血压及肌肉紧张和痉挛等变化亦可在 5～10 分钟恢复正常。男性在性交中若无性高潮出现,消退期可延长,甚至可持续 12～24 小时,其他生理反应的消退也表现明显的缓慢。男性消退期的一个特点,为性高潮后立即进入"不应期",在此期虽然继续受到性的刺激,出现部分勃起,但不能再次射精,不应期所持续的时间个体差异很大,而且随年龄增长而延长,与健康状况亦有关,一般在几分钟至几小时不等。若在几小时内反复性交,其每次射精后的不应期也逐渐延长。

性反应周期的生理过程是模式性的生理学概念,没有涉及当事人在性活动期间的情绪、思维和感受等一系列心理因素。实际上,性反应周期不仅是一个生理过程,更主要的是一个心理感受和体验过程,正是这些心理因素,对性反应和性快感起到更为重要的作用。

4. 男女性反应过程有何差异

男性和女性在性过程中其反应是不一样的,存在着生理差别和心理差。将男性和女性性反应过程的差异归纳起来,主要表现为男性比女性更易唤起性欲、性欲望存在差异,以及性高潮的差异3个方面。

(1)男性比女性更易于唤起性欲:虽然近年有学者做了一些研究,得出了相反的结论,但多数学者仍认为这些研究缺乏可信的数据,或忽略了女性本能的羞涩心理的影响等。一般来说,男性较女性更容易唤起性欲。

(2)男性和女性性欲望存在差异:男性的性欲望强烈而且旺盛,表现为急不可待,在女性则较弱。男性的性要求多集中在性器官的交媾上,女性则注重恋情,其表现较为广泛,如亲吻、抚摸,甚至于谈笑,都被认为是性的享受,只有经过这些过程,达到一定的性兴奋时,女性才有性交的要求。同时,女性的这种差异还有明显的年龄差别,如新婚后的一个阶段内男性的性欲高于女性,但中年以后女性的性欲常高于男性。

(3)男性和女性性高潮存在差异:有学者指出,男性和女性的性欲发展互为相反,男性是从生殖器逐步向泛化的身体各种感受过渡,性的冲动积累也较快,几分钟内往往即可进入高潮,达到高潮后消退也较迅速。而女性的性欲发展却从泛化的感受向生殖器集中,表现在除了生殖器接触的性享受外,性兴奋的积累也较慢,一般多在 10 分钟以上才达高潮,达到高潮后维持的时间亦稍长,消退起来也较慢。男性在青春期后,性欲集中在生殖器官的强烈高潮要求,每日6～8次的阴茎勃起并不鲜见,到 50 岁后性欲望才从生殖器官向泛化的感觉器官转移,此时每周 2 次的性交一般可以满足。女性则不然,青春期后的一段时间,性欲泛化,不集中于生殖器官,也不重视性高潮,30～40 岁的妇女才能达到性欲的最高要求,与 20 岁的女性比较,性高潮频繁而又强烈。性高潮时男性的肌肉痉挛一般为 3～5 次,强烈的可达 8～10 次;而女性的肌肉痉挛要比男性为多,延续时间也较长。此外,男性和女性性高潮的差异还表现在男性的"不应期",所以称为"感受一次性高潮";而女性的交媾,可在短时间内获得多次性高潮,而且第二、三次性高潮的感受比第一次更为欣快,并得到更为充分的性满足。

5. 什么是性欲,如何判断性欲是否正常

性欲是指体内外的各种刺激引起性的兴奋及要求进行房事的欲望,即在一定的刺激下,对性关系的兴趣,这种性欲是两性关系中必然的生理现象,也是人类种族延续和发展的

一种本能。性欲的个体差异性很大，很难有个统一的标准，即使同一个人，性欲的高低也随年龄、精神状态、健康状况、生活条件和环境、工作忙闲、夫妻感情及性生活的经历而有所不同。

判断性欲是否正常，应从经常的性生活反应来衡量，而不能抽象地以个别情况下的某些现象作为标准。因此，对自述有性欲改变的人，需要详细了解其起因的具体情况及进行相关检查后，再进行判断。一般认为，从每周平均同房次数，以及每次性生活的感受和性生活后的精神状况等，可以反映出性欲的强弱。只有长期在适当刺激下不引起性欲或性欲低下或性欲亢进，才能认为性欲异常。例如，不少男性自称性欲降低，有的未婚青年自称无性欲或性欲低下，实际上常是因为缺乏足够的性刺激才未引起性欲。

性欲的异常改变分为两类：一类是性欲旺盛，或称之为性欲亢进、性欲过盛，在临床上比较少见；另一类是性欲低下或无性欲，这一类在临床中较为常见。除上述性欲亢进、性欲低下和无性欲外，还可见性厌恶、性欲倒错等表现。需要说明的是，至今临床上诊断性欲障碍的标准及认识尚不确切。由于性欲的个体差异及性别、年龄等因素的影响，很难确立对每个人都适用的性欲标准来衡量是否有性欲障碍，所以区分个体差异与正确理解性欲障碍的概念是至关重要的。

6. 性欲望和性功能是一回事吗

人们往往对生活中的许多现象熟视无睹，这也反映在对性问题的认识上。许多男性对性、性欲望和性能力到底都代表什么，未必能说得出来。他们也许以为性能力就是指性交能力,而这种能力到底表现在哪些方面,却一无所知。许多男性在谈及性的问题时,常会不自觉地混淆一个概念,即将性欲望和性功能混为一谈,同时有相当一部分人笼统地将性欲望和性功能看作是一回事,实际上这两者还是有区别的。

所谓性欲望是对性的一种要求、一种渴望的心情,而性功能则是将欲望化为具体行为方式或具体行动,完美和谐的性生活需要性欲望和性功能的协调统一。的确,许多男性完美地集中了性欲望和性功能于一身,充分地体验了性所带给自己的愉悦。但是,也有很多人却不能将两者和谐地统一起来,可能需要不断地摸索和探询才最终实现了合二为一的转化。有些男性可能始终没有或者永远丧失了这种转化能力,并因此而导致了性的各种不和谐和性功能障碍。

实际上,出现性欲望和性功能分离的情况很常见,其中有生理性的因素,也有精神心理性的因素,更有疾病等因素在起作用。已经进入青春期发育阶段的青少年,逐渐开始出现朦胧的性意识,也出现了阴茎勃起的能力,并且这种能力还可能来势凶猛,但是处在这个年龄段的孩子们可能还对性的欲望没有一个明确的概念。一个习惯自慰的青年担心自己患了阳痿,这是自作聪明的想当然,一个没有结婚的人还没有"机会"验证自己的性功能,怎么能怀疑自己的性能力(阳痿)呢?老年男性,尽管岁月的磨炼使他们更加珍爱生活、珍惜爱情,对于性的要求(欲望)也很高,但是性功能却在慢慢地减退,直至消失;患有某些疾病的男性,尽管主观上很想"要",但实际能力(性功能)却不为他们做主;患有某些传染病的男性,尽管他们的性能力很好,但却不得不抑制自己强烈的欲望。

7. 男性性功能衰退的原因是什么

男性性功能衰退的主要原因是由于睾丸出现退行性变化，随之引起脑、垂体、肾上腺和性功能的变化。

男性一般自50～60岁以后，随着年龄的增长，睾丸间质细胞逐渐发生衰老及退行性改变，使睾酮的分泌大量减少，睾丸的容积相对减小，此时机体各组织器官逐渐老化，性功能也逐渐衰退。60岁以后睾丸缩小更加明显，70岁时已缩小到相当12岁儿童的睾丸大小。由此可见，男性性功能衰退与睾丸出现退行性变化密切相关，睾丸的功能对男性性功能衰退起着关键的作用。

性功能衰退除了上述原因外，还有精神心理因素、健康状况及其他疾病的影响。良好的精神面貌、愉快的心情、稳定乐观的情绪，以及强健的体魄对维持良好的性功能是极为重要的，而生气、暴怒、抑郁、悲观、思虑、身体虚弱等容易引起性功能衰退。同时，糖尿病、睾丸炎、睾丸肿瘤、慢性肝炎、肝硬化、垂体病变、甲状腺功能亢进等疾病，也可引起性功能衰退。另外，过度吸烟、饮酒和经常食用高胆固醇食品都能够严重影响性功能。

中医学认为，男性性功能正常与否全以肾气的盛衰为转移，肾气盛则精足，阴茎勃起有力，射精正常，肾气衰则精不足，阳事不兴，或早泄、滑精等，因此男性性功能衰退的关键是肾气衰。若肾气由充足转变为虚衰的进程缓慢，则性功能衰退的速度亦相对缓慢，若肾气虚衰的进程较快，那么性功能衰退的速度亦加快。此外，先天禀赋不足、素体虚弱、房事不节、酒色过度、饮食不节、恣食肥甘厚味、内伤七情、劳倦过度等,亦可加速男性性功能的衰退。

8. 什么是男性性功能障碍

所谓性功能,是指性器官的生理功能,包括两个方面:一是男女双方在性生活过程中能达到和谐满意的效果;二是通过性交,在女方卵子排出的有效期内,能与精子结合而怀孕生育。如果男女双方因为某些原因造成这两个功能失调而引起的种种病变,称之为性功能障碍。《辞海》说:"障是指阻塞,遮隔的意思""碍,是指妨碍的意思"。合起来就是妨碍、阻塞的意思。

正常男性的性功能包括性欲、阴茎勃起、性交射精、性欲高潮、勃起消退等几个环节,这些过程不仅需要神经系统、血管系统、内分泌系统及生殖器官的协同作用,而且还要有健全的精神心理状态才能进行。如果其中一个环节发生障碍,则引起性行为和性感觉的反常及缺失,当影响到性功能完善时,通常称为男性性功能障碍。

从医学上讲,男性性功能障碍是一类疾病的统称,具体地说,男性性功能障碍主要包括性欲低下、阳痿、早泄、遗精、阳强、逆行射精、不射精等。男性性功能障碍是男科最为常见的疾病,有关资料显示,在我国男性中患有性功能障碍者在 8 000 万以上。近年来,随着社会化、城市化的高度发展,社会竞争的激烈,学习生活节奏的加快,心理压力增大,男性性功能障碍的发病率有逐年上升的趋势。

男性性功能障碍影响人们享受正常的性生活,给患者带来肉体和精神上的痛苦,给家庭和社会生活带来许多不和谐和不稳定因素,因此普及男性性功能障碍的防治知识,积极预防和正确治疗男性性功能障碍,有着十分重要的意义。

9. 嗜酒对性功能有何影响

酒文化在我国源远流长,酒是亲朋相聚、节日喜庆常用的饮品。人们宴请宾客好友之时,多是美酒飘香之际,推杯换盏,其乐融融,大有不醉不休之势。殊不知,嗜物均应有"度",适之则有宜,过之则有害,饮酒亦然,少饮之有益,多饮则遗患无穷。

酒的品种很多,有果酒、啤酒、黄酒、白酒、红酒等。对一个健康人来说,少量、间断饮用一些低度的优质酒,能提神、助消化、暖胃肠、御风寒、活血通络,对人的健康是有益的。但是,饮酒无度或经常饮用含乙醇浓度高的烈性酒,对人体则有百害而无一利,长期大量饮酒不仅伤肝伤肾、引发多种疾病,还可影响性功能,导致性功能障碍。

无论男性还是女性,长期饮酒无度、嗜酒均可导致性功能损害。有关资料表明,在乙醇中毒者中,男性约有50%、女性约有25%患有性功能障碍。慢性乙醇中毒的男性患者,明显地表现出性欲减退,约40%发生阳痿,5%～10%有射精障碍,如伴有明显的肝脏损害者(从乙醇性肝炎至晚期肝硬化),发生性功能障碍的百分比则更高,据统计,有78%的男性有性功能和性欲的损害。在女性乙醇中毒患者中,30%～40%存在性兴奋困难,约15%表现为性高潮丧失、性高潮的次数或强度显著减低。

长期以来,酒类对性功能的影响早已引起人们的关注。美酒之所以产生性抑制效应,可能与乙醇干扰了性兴奋激起的反射传递途径,或与乙醇能降低血液中睾酮和黄体酮的水平有关。饮酒对人体健康就像一把双刃剑,所以饮酒一定要适量,以少饮红酒为佳。为了健康,为了避免饮酒引发疾病,为了预防和减少性功能障碍的发生,应避免过度饮酒,对身体素有痼疾或性功能障碍者尤需特别注意。

10. 吸烟对男性的性能力有影响吗

吸烟的危害是人所共知的,吸烟不仅是引发高血压、冠心病、慢性支气管炎等许多慢性病的危险因素,也易对男性性功能造成不良影响。吸烟作为男性的"特点"之一,往往被看作是男子汉的象征,但是吸烟却在无情地一点一点地消耗男性们最看重的性能力。

烟虽然能够对大脑造成短暂的兴奋作用,但往往造成大脑的兴奋与抑制的不平衡和不协调,结果出现短暂的兴奋和长久的抑制、镇静作用。烟草中的尼古丁有麻痹和抑制自主神经的作用,长期、大量的吸烟使得麻痹的神经无法复原,进而引发神经功能的衰退,是会降低性能力的,即使性中枢想要兴奋,也难以兴奋起来。所以,要想有良好的性能力,要想维持夫妻间和谐的性生活,最好能做到不吸烟或少吸烟。

大量的研究结果表明,吸烟越多,发生阳痿的概率就越大。科学研究发现,吸烟诱发阳痿主要是通过急性和慢性损害两个途径来实现的。烟草中的尼古丁直接刺激人体的交感神经,分泌肾上腺素和去甲肾上腺素,使阴茎的海绵体收缩,导致阴茎无法充分勃起。吸烟还对人体有着潜移默化的多种作用,让男性在缓慢地发展过程中体会尼古丁对男性性能力的逐渐蚕食过程。吸烟对男性性能力的慢性损伤主要涉及以下几个方面:长期吸烟可以使阴茎的动脉发生硬化或狭窄,因而显著地减少了对阴茎的血液供应,吸烟还可以引起血液的黏稠度增加。吸烟可以让交感神经分泌肾上腺素和去甲肾上腺素,造成阴茎勃起障碍,同时还可使氧化亚氮(能促进阴茎勃起的物质)含量明显减少。烟草中的毒性物质可以破坏睾丸内的间质细胞,间质细胞是专门制造和分泌雄激素的,而雄激素是男性性欲望和性能力的驱动因素。

大量的临床实验研究表明,吸烟能对男性性功能造成不良影响,其中阳痿患者中有 2/3 以上是吸烟者。为了让性能力能够健康地维持得更长久,广泛宣传吸烟的危害,及早戒除这一不良习惯是非常重要的。

11. 高血压是如何影响男性性功能的

高血压是一种以动脉压升高为特征,严重影响人们健康和生活质量的常见病、多发病,又是引起冠心病、脑卒中、肾衰竭的最危险因素。随着人们物质生活水平的提高和工作节奏的加快,高血压的发病率有逐年上升的趋势。高血压不仅严重危害着人们的健康,同时还影响着男性的性功能。

(1)高血压造成的直接影响:高血压患者的血管往往会出现相应的病变,如供应阴茎血液的动脉出现动脉粥样硬化、动脉管腔狭窄等,使得阴茎海绵体内不能在勃起的时候从动脉获得足够的血液,因而造成性功能低下,甚至勃起困难。

(2)降压药物的"火上浇油":绝大多数降压药物对男性的性功能都有不良影响,如利舍平、北京降压 0 号、卡托普利、氨氯地平等降压药都不同程度地影响男性正常的性功能,导致性功能障碍。

(3)精神心理因素的影响:高血压患者由于长期患病、长期服药,有相当一部分伴有不同程度的精神心理疾病,情绪不佳,心情不好,焦虑、抑郁、忧愁、失眠、烦躁等常常不可避免的出现,进而影响男性的"性"趣,诱发性功能障碍。

需要忠告男性高血压患者的是:尽管不幸患有高血压,也没有必要因为恐惧性能力的降低而拒绝选择服用降压药,不应该忽视高血压对人体的危害,千万不能为了所谓的"性"福而放弃对高血压的治疗。比较理智的做法是客观地面对现实,保持稳定的情绪和良好的心情,寻求医疗帮助,让专业医生帮助你选择对性功能影响较小或没有影响的药物,接受专科医生对性生活的指导意见,同时积极地进行饮食调养、运动锻炼和精神心理调摄,以降低并稳定血压,防止并发症的发生,尽最大可能保持正常的"性"趣。

12. 甲状腺功能减退与亢进会影响男性性功能吗

(1)甲状腺功能减退:无论是原发性甲状腺功能减退还是继发性的甲状腺功能减退,对全身各个系统都有明显影响。其普遍的特征是能量代谢和能动性降低,而性欲低下正是这种影响的反应。由于甲状腺激素的缺乏,常使男性患者发生性功能紊乱。据有关资料统计,约80%的甲状腺功能减退男性患者有性欲减退的表现,40%~50%的男性患者伴有不同程度的阳痿。同样,约80%的女性患者难以引起性激动。甲状腺功能减退症影响男性性功能的主要原因是甲状腺激素缺乏。此外,睾丸和肾上腺皮质所合成的睾酮也减少,再加上血液中睾酮与血浆蛋白结合的百分比增加,使患者体内雄激素和雌激素的代谢均随着甲状腺激素的缺乏而减少。但是,这些变化在甲状腺功能正常后都能迅速恢复。

(2)甲状腺功能亢进:甲状腺功能亢进系血液中甲状腺激素过多所致,其病因较多。甲状腺功能亢进会产生各种形式的性功能和性行为紊乱,10%～20%的患者有性欲亢进的表现,特别是轻型患者;约5%的患者性欲无变化,30%～40%的患者出现性欲减退。甲状腺功能亢进的青春期患者常因性行为亢进而被误诊为精神性疾病,实际上此时性行为的表现可能是此病本身最早期的症状。在男性患者中,约有40%发生阳痿,其阳痿的发生机制不太清楚。甲状腺功能亢进伴有肝脏损害、肌肉萎缩或肌病时,均可导致性功能障碍。但是,如经临床合理用药,性功能可以得到改善。

13. 手淫能引起男性性功能障碍吗

手淫是自己用手来兴奋自己的性器官的行为,有时也借助于不同物体的帮助,目的是引起性乐趣。手淫是一种不良习惯,偶尔发生手淫对身体没有什么影响,也不属于道德败坏,青少年不必为此背上思想包袱而成为一种精神创伤,家长们也不必为之担忧。但是如果手淫成习,无疑从生理和心理上均可造成不良的影响和后果,也是引起男性性功能障碍的常见原因之一。

频繁手淫在日后确实可能带来一些性功能方面的影响。在临床中可以发现,反复手淫者,一次一次的性兴奋、性冲动与婚后过度的性生活一样,会使身体虚弱,并有耳鸣心悸、神疲乏力、腰酸腿软、头晕目眩、记忆力减退、智力下降等表现,严重者则出现频繁的梦遗滑精等。

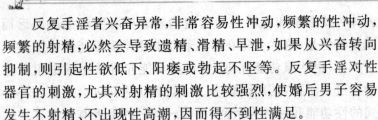

反复手淫者兴奋异常,非常容易性冲动,频繁的性冲动,频繁的射精,必然会导致遗精、滑精、早泄,如果从兴奋转向抑制,则引起性欲低下、阳痿或勃起不坚等。反复手淫对性器官的刺激,尤其对射精的刺激比较强烈,使婚后男子容易发生不射精、不出现性高潮,因而得不到性满足。

反复手淫者有一种病态心理,遇到性感强一些的刺激,便情不自禁地手淫,强烈的手淫刺激使射精过程明显缩短,甚至发展到凡遇到性刺激不手淫也会情不自禁地射精,这种人婚后只要与对方一接触便会射精,从而无法进行性生活。

由上可以看出,频繁手淫能影响性生活的和谐,容易引起男性性功能障碍,所以有手淫习惯的人,应该及早戒除为好。

14. 为什么精阜炎能引起男性性功能障碍

在男性前列腺包绕的尿道前列部,管腔较宽,在后壁中线上有一条长长的纵形隆起,称之为尿道嵴,嵴的中间形成一椭圆形凸起即称为精阜。由于精阜处有丰富的神经分布,是发生高度性兴奋反应的性敏感区,对性中枢有兴奋作用,所以精阜在男性性功能上有重要的生理功能。

当慢性精阜炎反复刺激、反复作用时,容易形成精阜假性增生,可表现为精阜无规则性增大,组织脆弱,黏膜易出血。精阜炎症轻时不影响性功能,但炎症加重时,就会引起性功能不同程度的障碍,其发病率占精阜炎患者的30%～80%。

凡感染、物理损伤、性欲过度、尿道异物、频繁手淫、周围组织炎等因素,均可使精阜处于长期慢性充血状态,造成细菌性或非细菌性炎症,以致稍有刺激,就出现反射性快射精、早泄、过频遗精等性功能异常。当炎症继续加重,精阜发生萎缩性病理改变,性兴奋阈提高而不能有效地参与射精过程时,则出现射精延缓,久而久之,神经末梢兴奋性下降或射精疼痛,从而导致性欲减退。

总之,精阜炎的症状比较复杂,精阜炎能引起男性性功能障碍,且性功能障碍的临床表现各有不同。因此,当临床出现尿路不适等泌尿系感染的表现,并伴发性功能方面的各种问题时,千万不要忽略了精阜炎的可能性。

15. 老年男性性功能可维持到多大年龄,应如何对待性生活

老年男性性功能可维持到多大年龄,这是值得讨论的问题。老年男性阴茎勃起需要较长的时间和需要增加对生殖器的直接刺激。60岁以上的男性阴茎勃起强度和射精量通常有不同程度的降低,但是性能力的个体差异很大,有的 50 岁或 60 岁就完全停止性生活,而有的 80 岁还有很强的性欲。

据有关资料统计,男性 69 岁以前 80% 尚有性交能力。有人做老年睾丸组织学检查,发现 70 岁以上老年人的睾丸间质细胞无明显异常改变,所以 70 岁以上男性 70% 仍有性交能力是有医学依据的。吴阶平在《性医学》中介绍:"认识到老年人对性观念、性兴趣和性能力方面存在着极大的个体差异是很重要的。这当然是真的,如果一个人有较好的健康状况,性兴趣依然不减,并且还有一个性兴趣浓厚的配偶的话,那么可以肯定其性兴趣和性能力确实能够维持到 70 岁、

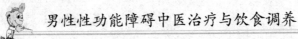

80岁,乃至90岁。"可见良好的身体素质与健壮的身体对维持良好的性功能是极为重要的。此外,其他因素亦不能忽视,如社会、心理等都可能影响或破坏老年男性的性功能。随着我国老年人的不断增加,老年人的性功能必然会引起人们的关注,并进行科学研究。

老年人的性生活,应客观地认为这是生物自然现象与健康生理上的要求,并承认在性兴趣和性能力等方面有极大的个体差异,认识到这一点是很重要的。有的老年夫妇由于认识上的错误,认为人老了,不应该再过性生活了,怕被人耻笑等,这些社会、心理因素使相当一部分老年人的性能力发生障碍,主要表现为性冷淡、性厌烦、性生理损伤、文化抑制和性功能失用性萎缩。因此,老年夫妇不仅在日常生活中要做到相互信任、相互理解、相互恩爱和尊重,来获得晚年幸福与和睦的家庭生活,而且对待性生活也应取得共同认识,每隔不长的时间进行一次房事,可以令人满意地保持到高龄,并可预防精神因素引起性功能低下的发生。

16. 导致老年男性性功能障碍的原因有哪些

老年人的性功能问题是一个必须重视的问题,随着我国社会的老龄化,老年人的数量在不断增加,更突出了其重要性。老年男性的性生活常受到种种不利因素的困扰,致使其较青壮年男性更易发生性功能障碍。那么,导致老年男性性功能障碍常见的原因有哪些呢?归纳起来,主要有缺乏性的相关知识、社会和经济压力的影响,以及疾病和药物的影响3个方面。

(1)缺乏性的相关知识：在绝大多数的年轻人或中年人的心目中，都认为老年人性功能低下甚至是没有性功能的，有相当多的老年人认为性交有害健康，他们感到身体处于衰退之中，即便有性功能，为了健康也理所当然地不应该有性行为。其实这些观点都是错误的，是缺乏有关性知识造成的。老年男性缺乏有关性知识，常产生心理障碍，进而导致男性性功能障碍的发生。正常的性生活不仅无害于健康，而且有利于健康，性的要求是生理和心理两方面的自然现象，尤其是心理上的正常需求，老年人和青年及中年人都一样，不仅具有性功能，而且正常的性生活都有利于健康。还有些老年人认为，与生殖脱离的性生活属于无意义的欲望，这是把性功能与生殖功能等同起来，认为生殖能力的消失就意味着性功能的丧失，这种误区严重影响着老年人性生活的和谐。

(2)社会经济压力的影响：社会经济压力是导致老年男性性功能障碍的重要因素。在我国，对性的避讳是有历史根源的，有相当一部分人谈性色变，性欲受到严重的扭曲和压抑，对于老年人这样的弱势群体，情况更严重。有正常性要求的老年人若想再婚，常因财产继承问题受到子女们的反对。许多老年人丧偶之后，由于经济不能独立，无法再婚，或者即使再婚也无经济能力改善居住环境，以致不能保持正常的性生活和性功能。近年情况虽然有明显改善，人们开始讨论什么是人们的性权利了，但旧意识的退出绝非朝夕之功，对于解决老年人的性问题，难度仍然很大。除了来自外界的错误认识，作为影响老年人自身根深蒂固的认识也存在一些问题，不少老年人认为自己已步入老年行列，想要追求性和谐,又怕引起子女及他人的笑话;也有的人在思想深处认为性生活是不光彩的事。这些观念的束缚都影响着老年人的性生活,易于引起老年人性功能障碍的发生。

（3）疾病和药物的影响:除了缺乏性的相关知识、社会经济压力的影响外,疾病和药物等的影响也是致使老年男性性功能障碍发生的重要原因。老年人常患高血压、冠心病、糖尿病、前列腺肥大等,这些疾病在老年人的心理上留下阴影,直接或间接地影响了老年人的性生活。例如,糖尿病对性功能的影响主要表现在阳痿、性欲低下、早泄等,糖尿病所致阳痿的患病率在 37%～60%。此外,也有因男女一方患有疾病产生性冷淡而影响对方性功能的。老年人常有这样或那样的慢性病,服药是不可避免的,而有些药物长期服用会降低性功能,甚至导致性功能障碍。例如,患有高血压的老年人久服利舍平、普萘洛尔等降压药就会降低性欲,影响性生活。

17. 男性性功能障碍是如何分类的

男性性功能障碍主要包括性欲低下、阳痿、早泄、遗精、阳强、逆行射精、不射精等,发病原因复杂多样,分类方法较多。

（1）按发病原因分类:根据发病原因的不同,男性性功能障碍分为器质性和精神性两种类型。

①器质性性功能障碍。是指机体某个器官或系统发生病理性改变而导致的性功能障碍,如脑瘤、脊椎骨折、动脉硬化、睾丸发育不良、甲状腺功能亢进或低下,以及严重的尿道下裂或尿道上裂等。

②精神性性功能障碍。机体无器质性病变,性功能障碍多由性知识不足、精神创伤、夫妻关系不协调、环境不适宜而造成的。

(2)按发病时间分类:按发病时间的不同,分为原发性男性性功能障碍(即第一次性接触即已存在的障碍)和继发性男性性功能障碍(即性功能障碍发生前至少已有过一次以上正常的性接触)。

(3)按性过程分类:按性过程男性性功能障碍可分为性欲障碍、勃起障碍、性交障碍、射精障碍,以及性感觉障碍等。性功能障碍可发生于性过程中的任何一个过程或环节,性过程分类法有利于临床的诊断和治疗,是临床最常用的男性性功能障碍分类方法,下面予以简要介绍。

①性欲障碍。性欲障碍主要有性欲减退、性厌恶和性欲亢进,原因可以是器质性异常或心因性异常,因此不能达到正常和谐的性生活。

②勃起障碍。勃起障碍最为常见,可分为阳痿和阳强。阳痿即男性不能达到或保持足以完成同房的勃起,病因可以是器质性的或精神性的,精神性占绝大多数。阳强也称之为阴茎异常勃起,系指阴茎持续勃起,以致疼痛,常为器质性病变。

③性交障碍。性交障碍虽然多见于女性,但也可发生于男性,可由阴茎损伤、包茎等器质性病变引发,但多数患者是精神性的,如当阴茎头受接触时产生恐惧反应而引起。

④射精障碍。在射精障碍中,有的是射精过程时间上的障碍,如早泄、延迟射精;有的是射精过程本身发生障碍,如不射精、逆行射精等。另外,还有频繁遗精、滑精等。

⑤性感觉障碍。性感觉障碍在男性性功能障碍中也较为常见,主要表现有痛性勃起、痛性射精、外生殖器的感觉异常和性欲高潮的感觉减退等。

18. 诊断男性性功能障碍的方法有哪些

要恰当治疗男性性功能障碍,首先必须对男性性功能障碍做出正确的诊断。男性性功能障碍的诊断方法有多种,各种诊断方法的目的只有一个,即为了最终做出正确和细致的治疗选择。男性性功能障碍的诊断方法包括叙事性诊断、心理学诊断、医学诊断等。

(1)叙事性诊断:叙事法是按主诉症状来进行详细的分类,诊断和治疗则以此为基础。叙事法已被广泛采用,是目前最易为患者所接受的一种诊断男性性功能障碍的方法。

(2)心理学诊断:心理学诊断也是诊断男性性功能障碍的方法之一,心理学诊断标志着人格组合的水平或与症状有关的病理学,基本方向应着重在对机体疾病的病理生理情况和功能性疾病的病理动力学方面的了解。

(3)医学诊断:医学诊断表示复杂的或病源性的,以及与体格相伴随的性问题,医学诊断的方向不应仅基于功能的整体概念或症状表现,而更应重视病理的变化,在治疗男性性功能障碍时,也应如此。

总之,在做出男性性功能障碍诊断时,应包括症状及通过症状表现出来的有关精神方面或医学上相互之间的动态关系,其目的在于指导如何选择合适和正确的治疗男性性功能障碍方法,通过治疗调养使男性恢复正常的性功能。

19. 怎样对男性性功能障碍患者进行体格检查

体格检查是诊断男性性功能障碍必不可少的方法,对有男性性功能障碍的患者,体格检查必须彻底,以了解是否存在着器质性病因。在整个体检中,应将注意力集中在引起勃起和射精方面的有关问题,以及炎症、内分泌、神经性损伤、血管性、新生物和先天性疾病等有关疾病上。另外,与性功能有关的病史可提示在体检时能发现的某些特殊征象,也应当注意。

用于男性性功能障碍的具体体格检查方法较多,但可归纳为一般检查、外生殖器检查和其他检查。

(1)一般检查:从一名男性患者的体态,可能提示其有器质性性功能障碍的同时,也存在着内分泌或遗传方面的疾病,如库欣综合征、肢端肥大症和神经疾病,这在一般检查中即可被识别。应注意对患者的头、眼、耳、鼻及口腔进行检查,如从肥舌、突眼等征象或甲状腺触诊中识别出有关的内分泌疾病,如甲状腺功能减退、甲状腺功能亢进等。眼底检查可提示心血管疾病或糖尿病变化的眼底,心肺检查可发现心脏疾病、心力衰竭的迹象,或是严重的慢性肺部疾病。这些全身性疾病有可能影响性功能。

(2)外生殖器检查:外生殖器检查是男性性功能障碍最重要的体格检查,主要包括检查阴茎和阴囊。

①阴茎检查。阴茎检查极为重要,据此可发现性功能障碍的直接有关疾病,一般通过对阴茎的触诊和视诊可以发现阴茎硬结症(该病的病因不明,可能由炎症或结缔组织疾病

引起),从而导致痛性勃起、勃起后阴茎弯曲,并常具有勃起功能障碍。对阴茎进一步检查,还可查出小阴茎、尿道上裂和下裂、阴茎包皮口狭窄、尿道外口分泌物(可能为非特异性或特异性尿道炎)及其他体征。

②阴囊检查。阴囊检查时必须对阴囊进行仔细触摸和做透光试验,以对正常或异常结构做出鉴别。精索静脉曲张、鞘膜积液等,均可引起阴囊增大。对睾丸与附睾的检查则主要掌握其大小和质地情况。如睾丸变硬时应转诊至泌尿外科,以除外肿瘤存在的可能;如睾丸的大小比正常同年龄者为小时,则需做有关内分泌方面的检查,如血浆睾酮、黄体激素、卵泡激素和催乳激素等。

(3)其他检查:除一般检查和外生殖器检查外,还应注意对男性性功能障碍患者进行直肠检查、下肢检查,以及神经系统检查等。

①直肠检查。对每一位男性性功能障碍患者都应做直肠检查,最主要和最常用的方法是肛指检查。肛指检查不仅可以估计生殖器神经功能与肛门括约肌的张力,还可以对前列腺进行检查,以判定是否有前列增生、前列腺炎等存在。在肛指检查结束之前,还应做球海绵体肌反射试验,以判断与勃起有关的传入神经骶髓中枢和传出神经的神经反射弧是否正常。同时,亦可初步探明会阴及外生殖器的神经支配是否正常。

②下肢检查。下肢检查尤其是关于血管搏动的检查(对股动脉、腘动脉、足背动脉和胫后动脉的触诊可了解该类血管进入髂总动脉的情况),可提供生殖器血供的情况,如阴茎血流梗阻能引起勃起障碍。此外,在阴茎不勃起时在两侧大

腿根部触诊,也可了解到阴茎动脉的搏动情况。

③神经系统检查。神经系统检查必须包括全身神经系统检查和一些特殊检查,重点是会阴部和生殖器的感觉与运动功能及下肢的深肌腱反射等。当影响到中枢神经系统(包括脑和脊髓)或周围神经有病变时,均可导致勃起功能障碍。

20. 怎样正确诊断男性性功能障碍

男性性功能障碍并不是单一的疾病,而是一组症候群,病因、病机都较复杂,临床上很难定出一个明确的诊断标准。一般着重于主要症状的诊断,如阳痿、早泄等,不过这种诊断没有反映出能说明病理机制的临床类型,而这种临床类型的确定对于治疗是颇为重要的。中医有丰富的治疗调养男性性功能障碍的手段,疗效优于西医,但并不能代替西医,中西医取长补短,采取中西医结合的方法,能显著提高其临床疗效。辨证论治是中医的特色和优势,中医的辨证目前还难以与西医诊断逐一吻合。此外,全身其他系统的疾病也常作为男性性功能障碍的发病因素存在,有时需同时治疗,甚至是优先治疗。所以,一个能真正反映男性性功能障碍实际情况、对治疗有指导作用的完整诊断,应包括确诊男性性功能障碍,反映病理机制的类型,主要症状,中医学的病因、病机和辨证分型,明确与本病有关的其他系统症状。

对于男性性功能障碍的诊断,病史的采集显得格外重要。当询问病史时,在询问饮食、起居、大小便、睡眠情况、外伤史等一般情况的基础上,关于性生活史,尤其是首次性生活的情况应详细的了解。性交的频度,性交持续时间,性欲、勃起、射精,以及性交高潮等情况,都应进行具体的询问。特别应询问睡眠时和非性交时阴茎勃起的情况,并注意遗精、手淫等历史。为收集到这些资料,并提高期准确度,医生必须以严肃认真、关怀体贴和不厌其烦的态度,在没有干扰的安静环境中,仔细地与患者交谈,从中分析其发病的机制,其中尤应注意患者对自身性功能障碍的认识,有时患者本人的某种认识就是构成性功能障碍的原因或因素。上述交谈,既是诊断的过程,也是治疗的开始。简单和粗暴地从事,不仅不能达到目的,反而给患者增加精神负担,加重病情,或增加治疗的难度。医生应以认真负责、诚挚热情的态度,在患者的心目中塑造起自己是可以信赖的形象,从而有效地收集资料,并帮助患者建立起战胜疾病的信心。

在体格检查中,首先应对患者的精神状态做全面的了解和估计。多疑善虑和好自我暗示的患者,容易罹患性功能障碍,同时正好也可以从暗示着手治疗。在全面的体检中,应着重了解睾丸的硬度、大小,以及阴茎的发育情况。通过肛指检查以检查前列腺和精囊腺的状态应列为常规,必要时应进行精液分析作为参考。附睾、输精管有无硬结亦应仔细检查,有的患者即可因上述硬结本身造成思想顾虑而致性功能障碍,或由于硬结影响输精管通畅,精子不能通过而致不育,加重精神负担而导致性功能障碍。神经系统和内分泌系统的检查对某些患者有特殊的意义,也应给予高度重视,必要时还应做血糖耐量试验、17-酮固醇和17-羟固醇的测定,以及从17-酮固醇的角度出发,做促肾上腺皮质激素试验部位等。

21. 何谓性欲高潮,什么是男性性欲低下

男性在性交过程中,阴茎(尤其是阴茎头部)反复摩擦受

到的刺激均伴有一种欣快感,同时沿感觉神经将刺激冲动传向位于腰部骶髓的射精中枢,当性的兴奋与欣快感达到一定程度时,即不仅阴茎局部,全身也明显有欣快感时,即达到了性高潮,射精中枢兴奋,出现一系列射精反射,将精液排出体外,出现射精的同时,性欲与快感均达到高潮。男的性高潮几秒钟即过去,射精后的消退期,阴茎疲软,性的兴奋迅速减退与消失。

除了因年龄增长而出现的性欲衰减外,在正常的青壮年中出现与年龄不相适应、不和谐的性欲减退,均属不正常的性欲范围,称之性欲低下。男性性欲低下又称男性性欲减退,是指男性性行为表达水平降低和性活动能力减弱,性欲受到不同程度抑制的状态。性欲低下是男性性功能障碍最常见的疾病之一,主要表现为成年男性持续或反复地在性幻想和性刺激下没有性交欲望,其发病率为 $16\% \sim 20\%$。男性性欲低下通常与阳痿、早泄等相伴而发,给患者带来精神上的创伤,容易引发夫妻关系紧张,严重影响人们的健康和家庭生活,所以应重视男性性欲低下的防治。

引发男性性欲低下的原因复杂多样,目前多数学者将其分为两类,即功能性原因和器质性原因。功能性原因是引发性欲低下的主要因素,如夫妻关系紧张、工作学习压力过大、生活中的各种不幸事件、性生活的失败等造成的心情抑郁忧郁和心灵创伤等,都是引起性欲低下的重要原因。在器质性原因中,几乎所有的全身性慢性疾病及重度疲劳都有可能导致性欲水平低下。内分泌系统疾病,如垂体病变、睾丸发育不良、甲状腺功能减退等,造成垂体、性腺、甲状腺激素水平低下也可导致性欲低下。此外,长期服用镇静药、降血压药及大量饮酒等,亦可引起性欲低下。

22. 性欲低下多见于哪些疾病,哪些口服药会引起性欲低下

引起性欲低下的疾病是多种多样的,几乎所有的全身性慢性疾病都可以降低性欲,实际上这类患者最终都会出现勃起或射精方面的障碍,而性欲减退和低下不过是病变的早期表现。把能降低性欲的疾病归纳起来,主要有以下疾病。

(1)明显降低性欲:阿狄森病,肾上腺皮质功能增多症,高催乳激素血症,垂体功能减退症,甲状腺功能减退症,卡尔曼(Kallman)综合征,克莱恩费尔物(Klinefelter)综合征,慢性活动性肝炎,肝硬化,慢性肾衰竭,充血性心力衰竭,男性更年期,结核病,帕金森综合征。有时降低性欲:肢端肥大症,醛固酮增多症,甲状腺功能亢进症,低血糖症,低钾血症,营养不良,脑肿瘤,脑血管疾病,慢性阻塞性肺疾病,结缔组织疾病,寄生虫感染,前列腺炎,类肉瘤症,韦格纳肉芽肿。

临床上有许多药物能对性功能产生影响,其中不乏引起性欲低下者,这当中即有口服药,也有注射用药。引起性欲低下的口服药有很多,如氯贝丁酯、α-甲基多巴、可乐定、苯妥英钠、普萘洛尔、螺内酯,以及单胺氧化酶抑制药、口服抗雄激素药等,均有可能引起性欲低下。

23. 功能性性欲低下是怎样发生的

在性功能低下患者中,功能性原因引发者占绝大多数。功能性性欲低下的发生与中枢性抑制、房事不节过度及性的增龄性变化等有密切关系。大脑是人类精神活动的中枢,当

 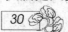

在大脑和边缘系统中性的抑制增强时,便出现性欲低下现象。

(1)性的兴奋性受到抑制:由于工作紧张、集中精力学习,或社会工作繁忙,或者脑力劳动过于劳累,使个人的私生活受到相对抑制,影响了高级神经系统的功能状态,由此逐渐对性生活方面冷淡,造成性欲低下或无性欲。但当上述原因解除时,便可恢复正常。

(2)性生活时缺乏性高潮:有些患者对性生活缺乏常识,由于第一次房事失败,或因为手淫而造成思想压力,遗留下房事不射精、早泄等,患者没有同房后的欣快感,乃至逐渐对性生活的要求减低,或完全缺乏。

(3)情志心理因素的影响:情志心理因素是很重要的、也是最常见的导致性欲低下的原因。情志心理因素的影响多见于以下几个因素。

①过于悲伤、忧愁、愤怒,或受到强烈的精神刺激等,七情六欲失去平衡,易发生性欲减低。

②缺乏异性刺激或异性吸引力,需要在一定的性刺激下才会引起性欲,如当夫妻一方有外遇新欢时,或因其他原因致夫妻感情破裂时,易引起性欲低下。

③长期遭到妻子冷遇后,或由于各种原因造成妻子从未获得性满足,进而使妻子患性冷淡、性淡漠;或妻子因害怕怀孕或厌恶射精后的不清洁等因素,多次拒绝同房,因而使男方逐渐对性无兴趣,导致性欲低下。

④有的老年人心理上认为已进入老年期,不应对性生活再有兴趣,或认为性行为是放荡不羁的、不光彩的事而产生了厌恶心情,逐渐出现了性欲低下。

（4）房事不节过度的影响：同房过频、手淫、色情放纵等因素，久之导致了肾之精气虚衰，造成性欲低下。正如《黄帝内经》中所说：不知持满，不知御神，各快其心，逆于生乐，起居无节，故半百而衰也。

（5）性的增龄性变化影响：性欲与年龄密切相关。性的增龄性变化系指性从早期成熟到青壮年的高潮阶段以后，也会与其他器官一样，逐渐衰退，随着年龄的增长，对性的要求逐渐减低，这是性老化的客观规律。性的增龄性变化主要表现为睾丸功能衰退，当男性激素产生过少时，则出现性欲低下。

24. 怎样正确诊断性欲低下

性欲低下的诊断缺乏明确的客观指标，并且性欲经常受到配偶性能力的影响，所以诊断性欲低下要综合各方面的因素全面考虑。通常认为正确诊断性欲低下要注意以下几点。

（1）详细询问病史：详细询问病史在性欲低下的诊断中非常重要，除了对全身情况进行了解外，对性生活史方面，应了解性欲、勃起、性交频度、性交持续时间、有无性高潮，尤其应注意患者对自身的性功能障碍认识的程度，以及从配偶角度了解病情，从中可以了解到性的变化规律，以便掌握患者性欲的兴衰。

（2）重视体格检查：体格检查除了全身检查外，应着重检查外生殖器，了解阴茎发育情况，有无畸形，睾丸的大小及硬度，附睾周围有无硬结，并着重检查有无阴茎海绵体疾病、巨大腹股沟疝及鞘膜积液等。

（3）神经系统检查：神经系统检查是排除神经系统疾病

的重要手段,对性欲低下患者应特别注意骶髓有无异常。

(4)实验室检查:有关的实验室检查是排除机体各种慢性疾病的重要方法,也是性欲低下患者经常进行的辅助检查。常用的实验室检查有基础代谢测定、尿 17-酮类固醇或尿 17-羟皮质类固醇测定、葡萄糖耐量试验、血液睾酮测定、肝功能检查、肾功能检查等,这有助于鉴别性欲低下是功能性还是器质性原因引起的。

25. 何谓阳痿,发病状况如何

阳痿亦称勃起功能障碍,是指成年男性阴茎持续不能达到或维持充分的勃起,从而无法进行满意的性生活的病症。值得强调的是,正常性功能也存在着生理波动,当性功能在精神及情绪不稳定、健康情况不佳或女方对性交冷淡或持反对态度等因素刺激时,均可能出现一时性的勃起功能障碍,这种偶然的现象不能视为病态。只有在排除上述诸因素的影响,在正常性刺激下,反复多次的出现性交失败,方能认为是阳痿。阳痿的发病机制比较复杂,与人们性心理状态及血管、神经、激素水平等生理状况密切相关。阳痿常与其他性功能障碍疾病相伴而生,互相影响,进而使病情更加复杂,如早泄持续可转变为阳痿,而阳痿久治不愈又可使性欲降低,性欲降低更加重阳痿。

阳痿是男科常见病之一,也是临床最常见的男性性功能障碍,发病与年龄呈正相关,尤其是中、重度阳痿,年龄越大,发病率越高。国外的统计资料显示,40~70 岁男性阳痿患病率为 52%,其中轻度、中度及重度患病率分别为 17.2%、25.2% 和 9.6%。目前,我国尚缺乏有关阳痿发病率的大样本较详细的流行病学资料,综合国内现有的报道,阳痿的发病率占成年男性的 10% 左右。除精神心理因素外,机体患有慢性疾病也是引发阳痿的重要原因,糖尿病患者阳痿的发生率可较其他男性高 2～5 倍,在慢性乙醇中毒中有 10% 的患者可引起阳痿,前列腺手术后阳痿的发生率为 5%～40%,甲状腺功能亢进有 56% 的患者有阳痿,皮质醇增多症中有 70% 的病例可发生阳痿。随着社会化、城市化的高度发展,社会竞争的激烈,学习生活节奏的加快,心理压力增大,以及人均寿命的延长,糖尿病、高血压、中风、老年性痴呆等慢性病患者的增加,阳痿的发病率近年来呈不断上升之趋势。

26. 哪些疾病可引起阳痿

尽管阳痿的发病原因与精神心理因素密切相关,但由某些慢性疾病引起的阳痿在临床中也不少见,除精神心理因素外,机体患有慢性疾病也是引发阳痿的重要原因。引发阳痿的疾病有很多,下面予以简要介绍。

(1)解剖方面的异常:如先天畸形、阴囊水肿、睾丸纤维化等,可引起阳痿。

(2)神经系统的病变:侧索硬化症的肌萎缩、重症肌无力、帕金森病、脊髓肿瘤、多发性脊髓硬化症等脑、脊髓病变,以及周围神经炎等,都可有不同程度的阳痿发生。

(3)内分泌系统疾病:脑垂体损伤、脑垂体功能减退症、糖尿病、甲状腺功能亢进、肾上腺皮质醇增多症是引起阳痿的常见疾病。此外,还有甲状腺功能减退症、类无睾症、高催乳素血症等。

（4）泌尿生殖系统疾病：男性泌尿生殖器官的疾病与阳痿关系十分密切，膀胱切除术后、会阴式前列腺切除术后（多见）、阴茎海绵体硬结症、包茎、前列腺炎、尿道炎、隐睾症、睾丸发育不良等，均可引起阳痿。

（5）血液系统病变：霍奇金（Hodgkin）病、白血病、恶性贫血（伴其他全身性疾病）、镰刀细胞贫血等，可引起不同程度的阳痿。

（6）感染性疾病：阴囊象皮肿、生殖系统结核、淋病、流行性腮腺炎、阴茎皮肤感染等，均可引起阳痿。

（7）血管病变：动脉炎、动脉瘤、动脉硬化、腹主动脉分叉血栓阻塞等，均能导致阳痿发生。

（8）其他疾病：肝硬化、慢性肾衰竭、肥胖症、中毒、风湿热、冠心病、肺功能不全、肺气肿等，也是引起阳痿的常见慢性疾病。

27. 引起阳痿的药物有哪些

是药三分毒，药能治病，亦能致病，临床中有诸多用于治疗阳痿的药物，也有不少易引起阳痿的药物，所以用药切记一定要合理。临床中在询问病史及用药时，应注意了解有关药物的影响，以避免发生性功能障碍。可引起阳痿的药物较多，现归纳如表1。

表1 可引起阳痿的药物

药物种类	药 名	作用机制
抗高血压药	胍乙啶	交感神经阻断,心理因素
	苄二甲胍	肾上腺素能神经阻滞
	利舍平	α-受体阻滞,中枢抑制,催乳素↑
	可乐定	肾上腺素能神经阻滞,中枢抑制
	甲基多巴	镇静,中枢抑制,催乳素↑
强心药	普萘洛尔	β受体阻滞
	地高辛	雌激素↑,黄体生成素↓,体温↓
	氯贝丁酯	抑制乙酰胆碱的分泌
利尿药	氢氯噻嗪	高血糖,低血钾
	螺内酯	性激素↓,抗雄激素↑
	呋塞米	高血糖,低血钾
激素类药	雌激素	睾酮生成抑制
	环丙孕酮和氯地孕酮	抗雄激素
抗精神病药	氯氮草和地西泮	可能对大脑边缘系统有特异性作用
及镇静药	苯妥英钠和巴比妥	可直接改变性欲或性功能
		抑制中枢神经系统、周围神经和
		平滑肌的兴奋性
抗胆碱能药	碳酸锂	多巴胺活性↓
	氯普噻吨	抗抑郁作用
	阿托品	抑制乙酰胆碱
	溴丙胺太林	抑制乙酰胆碱
镇痛药	美沙酮和二醋吗啡	血清睾酮水平降低
	吲哚美辛	抑制前列腺素

药物种类	药　名	作用机制
其他药	甲氧氯普胺	催乳素↑
	西咪替丁	催乳素↑，弱抗雄激素作用
	氯贝丁酯	与雄激素结合部位竞争
	二甲麦角新碱	拮抗 5-羟色胺及多巴胺

28. 为什么精神心理因素会引起阳痿

　　阳痿的发病与精神心理因素密切相关，精神抑郁、精神紧张、心灵的创伤、生活的挫折等，都会给夫妻的性生活带来麻烦，不仅是导致性生活不和谐的主要因素，也是引起阳痿的最重要原因。真正因为某些疾病引起的阳痿并不多见，而因情绪不佳、心理创伤等精神心理因素引发者却屡见不鲜，大多数阳痿患者都会有这个因素，或作为阳痿的促进因素，或作为阳痿的最初原因，或是焦虑、内疚、抑郁、挫折、愤怒的结果，但以前未能引起注意。

　　那么，为什么精神心理因素会引起阳痿呢？其实人类的性生活是由一系列复杂的条件反射和非条件反射所组成，并直接受大脑皮质中枢神经的控制和支配。大脑皮质的某些区域无论在性欲的启动，还是在阴茎勃起的过程中都起着十分重要的控制作用。性欲和阴茎勃起的本身亦是综合了许多外界刺激后产生的，同时大脑皮质又参与人们日常的精神心理活动。例如，一个人长期处于焦虑、痛苦、忧思、烦躁状态时，性兴奋不容易集中起来，或对房事产生了厌恶、恐惧心理，对自己缺乏自信心，思想负担过重，容易在性生活过程中引起思想突然转移,从此阳事一蹶不振。可见,情志不畅引发的劣性刺激或对大脑皮质造成的强烈抑制反应能使性活动中枢的兴奋性降低,并使人体血液中维持男性生殖和正常性功能的雄激素水平经常处于不平衡状态,久而久之,则发生了阳痿。

中医十分重视阳痿与精神心理因素的关系,认为长期的情志不畅常常引起五脏气机失调而致病。如怒则气上,气郁化火,肝失条达,相火失位,每见色厥、色脱;恐则气下,可致阴茎勃起功能障碍或举而是坚,出现阳痿。阳痿的病位主在宗筋,宗筋由肝所主,肾司作强之处,宗筋之举起,思念于心,培养于脾,阳痿的发病与心、肝、肾、脾四脏关系密切,这当中肝郁气滞、思虑忧郁、惊恐劳倦均是精神心理因素的反应。由此也可以看出,阳痿的发病与精神心理因素密切相关,精神心理因素是引起阳痿的最重要原因,消除引发阳痿的种种精神心理因素,是预防和治疗阳痿的重要手段之一。

29. 新婚阳痿是怎么回事

有资料显示,新婚期发生的阳痿98%以上是精神性阳痿,是由心理、社会、性知识缺乏等因素引起的。

准备步入婚姻殿堂的人们,应当接受婚前健康教育,学习有关性知识,新婚夫妇婚前如缺乏正确的性知识指导,性心理上存在着的错误观念乃是最常见的心理障碍。如婚前因胡思乱想而激发了性欲要求,但在性欲出现的同时未能诱发阴茎勃起,或在手淫时自认为阴茎勃起不坚,便断定自己患有阳痿,带着这种心病同房,即容易失败。新婚阳痿的另一个常见原因是民间称之为的"见花谢",即男方具有性欲及阴茎勃起的能力,平时也能自我控制,但一经与配偶接触,使精液自流、阴茎痿软,这是一种心理、生理和病理同时存在的病态现象,如婚前受到各种不健康的性影响,长期以来频繁引起性兴奋则容易导致新婚阳痿。此外,新婚阳痿常见的社会因素也是很多的,如无感情的婚姻或邪念很重的婚姻,如为了调动工作、为了寻求财富或者为了达到其他目的而勉强结婚。再如,为了办婚事耗费大量精力财力等,结婚本是高兴幸福的事,因上述原因反为双方增加了忧虑、过度劳累和负担等,这样可引起性中枢的抑制而常诱发阳痿。

新婚阳痿中的绝大多数在获得正确的性知识,各种不利的精神心理因素解除后,可以不治而恢复正常性功能。若新婚阳痿迁延数月还难以自愈,则需要找专科医生进一步查明原因,积极治疗。如平时阴茎能勃起,在睡眠无意识中也能出现阴茎勃起,这样的患者在专科医生的治疗和疏导下,几乎都能治愈,多方治疗而不愈的新婚阳痿临床中很难见到。

30. 什么是器质性阳痿,特点是什么

器质性阳痿也称之为器质性勃起功能障碍,是与精神性阳痿(即功能性阳痿)相对而提出的概念,是器质性疾病所导致的阳痿。器质性阳痿的病因分为血管性、神经性、内分泌性、外科与创伤性感觉神经功能紊乱、其他全身性疾病及药物相关性等。临床中许多阳痿患者常存在着多种因素的病因,同时大多数器质性阳痿患者也有继发性精神因素的病因。

器质性阳痿占整体阳痿发病率的 30%～50%,临床表现为阴茎任何时候都不能勃起,甚至器质性原因成功除去以

后阴茎勃起功能障碍仍然可以存在。一般来说，器质性阳痿的治疗比功能性阳痿的治疗难度要大，效果要差。将器质性阳痿的特点归纳起来，主要有以下几个方面：不分时间、地点，也不分同房还是手淫，阴茎都不能达到满意的勃起和维持足够的时间，无明显的精神心理致病因素；晨间和睡梦中的阴茎勃起即使有，也往往无力；性的欲念及性的要求仍然完整、强烈，只是阴茎勃起困难；原来的性生活很正常，逐渐起病，程度一点一点加重，或在手术、外伤或服用某种药物后发生；当阳痿是由身体的或代谢的原因所致时，其伴随发生的精神或行为方面的变化可以持续很久。

31. 如何正确评估阳痿

正确评估阳痿是治疗阳痿的前提和基础，阴茎勃起功能障碍的程度如何，是不能勃起，还是勃起不坚或勃起维持时间太短难以达到满意的性生活，这些都是应当重点考虑的问题。那么，如何正确评估阳痿呢？依据国际标准男性勃起功能的检测可初步评估勃起功能程度（表2），根据过去6个月中的情况进行评估。

表2　国际标准男性勃起功能的检测

项　目	0分	1分	2分	3分	4分	5分
对获得勃起和维持勃起的自信程度如何		很低	低	中等	高	几乎总是
受到性刺激而有阴茎勃起时，有多少次能够插入	无性活动	几乎没有	少数几次	有时	大多数时候	几乎总是

项　目	0分	1分	2分	3分	4分	5分
性交时，阴茎插入后，有多少次能够维持勃起状态	没有尝试性交	几乎没有	少数几次	有时	大多数时候	几乎总是
勃起时，维持阴茎勃起直至性交完成，有多大困难	没有尝试性交	困难极大	困难很大	困难	有点困难	不困难
性交时，有多少次感到满足	没有尝试性交	几乎没有	少数几次	有时	大多数时候	几乎总是

注：根据以上评分，得分在12～20分为轻度，指既往3～6个月性生活中有少数几次发生勃起功能障碍；得分在8～11分为中度，指既往3～6个月性生活中有一半时间发生勃起功能障碍；得分在5～7分为重度，指性生活时大多数时候不能勃起或维持勃起，亦称为完全性勃起功能障碍

32. 怎样正确诊断阳痿

阳痿的发病原因复杂多样，常与早泄、性欲低下等其他性功能障碍相伴而生，互相影响，因此确立阳痿的诊断时一定要慎重考虑。对于每一位阳痿患者，都应详细询问病史和做全面细致的体格检查，问诊应采取个别交谈的方式，病史中要了解性的经历，包括有无阴茎勃起，同房情况，婚后有几年正常的性生活，有无外伤史，有无糖尿病、乙型肝炎、高血压病等慢性病史，有无慢性前列腺炎及精囊炎病史，经过哪些治疗，效果如何。通过病史分析，基本上可以区别是器质性阳痿还是精神性阳痿。体格检查除通常的全身范围检查外，应特别注意乳房、睾丸，以及阴茎的形态和大小，阴茎有无结节或弯曲，硬度如何，如怀疑精神心理性阳痿，应测定海

绵体反射时间有无延长和做尿路动力学检查。一般从患者的病史就可初步诊断阳痿，根据病情再做有关的辅助检查即可明确诊断。

器质性阳痿和精神性阳痿的治疗不尽一样，在明确阳痿的诊断时，必须注意区分其是器质性的还是精神性的阳痿，以便确立正确的治疗原则，"对症下药"。一般来说，精神性阳痿常与某一次精神创伤有关，以突然发生为特点。而器质性阳痿常是逐渐发生的，并且逐渐加重。但手术、外伤或服药所致的阳痿也可突然发病。精神性阳痿在夜间睡眠中或初醒时常有勃起，而器质性阳痿则没有。精神性阳痿常在某些情况下能勃起，而在另一种情况下则不能勃起，如在手淫或色情联想时会勃起，而在想要同房时又不能勃起，有的在刚接触女方身体时能坚硬地勃起，但在企图插入阴道进行性交时又立即痿软。而器质性阳痿则无论在什么情况下都不会勃起。

33. 自我判断阳痿常见的误区有哪些

在遭遇性问题的时候，患者首先会自我判断性功能，其中有一部分男性可能由于性知识的缺乏或其他原因，难以对自己的情况做出科学公证的分析判断，造成了他们错误地估计了"形势"，并因此给自己带来了无尽的烦恼。在现实生活中，有相当一部分男性对阳痿不甚了解，自我判断阳痿时出现一些误区，其中有相当一部分是自己吓唬自己。下面是常见的几种，应注意纠正。

（1）一失足成千古恨：男性在一生的性生活过程中，难免会因为情绪、环境、过度疲劳、身体健康状况、夫妻感情等因素而出现一次或几次的不佳表现，尤其是新婚男性、婚前偷尝禁果者、婚外情者，遭遇这种尴尬的概率会更多。本来这是不足为奇的事，在以后的夫妻生活中适当调整就可以重振男子汉的"雄风"。但错误地将其认为是阳痿，在脑海里留下自己性能力不济的阴影，可谓一失足成千古恨。

（2）以妻子的性高潮为标准判断男性的问题：有些男性把能不能引起女方性欲高潮及快感看作是否患性无能和阳痿的标准，这是更大的错误。男女的性反应过程是不同的，男女性功能特点之一即是"男快女慢"，因而男性可以达到性欲高潮（射精）而女性仍然没有高潮，不能以女性的反应来确定男性的性功能状态。男方如已射精，女方尚未进入性高潮，这至多是性生活不和谐问题，不应认为是阳痿。

（3）手淫必然造成阳痿：手淫是未婚男性青年、独身男性、离异和丧偶男性、外出男性，以及部分残疾男性中常有的不良性行为。手淫虽然能诱发阳痿，但并不是说手淫就必然出现阳痿，偶尔手淫并不导致阳痿，只有频繁、持久的手淫才可能诱发阳痿。有一些男性担心手淫会诱发阳痿，结果可能真的发生了阳痿，这与手淫者的异常性心理活动有关，长期手淫招致精神与心理因素异常，手淫者往往处于焦虑、内疚、抑郁、不安之中，这种不健康的思维活动会妨碍性功能的正常发挥。

（4）晨起阴茎勃起减少且不坚、平时勃起反应不明显：许多未婚青年男性，尤其是即将结婚的男性常有这样的感受，觉得以前在晨起时、在受到色情影视书刊刺激时、纵情于某种性幻想时，阴茎会自然地勃起并很坚硬，但是现在这种反应不明显，并因此而自我诊断为阳痿，担心自己的性能力，甚至不敢结婚。实际上,通过神经反射可引起的晨起反应性勃起,色情刺激也可诱发精神性勃起,但这种发生于平时的勃起状况很不规律,会随一个人的体质、思想、情绪等有所变化,有时好些,有时差些,这不是判断阳痿的标准。这些情况下的男性均没有真正的性交实践,没有来自于性伙伴的直接性刺激,而这种刺激是比视、听、触、嗅等各方面性刺激强烈得多的,诊断真正是不是阳痿,需要正常的性生活来体验。

(5)对妻子没有了反应、对情人却较理想:性交对象改变后发生勃起不佳不能成为诊断阳痿的标准。有的男性与自己妻子同房,也许出于没有新鲜感或因为生活琐碎之事烦心而发生勃起不佳,但在"外遇"时的房事却十分出色,相反的情况也常存在,这些都是性交对象改变后出现的异常情况,这种"选择性阳痿"的男性还不是一个真正的阳痿患者,不能随便给这类人诊断为阳痿,应进行心理调整和夫妻感情的调和。

34. 怎样预防阳痿

(1)普及性知识教育,正确对待性的自然生理功能,减轻对房事的焦虑心理,消除不必要的思想顾虑,保持健康的心态和良好的情绪,避免精神心理因素引发阳痿。

(2)树立正确的人生观,消除低级趣味的错误思想,不看黄色书刊和影像,戒除手淫的不良习惯,切勿恣情纵欲,贪色无度。

(3)心情舒畅,情绪开朗,清心寡欲,注意生活调摄,加强锻炼以增强体质,提高机体抗病能力,避免服用或停止服用可能引起阳痿的药物。

（4）避免各种类型的不良性刺激，适当控制性生活，以保证性中枢和性器官得以调节和休息，有利于意志的调节和性生活的和谐。

（5）克服传统观念的束缚，出现阳痿不要因为"难以启齿"而不就医。阳痿一旦发生，男女双方都应正确对待，应及时就医，向医生详细介绍疾病的发生、发展变化情况，以便早发现、早治疗，少走弯路，切忌隐瞒病情。

（6）积极治疗可能引起阳痿的各种疾病是预防阳痿发生的重要一环，一定要注意。防治阳痿夫妻双方都有责任，女方要体贴、谅解男方，切不可指责或轻视男方，使患者在谅解、理解和基础上增强信心，以有益于精神调养。

35. 早泄的原因有哪些

男性在性交时失去控制射精的能力，阴茎插入阴道之前或刚插入即射精，或女性在性交中达到性高潮的频度不足50％时可定义为早泄。早泄是临床较常见的男性性功能障碍之一，发病率占成年男性的3％～50％。需要说明的是，偶然出现一次不能称之为早泄，只有经常出现而不能进行正常性交者方可确认为早泄。早泄常与遗精、阳痿等病症相伴而生，互相影响，如遗精频发易出现早泄，而早泄得不到及时治疗久之则易导致阳痿等。因为早泄会给人们造成精神痛苦和心理创伤，所以积极预防和治疗早泄有重要意义。

一般认为，早泄的发病多数与精神因素有关，是由于大脑皮质性中枢兴奋增强所致。如初婚夫妻，因缺乏性知识，在房事中不善于掌握彼此间的心理和生理特点，加之经验不足，互相配合不够，因而发生早泄。有一部分人因初次性交失败造成了思想压力,从而引起一系列病变,恐惧、焦虑等往往是早泄的诱发因素。同样,有一些人长期恣情纵欲、贪色无度、手淫过频等亦可诱发早泄。除精神因素外,器质性病变亦导致早泄的发生,如慢性前列腺炎、后尿道炎、精囊炎、精阜炎、脑脊髓病变、糖尿病、包皮系带过短、严重包茎、乙醇或吗啡中毒及神经系统疾病(如多发性硬化、脊髓瘤、癫痫、急性脑血管病等)等,均可引起早泄的发生。此外,婚后房事过度、身体处于疲劳状态、缺乏夫妻间协调配合等情况也是不容忽视的早泄的发病因素。

36. 早泄有几种类型,诊断标准是什么

(1)常见类型:早泄有多种类型,如发生在首次性交时称为原发性早泄,如发生早泄之前曾有一段时间满意的性生活则称为继发性早泄。就临床来看,早泄的常见类型有以下 3 种:从青春期开始就有原发早泄表现,伴有正常勃起和相关的精神性焦虑;表现为急性早泄发作,通常有勃起不足,并常伴随一般化的忧虑,有时能查知生理性或心理性诱因;表现为隐性发作,常伴有勃起不足和性欲低下,忧虑不很明显,但常因此情况的发生而致早泄。

(2)诊断标准:目前诊断早泄的标准尚未统一,主要靠患者的主诉。在确立早泄的诊断时,应进行详细追询以排除各种环境因素干扰,明确其病情程度(能否插入女方阴道内排精),必要时检测精液常规等以明确相关诊断。诊断早泄的标准主要有以下几点:以时间为标准,一般以性交时间<2分钟便发生射精即为早泄;以抽动次数为标准,阴茎插入阴道中,抽动次数在 10～15 次发生射精为早泄;以性伴侣的反

应为标准,在性活动中,如果有 50％以上的性交机会中不能使女方达到性高潮称为早泄;也有以控制射精反射的能力为标准的。

37. 早泄与射精过快是一回事吗,为什么说早泄与阳痿是一对难兄难弟

　　早泄是指性交时阴茎进入阴道后不久即出现射精,所以临床中有相当一部分男性把射精过快与早泄相提并论,其实早泄与射精过快并不是一回事。严格地说,早泄是指在性交时阴茎进入阴道后不久即出现射精而言,而射精过快系指射精发生在性交持续期内,但性交持续时间较短,致使性功能正常的妻子至少在 1/2 的性交机会中达不到性欲高潮。当然,目前也有人将性交时射精过快称之为早泄,因两者极其相似,在治疗上也无明显区别,所以临床中也不过于考究。

　　由于早泄与阳痿的关系密切,在病因、发病机制,以及治疗诸方面均有类似之处,所以有人说早泄与阳痿是一对难兄难弟。需要说明的是:早泄与阳痿的临床表现不同,其治疗也有一定区别。早泄与阳痿大多由房事不节和手淫频繁而导致了肾精亏耗,肾阴不足,相火偏亢,或肾阳不足,命门火衰,以致阳事不兴,或举而不坚,临房早泄。早泄是因为过早射精导致阴茎痿软而不能进行性交,阳痿则是阴茎不能勃起或勃起不坚而不能进行性生活,两者有程度、轻重的不同,早泄可能是阳痿的早期症状,阳痿往往是早泄进一步发展的结果。因此,在中医学中早泄与阳痿常常相提并论,但其在性质上不可混淆。

38. 早泄的预后怎样,如何预防

早泄的预后因是否及时治疗,以及治疗措施是否得当而定。早泄的治疗效果如何,取决于医生为患者制定的治疗方案是否符合患者的病情需要。一般来说,只要治疗得当,经过一段时间,患者的病情均可有不同程度的改善,有相当一部分患者可以痊愈。随个体差异延迟射精的程度可有不同,疗效也有远期、近期之差别。

单纯性早泄不会发生阳痿,有的患者终身属快速射精,阴茎勃起一直较好。只有当早泄伴有勃起功能不全者,才可能发展为阳痿,但不是必然的结果。早泄对生育的影响要看阴茎是否能插入阴道,如能进入阴道,则早泄不影响生育能力,反之才会发生不育症。

早泄不仅可治,也是完全可以预防的。要预防早泄发生,应从以下几个方面入手:避免色情放纵、情思过度、手淫恶习等刺激,养成起居有常、房室有节的生活规律;加强体育锻炼,注意劳逸结合,保持心情舒畅,平静地对待各种意外情况;偶然出现早泄者,女方应安慰男方,并予以谅解,要亲切帮助男方克服恐惧、紧张和内疚的心理,切忌埋怨男方,最好暂时分居一段时间,以避免性的不良刺激;积极治疗可能引起早泄的各种疾病;夫妻双方要正确掌握有关性的知识,了解男女之间性生理的差异,消除对性生活的各种误区。

39. 什么叫遗精,男性多大年龄开始遗精

遗精是指在非性活动时精液自行泄出的一种症状。未

婚健康青壮年,或婚后夫妇两地分居的男性,1个月出现1~2次遗精,不出现明显不适者,属生理现象。据统计,有80%~90%的成年男性都有这种现象。精液在体内储存了一定时间后,往往借助梦中的性活动或在性欲冲动时不自觉地排出体外,与俗语说的"精满则溢"的道理相同。但亦有许多青年男性极少梦遗,是因为精液在体内被吸收了的缘故,亦属正常现象。

首次遗精是青少年性成熟的标志,男性开始遗精的年龄也有很大的个体差异。有的10岁左右就开始遗精了,有的却一直到18岁左右才首次遗精,但是大多数男性的首次遗精一般发生于13岁左右。2 000年的一项调查统计结果表明,我国青少年首次遗精平均年龄是13.37±1.12岁。首次遗精的发生时间除了与遗传因素有关外,还与经济、环境、营养等因素有关。有关研究资料表明,我国生活在城市里的男性比生活在农村的男性首次遗精的平均年龄要小一些,生活在20世纪80年代的男性比生活在20世纪60年代的男性发生首次遗精的平均年龄大约提前了2岁。

遗精是常见的生理现象,只有在梦遗过频,或清醒时精液自流,或在色相思维及与异性一接触时出现遗精,并有头晕耳鸣,精神萎靡,腰酸腿软,心悸失眠等症状者,才属病理现象,称为病理性遗精。病理性遗精又有梦遗和滑精之分,有梦而遗精的名为"梦遗",无梦而遗精甚至清醒时精液白流者名为"滑精"。遗精是男性常见的疾病之一,长期或严重遗精对人的身体健康大有影响,所以应积极进行预防和治疗。

40. 引起遗精的原因有哪些

引起遗精的原因是复杂多样的,归纳起来主要有心理因素、性刺激环境的影响、纵欲手淫、生殖器官疾病、物理因素，以及过度疲劳等。

（1）心理因素：对性知识的缺乏，对性问题思想过度集中，对性刺激易于接受，使大脑皮质持续存在性兴奋，从而诱发遗精。

（2）性刺激环境的影响：黄色书刊或影视剧中的性刺激镜头，刺激大脑，诱发遗精。

（3）纵欲手淫：房事纵欲，手淫频繁，使前列腺充血，脊髓射精中枢呈病理性兴奋而诱发遗精。

（4）生殖器官疾病：生殖器官疾病，如外生殖器及附属性腺炎症，包皮炎、龟头炎、前列腺炎、精囊炎、附睾炎等的不良刺激而发生遗精。

（5）物理因素：仰卧入睡，被褥温暖沉重，刺激、压迫外生殖器，或穿紧身衣裤，束缚挤压勃起的阴茎而诱发遗精。

（6）过度疲劳或某些慢性病使体质过于虚弱：过度体力、脑力劳动，或体质过于虚弱，身体疲惫，全身各器官功能失调，睡眠深沉，大脑皮质失去对低级性中枢的控制，而勃起中枢、射精中枢兴奋性增强而致遗精。

41. 男性青少年出现遗精可怕吗

男性在青春发育期，生殖系统也逐渐发育成熟，在睾丸及附睾、精囊腺、前列腺等附属性器官内，每时每刻都在生产精液，在体内储存一定时间后，一般可在体内被吸收，也可在性刺激、性冲动时或生殖器官受到外界刺激时不自觉地排出体外，这就是遗精。青少年性成熟后，2周左右遗精1次是正常现象。中医学将初次遗精称之为"精通"，把这种自然生理性遗精形容为"精满则溢"，视为男性成熟、肾气充足的表现。由上可以看出，男性青少年偶尔或者隔一段时间出现一次遗精并不可怕，属正常的生理现象。

一般来说，初次遗精以夏季为最多，春季次之，而冬季最少，这可能与人体的生长发育在夏季最旺盛有关。有的家长由于不甚了解遗精是怎么回事，发现孩子遗精了就误认为对身体有损害或是患了病到处求医，给孩子造成了心理压力，不利于其身心健康。值得提醒的是，有的青少年把在性冲动时不自主地从尿道流出的一些黏稠透明液体（这是尿道球腺分泌的液体），或是在无性兴奋状态下的前列腺分泌液误认为是白日遗精（实质上并非遗精），生怕有碍健康，因此对遗精十分恐惧、焦虑，久而久之，产生了一种不良的心理反应，往往在临睡前精神紧张，害怕夜间再次遗精。如果一些不正确的认识得不到澄清，长此以往，这种心理状态持续久了会引起神经衰弱、抑郁症等，如持续到成年，有时可导致性功能障碍。当然，这种心理困扰并非遗精本身所引起，是由精神心理因素导致的，是完全可以避免的。

需要说明的是：性成熟后的男性青少年偶尔或者隔一段时间出现一次遗精属正常的生理现象；若遗精频繁，如一周数次或一夜几次遗精应视为异常，应引起人们的关注，及时到医院找专科医生就诊咨询，必要时进行适当的治疗。

42. 结婚后出现遗精是病态吗

有些男性，婚后夫妻生活在一起，已有正常的性生活，但仍时不时出现遗精，有时甚至遗精的次数很多，这种情况绝大多数是病态，究其原因主要有以下几个方面。

(1)心理病态:尽管结婚后有正常的性生活,但仍十分沉湎于性刺激,思想过多集中在性的问题上,大脑中存在一个持续性的兴奋灶,使其下属的一系列性神经也十分兴奋与活跃,结果就容易诱发遗精。

(2)泌尿生殖器官疾病:男性的许多泌尿生殖器官病变,如包茎、包皮过长、尿道炎、前列腺炎、精囊炎等,由于炎症等的刺激,不但受刺激的器官本身会充血水肿,腺体分泌增多,其邻近的性器官也会伴随充血,尤其是阴茎在睡梦中受到刺激,容易自发勃起,结果也常常会诱发遗精。

(3)体质状态:现代医学认为,每当人比较衰弱时,中枢神经系统的功能会出现不健全状态,性功能有时会出现紊乱,容易出现遗精或阳痿等。中医学认为,人是一个有机的整体,五脏六腑虽然各司其职,但它们在功能上是相互协调、相辅相成的,在病理上是相互影响的。男性精液的生成和运行与心、肝、肾等重要脏器有关,倘若这些脏器出现问题,相互间的关系出现失调,必然会使体质虚弱等,进而可能诱发遗精。此外,劳累过度、营养不良、先天不足、精神倦怠、病邪入侵等因素都可导致心、肝、肾功能失调,造成体质上的病态,诱发遗精。

需要说明的是:新婚男性往往性欲较为旺盛,性冲动频繁,如果仅有通常频率的性生活,常不能得到充分宣泄,所以也容易出现遗精,这不能算作病态。这种情况随着时间的推移,遗精通常会自行消失。

43. 遗精对人的心理状态有何影响

遗精对人的不良影响,首先是心理上的困扰,继而才是身体受到连累。遗精引发的不良的心理状态,通常只有在遗精频繁时才会发生。若偶尔发生 1~2 次遗精而不再继续,就不必担心有永久的伤害;若遗精持续长久,有时可导致阳痿、早泄等性功能障碍,这主要是由于精神心理因素引起的,而绝大多数并非遗精本身所造成。

有些遗精患者把精液的丢失看得很重、很神秘,认为精液是人体的精华所在,对于遗精怀有恐惧心理,忧心忡忡,怀疑自己患了某种疾病。甚至有的人把性交后的短暂疲劳亦看成是丢失精液而导致元气大伤的结果,从而造成不必要的心理压力。有的青少年初次遗精后会出现惊奇、精神焦虑、恐惧、自责等一些不良的心理反应,这些心理影响不利于青少年的身心健康,应引起人们的关注。

过频的手淫遗精,必然会耗损人的精力,影响休息、睡眠和学习,久而久之,感觉精神恍惚,记忆力减退,性格孤寂,兴趣淡漠,意志消沉,这些后果的发生绝非排出了一些精液所致,而主要是精神心理上的自我挫伤。

上述的心理状态是不正常的,有碍于身心健康,其实生理性遗精并不损害身体。精液是由精囊、前列腺、尿道球腺所分泌的液体混合而成,构成精液的营养物质只占人体营养物质的极其微小的部分,这些物质是应当不断地产生和不断地排出的。因此,偶然的或间隔一段时间出现的生理性遗精,不会对身体造成危害,不必惊恐不安。但对梦遗过频或清醒时精液自流等病理性遗精,是需要及时治疗的。

44. 遗精的临床表现有哪些,易误认为是遗精的迹象有哪些

(1)遗精的临床表现:遗精除了非性活动时精液自行泄

出外,还常有神经系统症状、性功能障碍,以及其他伴发症状。

①神经系统症状。头晕目眩,情绪不稳,色欲过于强烈,精神萎靡,失眠多梦,记忆力减退,健忘善恐,精神抑郁,体倦乏力。

②性功能障碍。遗精者多伴有性欲减退、早泄、阳痿等症状;在色情活动后或在睡眠伴有色情意念时有精液流出;以及生殖器、附属性腺的某些慢性炎症所致的遗精。

③其他伴发症状。腰膝酸软,面色灰暗,心悸自汗,头晕耳鸣,排尿频数,形体消瘦,少腹拘急,夜尿次数增多等全身不适之症状。

(2)易误认为遗精的迹象

①有人把性交中射精之前尿道溢出少量的尿道球腺分泌物误认为是遗精,实际是性兴奋时的分泌物。

②亦有将性交后尿道继续排出未尽的精液误认为是遗精,实际是尿道内残存的精液。

③还有人自述尿道口经常有黏液溢出,但如详细询问情况,每有内源性性刺激所致的阴茎经常勃起,每次勃起时附属腺都有分泌,但无射精,只是在勃起消失后分泌物才缓缓溢出。

④在一些男性青少年中,当出现性冲动时,即不自主地从尿道流出一些黏稠透明的液体,这是尿道球腺分泌的液体,或是在无性兴奋状态下前列腺分泌的一种液体,并不是白日遗精。

⑤需要强调的是,在清醒或睡眠中阴茎勃起时分泌的1～2滴尿道球腺液不是精液。

45. 遗精的诊断要点与鉴别要点有哪些

（1）诊断要点：遗精是指在非性活动时精液自行泄出的一种症状，凡遗精次数频繁，并出现全身性症状者，即可诊断为遗精。明确遗精的诊断，主要根据以下要点。

①医生应详细了解患者的性生活及疾病史，为诊断提供依据。

②凡每月遗精 4 次以上，并伴有明显的头晕、记忆力减退、腰酸背痛，即可诊断为病理性遗精。

③遗精者多有前列腺炎等生殖器官疾病，或手淫习惯及其他慢性疾病，宜进行全面检查，以确定原发病。

（2）鉴别要点：遗精在临床表现上与早泄、精溢和精浊等有诸多相似之处，应注意进行鉴别。

①早泄。早泄是性交时间过短而精液排出，或虽有性行为但未曾交合而精液过早排出，随之阴茎痿软，不能进行正常性交；遗精则为未性交而精自泄。

②精溢。凡成年未婚男性，或婚后久未房事者，偶有遗精，或每周遗精 1 次，但无不适之感觉，此为生理性遗精，属精满而溢，即所谓的"精溢"，与病理性遗精有明显不同，不难区别。

③精浊。尿道口时有糊状白色液体，或状如米泔样液体流出，滴滴不断，阴茎中或有痒痛，或如火灼，或如刀割，此名为精浊，其实为尿中混杂精液，或排尿后有精液流出。遗精则精液不随排尿而出，无疼痛感，湿热下注性遗精茎中灼痛在排尿时才有，与精浊有明显区别。

46. 滑精是怎么回事

遗精有生理性和病理性之分,在病理性遗精中,中医又有梦遗和滑精之分。中医学认为,有梦而遗精的名为"梦遗",无梦而遗精甚至清醒时精液自流者名为"滑精"。《景岳全书》中说:"梦遗滑精,皆失精之病,虽病证不同,而所致之本则一。"说明梦遗和滑精虽然在症状上有所不同,但其致病原因和发病机制则是一致的。

一般来说,滑精常由遗精逐渐发展而来,滑精多由先天不足,色欲过度,房事过劳,或大病久病初愈而犯房禁所致,故本病以虚损之证为多见。现代医学认为,滑精是由脊髓中枢功能紊乱所致,尤以脊髓中枢之射精中枢的功能紊乱为主。长期的手淫、恣情纵欲、房事失度等诸多因素,均可造成脊髓中枢负担过度,从兴奋功能增强转为抑制功能减弱,久而久之导致滑精发生。对滑精患者要早检查、早发现,采取切实可行的措施积极进行调养治疗。首先,一定要节制性生活,合理安排好房事;其次,要加强体育锻炼,增强体质,积极参加一些有利于身心健康的娱乐活动;再者,配合医生采取药物、针灸等各种治疗手段进行调治。只要积极坚持治疗,同时配合以适当的自我调养,遗精可很快康复。

47. 怎样预防遗精的发生

遗精给患者带来精神上的痛苦,影响着人们的正常生活,采取行之有效的措施以预防遗精的发生有着重要的现实意义。要预防遗精的发生,应注意采取以下措施。

(1)注意精神调摄,排除思想杂念,清心寡欲,及时从沉湎于有关性的问题中解脱出来,乃是预防遗精的关键所在。调整心态,消除对遗精的恐惧、忧郁、焦虑等不良心境,不然对治疗不仅无益,而且起消极作用。一旦背上自责自卑的心理包袱,这会引发失眠、神经衰弱等,从而加剧遗精。

(2)养成良好的生活习惯,改变不良的生活习惯,避免色情刺激,克服手淫行为,不看色情书画、影视作品,不听色情故事,避免性挑逗和性兴奋,减少或控制性的冲动,亦是调节和恢复性功能、防止遗精的重要措施。

(3)学习和了解有关性的知识,正确处理、合理安排性生活,切忌房事过度。学习掌握必要的性生理知识,认清偶然遗精属正常生理现象,不必过分忧虑,保持健康的心态和良好稳定的情绪,做到时时都有好的心情,天天都能心情舒畅。

(4)正确认识"满则溢"之遗精是一种正常的生理现象,不会对身体造成不良影响,也不会损伤人之元气(肾气),切勿将溢精这一正常的生理现象视为疾病,以免引起精神紧张及影响身心健康,形成恶性循环。

(5)适当节制性生活,内裤不宜过紧,减少对生殖器的刺激,以保证性中枢和生殖器官的调节和休息,避免遗精发生。

(6)保持规律化的生活起居,养成良好的睡眠习惯,睡前宜用温水洗脚,睡觉时不俯卧,养成侧卧的习惯,睡时不要将手置放在生殖器部位,脚部不宜盖得太厚太暖,被子不要太重。

(7)注意饮食调养,少食辛辣刺激性食物,戒除吸烟饮酒,少喝咖啡。

(8)加强体育锻炼,积极参加健康有益的文体活动,丰富业余生活,增强体质,避免过度的脑力劳动,以分散在性问题上的注意力。

(9)治疗易引发遗精的疾病,如包皮过长、包茎、尿道炎、精囊炎、前列腺炎等,因为这些疾病容易引起局部刺激而造成遗精,应及时诊治。

(10)遗精发生后,需在医生的指导下进行及时正确地治疗调养,一旦确诊为某种疾病所致时,应及时治疗原发病和并发症,以防止病情加重和复发,不要讳疾忌医,以免造成不良后果。

48. 阳痿、早泄、遗精三者有何关系

阳痿是指成年男性阴茎持续不能达到或维持充分的勃起,从而无法进行满意的性生活的病症。中医学认为,由于虚损、惊恐,以及湿热等原因,致使宗筋弛纵,引起阴茎痿软不举或临房举而不坚,呈现阳痿。早泄是指性交时阴茎进入阴道后不久即出现射精,男性在性交时失去控制射精的能力,阴茎插入阴道之前或刚插入即射精。中医学认为,脏虚不固是早泄的主要病机,邪扰精关则是其基本特点。遗精则是指在非性活动时精液自行泄出的一种症状,遗精主要表现为不因性生活而精液频繁遗泄,同时可伴有头晕耳鸣,精神萎靡,腰酸腿软,神疲乏力,心悸失眠,以及阳痿、早泄等。中医学认为,遗精的发病主要责之于心、肝、肾三脏,与肾虚精关不固、心肝之火内动,以及湿热痰火下注密切相关。

阳痿、早泄、遗精三者关系密切,发病机制虽多属肾虚,但临床表现却各有特点。早泄是因为过早射精而致阴茎痿软不能继续进行性交,而阳痿则是阴茎不能勃起或勃而不坚,不能进行性交。早泄是性交之始,其精自泄而不能进行

正常性交,可立刻发现,而遗精为不性交而精自泄,可在梦中或任何时间,往往是精液自遗,弄湿内裤后才被发现。早泄常与遗精、阳痿等病症相伴而生,互相影响,如遗精频发日久,精气亏虚,命门火衰,容易出现早泄,而早泄病久得不到及时治疗,久之则易导致阳痿等,同时阳痿又常伴有早泄,阳痿、早泄、遗精三者同时并见的情况亦不少见。

49. 何谓阳强,引起阳强的原因有哪些

(1)阳强:阳强是指阴茎异常勃起,茎体强硬,久而不衰,触之则痛,或伴有精流不止的一种病症,属男科的急症之一。有关阴茎异常勃起发病率的统计,所见报道不多,国外报道本病的发病率较高,约占泌尿科住院患者的 0.4%,但国内一般认为本病的发病率很低。阳强可发生于任何年龄,其中以 5～10 岁和 20～50 岁者居多,其发病常与某些特定的病因有关。阴茎异常勃起若不及时治疗,可引起永久性阳痿等严重后果,所以必须给予高度重视,尽快处理,及时治疗。

(2)原因:引起阳强的原因可分为原发性和继发性两类。原发性阳强的原因目前尚不清楚,继发性阳强的常见原因主要有以下几个方面。

①血液异常。如镰刀状贫血、白血病、红细胞增多症和血小板减少症等,这些疾病可引起海绵体内血液沉积。此外,血栓性静脉炎等疾病都可能成为影响阴茎海绵体血管调节失常的因素。

②神经性疾病。多见于脊髓损伤或炎症及脑干病变,可能与脊髓中枢过度兴奋有关。

③感染。前列腺及后尿道炎等感染可造成前列腺静脉

丛栓塞,影响深静脉的回流,从而导致阴茎异常勃起。

④损伤。阴茎局部及会阴部损伤可使局部神经受损或栓塞海绵体,从而导致阴茎异常勃起。

⑤药物因素。胍乙啶、利舍平、复方降压片等降压药物,以及有些抗抑郁药、安定类药物可致阳强。发病机制可能与继发性α受体阻断作用有关。有报道氨基已酸等止血药物亦可引起阳强,可能是通过影响凝血机制所致。

⑥肿瘤。原发性或转移性肿瘤浸润阴茎,或盆腔的晚期肿瘤可持续压迫阴茎的根部,或使阴茎内神经功能不协调而导致血管改变,影响血液回流,造成栓塞,以致阴茎异常勃起。

⑦其他。阴茎的持久性勃起也可因激烈性交或延长性交后而诱发。

50. 阳强的诊断要点有哪些,应与哪些病症相鉴别

在诊断阳强时,患者的病史常有助于发现其原因,所以要详细了解病史,包括药物使用和阴茎外伤史等发生前的情况。常规物理检查也很重要,包括腹部肿物、肿大的淋巴结及外伤等,并应特别注意勃起消退的环境及过去发作时勃起持续的时间。

(1)诊断要点:只要掌握要点,诊断阳强并不困难。诊断阳强的要点如下:在没有性冲动的情况下,阴茎呈持续性痛性勃起,超过6小时以上者,可诊断为阳强;在房事完毕后,阴茎仍然坚挺不倒,并持续很长时间,阴茎海绵体明显胀满疼痛,使患者无法耐受时,即可诊断为阳强。阳强的诊断确

立后,还应查找引发的原因。

(2)鉴别诊断:在临床中,阴茎硬结症也可出现阴茎勃起疼痛,应注意与阳强相鉴别。

①阳强应与阴茎硬结症相鉴别。阴茎硬结症与阳强不同,它是指阴茎上可触及的硬结或硬块,引起阴茎勃起外观畸形,伴或不伴有勃起疼痛,为性活动过程中造成的反复阴茎轻微损伤出血、基因遗传和动脉粥样硬化等综合引起,其晚期主要为阴茎硬结,持续固定的阴茎畸形,阴茎勃起功能障碍"三联征"。阴茎硬结症多见于45～60岁的中老年人,病程较久,阴茎不勃起时仍可触及硬结或硬块,与阳强持续性、伴有疼痛的阴茎勃起而性高潮后仍不能转入疲软状态有本质的区别。

②阳强也应与生理性阴茎勃起相鉴别。一般状态下,已婚男性在性生活中阴茎皆可自然勃起,但随着性高潮的到来,射精后可自行消退,虽然部分性能力较强的人可再次勃起,但中间必然有一段时间不等的不应期。而阳强的患者无论性交后射精与否,阴茎始终不见痿软,并伴有疼痛及其他不适感觉,且不受性欲影响,不难鉴别。

51. 阳强的预后怎样,如何预防

阳强是一种急症,必须尽快处理。通常认为,高血流量型阳强(即阴茎供血仍较丰富)的预后较好,发病时间即使已数天甚至数月,仍然能治愈,且后遗症少。低血流量型阳强(即血液淤滞型)必须在数小时或几十小时内及时处理,否则阴茎海绵体可因缺血而发生坏死、机化,最终导致永久性阳痿等。从治疗的角度看,高血流量型阳强用药物治疗效果较好,低血流量型阳强应及时采取正确治疗措施,可先进行保守治疗,如无效时则采取手术治疗。对精神心理因素导致心身不适的阳强患者,可做心理疏导等其他疗法,以促进疾病早日康复。

预防阳强的发生,应注意从以下几个方面入手:不宜多服壮阳补肾之热药,如赤石脂、白石英、紫石英、硫黄、钟乳石等,以免热药沉积于肾中而发生阳强;戒除手淫,不可纵欲,以免肾精亏虚,肝阳恣纵而发生阳强;不宜嗜酒成癖及性格暴怒;多参加积极健康的文娱活动,保持身心愉快,情志舒畅,注意劳逸结合,避免五志过极;有意识地避免各种性刺激是预防阳强发生的关键所在;行房不能排精时,应及时检查治疗,以排除其他疾病引起的阳强;出现性功能减退时及时找医生诊治,不要自行滥用补肾壮阳药物及局部注射血管活性药物。

52. 什么是逆行射精,是怎样发生的

逆行射精又称逆射精和后向性射精,俗称干性射精,是指阴茎能正常勃起,性交时有性高潮和射精的动作出现,但不是从尿道外口射精,而是逆向射入膀胱的一种病症。由于逆行射精能引起男子不育,因而应引起足够的重视。

正常射精需具备膀胱颈部肌肉和神经的正常结构和功能,肌肉包括膀胱内括约肌、外括约肌、坐骨海绵体肌、球海绵体肌及盆腔横纹肌等。膀胱颈部是排精过程中逐渐形成后尿道压力房的后屏障,而胸腰交感神经在射精过程中有重要作用。通常射精时的第一步,精子与精液从性腺流入后尿道;第二步,膀胱内括约肌收缩,使精液不能流入膀胱;第三

步,会阴部肌肉痉挛性一阵阵收缩,将存于后尿道的精液排出体外。

逆行射精就是由于精液射入后尿道压力房后,由于各种原因引起膀胱内括约肌关闭不全、外括约肌收缩,坐骨海绵体肌、球海绵体肌及盆腔横纹肌节律性收缩,精液流向压力低的膀胱内而造成的。当膀胱内括约肌收缩功能失调时,不能紧密关闭膀胱颈部,而致精液逆行流入膀胱内;或做过前列腺与膀胱等手术的患者,有时精液不从尿道外口喷射出来,相反逆流到膀胱内。因此,逆行射精患者性生活后第一、二次排尿时,尿内有黏液或白色絮状物排出。

由上可以看出,任何使射精相关组织、肌群和神经功能发生障碍的因素(器质性病变较为多见),均可导致精液逆流到膀胱,而不从尿道外口射出,出现逆行射精。

53. 引起逆行射精的原因有哪些

(1)神经损伤:创伤或外科手术损伤交感神经,可致逆行射精,如腹膜后淋巴结切除、交感神经链切除、腹主动脉瘤切除、直肠切除损伤腹下神经丛等。

(2)疾病影响:主要是糖尿病,尤其是青年型糖尿病患者,伴有神经系统损害,可引起糖尿病性膀胱颈部共济失调,使膀胱颈部关闭功能减弱,而致射精时精液逆流。脊髓损伤亦可出现逆行射精。

(3)解剖结构异常及泌尿生殖系的损伤:先天性因素,如射精管开口异常、后尿道瓣膜病等,以及骨盆骨折、尿道撕裂、手术损伤膀胱颈部括约肌等。其中以前列腺切除术最常见,系由于手术损伤,导致膀胱颈部不能关闭,造成逆行射精。

（4）药物影响：胍乙啶、盐酸甲硫哒嗪、嗅苄胺及苯甲胍等药物，具有阻滞肾上腺素能神经的作用，使射精动作中生殖道各部位的协调性收缩遭到破坏，导致精液逆流入膀胱内。

（5）狭窄、炎症：由于尿道狭窄过于严重，加之炎症的影响，致使尿道只能通过少量尿液，而精液黏稠度高，不易通过，又加上性交时阴茎勃起加重其狭窄程度，致使精液被迫流向后尿道而进入膀胱。

54. 逆行射精应做哪些检查，危害有哪些

有的男性同房达到性高潮时，虽有射精的感觉，但无精液射出或精液极少，这种情况应疑为逆行射精，需要到医院做进一步检查以证实之。

（1）检查项目

①尿液检查。手淫或性生活达到高潮后留取尿液，将其离心沉淀后涂薄片，在显微镜下观察有无精子，以判断是否有逆行射精。同时可进行按摩精囊腺和前列腺后的尿液检查，分析有无精子及果糖存在，判定精囊有无分泌。

②精液检查。手淫后即检查排出的精液中有无精子及果糖。有些逆行射精者，虽伴有顺利射精，精液量很多，但精液中无精子及果糖。

③前列腺液检查。检查前列腺液中有无精子及果糖，以确定有无继发输精管蠕动及精囊收缩而产生的精子。

④膀胱造影检查。为了观察膀胱收缩时膀胱颈的功能，

可进行膀胱造影检查。

⑤排尿充盈造影。用于检查后尿道及膀胱颈病变。

⑥直接注入造影。直接注入造影可了解后尿道充盈情况,只适用于前尿道狭窄病变者。

(2)危害:逆行射精的不良后果主要是不育症的出现,但不同患者对性心理影响差别很大。有些患者存在潜在的病理改变,即可在逆行射精的同时出现阳痿,但是大多数患者阴茎勃起的功能是正常的,性欲也不受影响。对非常重视生育者,可出现性淡漠和阳痿等,这可能是逆行射精的一种继发反应。

55. 逆行射精的诊断要点有哪些,应注意与哪些疾病相鉴别

(1)诊断要点

①临床表现。性交中有性高潮及射精感觉,但无精液从尿道射出。性交后第一、二次排尿时尿中可见白色絮状精液。

②尿液检查。尿中含有大量精子或新鲜尿中有果糖,即可考虑为逆行射精。

③X线造影。可见尿道口内口增大,边缘不整齐或变形。

④病史。大多数有泌尿生殖道损伤史、糖尿病史,以及服用胍乙啶、盐酸甲硫哒嗪、溴苄铵等药物史。

(2)鉴别诊断:鉴别要点见表3。

表3　逆行射精、不射精、不排精、无精子的鉴别

鉴别要点	逆行射精	不射精	不排精	无精子
性交时间	正常	很长	正常	正常
泄精	＋	－	－	－
性欲高潮	＋	－	＋	＋
梦遗	－	＋	－	－
射精后精液检查	＋	－	－	－
发病机制	内括约肌松弛，机械性的，神经性的（交感神经不全性损害）	精神性的,性无知,害怕怀孕,其他因素	附属性腺不收缩，药物，神经性的（交感神经完全损害）	无精子产生,严重的雄激素缺乏

56. 何谓不射精,如何分类和分型

　　男性正常性生活进入高潮时,精液自尿道外口喷射而出,使人激发性欲高潮。不过有的男性每次同房时虽有性欲,阴茎也能充分勃起,也有足够的和有效的性刺激,但无性欲高潮,即使性交时间很长,仍不能达到射精的刺激阈值而不射精,性交后的尿液中也无精子和果糖,这种异常现象即为不射精。

　　根据发病原因之不同,不射精可分为功能性与器质性两类。功能性不射精者,是指身体没有出现器质性改变的情况下出现的不射精,这些患者虽在同房时不能射精,但在睡眠中多有遗精。而器质性不射精者大多既无射精也无遗精。在不射精患者中,由性知识缺乏、心理因素、环境因素引发的功能性不射精是主要原因,约占不射精患者的90%,而由神

经、内分泌疾病或手术、创伤史引发的器质性不射精较为少见。根据发病情况的不同,不射精又可分为原发性和继发性两类。原发性不射精者,既往从未有过勃起的阴茎在阴道内射精史。而继发性不射精者,既往有过阴道内射精的现象,后来却丧失了阴道内射精能力。

不射精在男性性功能障碍中并非少见,约占男性性功能障碍就诊者的 28%左右,并且该病是造成男性不育的主要原因之一。有人统计,在 1863 例男性不育症中,属功能性不射精者为 364 例,约占 20%。

57. 功能性不射精的原因有哪些

功能性不射精是引发不射精的主要原因,约占不射精患者的 90%。功能性不射精患者虽不少见,但其中许多人却羞于启齿,讳疾忌医,只是默默地忍受着因性问题及不育而带来的苦恼。

由于功能性不射精多发生于青壮年,若处理不当,将会影响到夫妻感情,甚至导致家庭破裂,所以了解引发功能性不射精的原因,采取切实可行的措施以预防功能性不射精的发生,显得尤为重要。引发功能性不射精的原因有很多,归纳起来主要有以下几个方面。

(1)中枢性射精障碍:主要起因于大脑功能异常,对兴奋的抑制性太强,尤其是对射精中枢抑制性更为明显,故患者无性欲高潮和射精动作,亦有少数病例是因智力障碍、感情压抑、感受器官异常等造成的不射精。

(2)心理因素性射精障碍:这种类型纯属心理因素所致,其射精障碍既没有中枢性的功能障碍,也没有生殖系统的器质性疾病。心理因素多由性无知、精神及感情、女方害怕性交痛、体质差、客观环境、过于劳累等因素造成。

（3）脊髓性、中枢性射精障碍：由于腰骶内射精中枢的勃起中枢功能紊乱或衰竭，导致了射精迟缓以致完全不能射精。

值得注意的是：性生活过频时射精减慢甚至延长或不射精，如新婚夫妇一夜性交多次，最后出现不射精，这是正常现象，不属病态。因为精囊有一定容量，精液有一定的限量，精囊腺和前列腺的分泌需要一定时间，如果性交过频，不仅排净贮备的精液，而且使射精中枢由过度兴奋转为抑制，导致不射精。

另外，50 岁以上的男性不是每次性交都能以射精告终，原因是射精能力降低所致。射精能力降低可以使性交持续时间较以前长久，这种射精往往不是射出，而是缓缓流出，所以叫射精无力，而非不射精。

58. 不射精的诊断要点有哪些，应注意与哪些疾病相鉴别

（1）诊断要点

①诊断不射精主要根据病史，要了解性交全过程，尤其是性交方式，阴茎在阴道内抽动的频率、幅度等情况，了解性交时性兴奋是否满意。

②性活动时，有性兴奋，阴茎勃起，性交正常，但性交无射精动作和无精液排出，且性欲无高潮者，可诊断为不射精。

总之，不射精的诊断主要根据 3 个方面，即无性欲高潮、无射精动作和无精液排出。

（2）鉴别诊断

①在不射精伴有阴茎挺而不收时，易与阴茎异常勃起相混淆。其区别在于不射精性兴奋时阴茎勃起，而阴茎异常勃起一般不因性刺激引起，不射精性交时没有精液射出，而阴茎异常勃起于射精后阴茎仍然持续性勃起。

②阳痿与不射精有时也易混淆，其鉴别在于阳痿者阴茎勃起的程度不足，勃起的时间短，由于阴茎自行痿软不能继续性交，因而不能射精，而不射精者阴茎勃起的程度坚硬，勃起的时间亦较长，阴茎在较长时间内勃起，尔后慢性痿软。

③有射精感的不射精症应注意与逆行射精鉴别，应检查其性高潮后的尿液，若尿中发现精子应考虑为逆行射精，如尿中无精子，还应与精液生成障碍或精道梗阻鉴别。

④在确立不射精的诊断时，还应注意区别其是功能性还是器质性，要了解睡眠中有无遗精，手淫时有无精液射出。一般器质性不射精无遗精和手淫射精现象，而功能性不射精虽在性交时不射精，但在睡眠中多有遗精。

59. 不射精的预后怎样，如何预防

（1）预后：90％以上的不射精患者经积极正确的治疗均能取得较为满意的疗效。新婚夫妇等性知识缺乏者，经性生活指导后一般在较短时间内可恢复正常射精；功能性不射精者经积极治疗后，大多数可以治愈。器质性不射精者比较少见（尤其是精路阙如者），因炎症粘连者可采取保守治疗的方法，尤其急性期更需要保守治疗，经保守治疗仍粘连者可施行扩张术或手术治疗，部分患者可获得根治。总之，不射精经治疗后其预后是良好的，个别原发性或继发性不射精者治疗无效,也只是不育问题。

(2)预防:不射精是完全可以预防的。要预防不射精的发生,应从以下几个方面入手:加强对男性的健康教育尤其是性知识的教育,帮助其树立良好的性道德观念;避免手淫和不良的性行为,节制房事,有助于预防不射精的发生;保持乐观向上的心态和良好的情绪,克服心理因素对不射精的影响,以达到预防之目的;做到既病防变,不射精一旦发生,应采取切实可行的措施积极进行的治疗,以防阳痿、遗精等的发生;避免服用可能诱发不射精的药物,及时消除诱因;调整性生活,让性功能有"休息"的机会,避免不良的性刺激。

60. 怎样预防男性性功能障碍

男性性功能障碍影响人们享受正常的性生活,给患者带来肉体和精神上的痛苦,给家庭和社会生活带来许多不和谐和不稳定的因素。充分认识到预防男性性功能障碍的重要性,搞好男性性功能障碍的预防工作,对保护人民健康,创建和谐社会,促进经济建设有重要意义。

男性性功能障碍的预防应该从少年儿童开始。正当的游戏,适量的体育活动,尤其是正确的思想教育,可以保证少年儿童体格和性格的健康发展。培养少年儿童对科学文化的兴趣的乐观的情绪,可以为日后成长为具有明确的人生方向、坚强的意志和开阔的心胸的一代新人打好基础。患男性性功能障碍的人,往往是多疑善虑、情绪抑郁的人,对一些事情想不开或好做自我暗示的人,而要防止这种性格的形成,就必须从少年儿童的教育抓起。

青春期正是性功能发育的阶段,随着性的成熟,可出现各种性心理的反应,主要表现有对性知识的渴求、爱慕异性和性欲的冲动。这些表现是正常的,因而既不应感到羞耻,亦非道德败坏,只是在对性知识的求取过程中,青少年、儿童常有强烈的好奇心,若不对性知识的来源加以筛选,容易产生误区,影响成年后的性生活。所以,应大胆地满足青春期的青年对性知识的渴求,并提供正确科学的性教育。性知识的教育意义重大,青年人懂得了性知识,就能正确对待青春期出现的一系列性生理、心理现象,对性欲冲动保持理智的态度,防止在生长过程中产生性生理方面的疾病和性心理方面的障碍,从而对以后的恋爱、婚姻和终身幸福都有很大的好处。另一方面,性知识的传播对培养青少年高尚的性道德,防止犯罪,也有十分重要的意义。我们强调的性道德,就是强调以社会主义道德规范为标准,来处理自身的各种问题,其中包括端正对性的态度,正当结交异性朋友,正确选择恋爱对象,正确处理夫妻、家庭关系,以及防止婚外恋和性犯罪等。在端正性的态度方面,既要强调性欲是传宗接代的天赋本能,并非是罪恶,在法律允许的夫妻之间满足性欲是光明正大的事,但也要反对"禁欲主义"和"性解放"两个极端。除了要引导青年在体育、科学文化和艺术等方面的兴趣外,青年时期正是世界观形成的时期,应该着重进行人生理想的教育,使之成为胸怀远大、意志坚强的人。

对即将成婚的青年进行性知识的宣传教育,应该与计划生育宣传结合起来,如正确对待性生活,了解避孕常识、性生活卫生,以及性协调等科普知识。父母和亲属还应鼓励婚前青年向有关专业人员询问或邀请有关专业人员对青年人进行婚前性教育等。大量饮酒对任何年龄的人都是无益的,在大量饮酒造成许多损害健康的后果中,性功能障碍即为其中之一。忧虑和情绪波动有害健康,也是造成性功能障碍的主要因素,应注意克服忧愁、焦虑、紧张等不良情绪,保持稳定的心态和良好的情绪,做到天天都有好心情。不知节制房事,不良的性行为,都是引起男性性功能障碍的重要因素,所以应注意节制性生活,纠正不良的性行为,这对预防男性性功能障碍大有好处。同时,经常参加体育锻炼,保持规律化的生活起居,做到劳逸结合,积极治疗各种能诱发男性性功能障碍的疾病,避免使用能引发性功能障碍的各种药物等,也是保持正常性功能,预防性功能障碍必须注意的。

二、中医治疗

1. 中医治疗男性性功能障碍有哪些优势

中医注重疾病的整体调治、非药物治疗和日常保健,有丰富的治疗调养手段,中医在治疗男性性功能障碍方面较西医单纯应用药物治疗有明显的优势。采用中医方法治疗调养男性性功能障碍,以其显著的疗效和较少的不良反应深受广大患者的欢迎。

(1)强调整体观念和辨证论治:中医学认为,人是一个有机的整体,疾病的发生是机体正气与病邪相互作用、失去平衡的结果,男性性功能障碍的出现更是如此。中医治疗男性性功能障碍,应在重视整体观的前提下辨证论治。辨证论治是中医的精华所在,同样适用于男性性功能障碍患者,由于发病时间、地区,以及患者机体的反应性不同,或处于不同的发展阶段,所表现的证不同,因而治法也不一样,所谓“证同治亦同,证异治亦异”。切之临床,男性性功能障碍包括性欲低下、阳痿、早泄、遗精、阳强、逆行射精、不射精等,其中又各有不同的证型存在,辨证论治使临床治疗用药更具针对性,有助于提高临床疗效。

(2)具有丰富的治疗调养手段:中医除药物治疗外,还有针灸、贴敷、熏洗、按摩,以及情志调节、运动锻炼康复等治疗调养方法,在重视药物治疗的同时,采取综合性的措施,配合以针灸、贴敷、熏洗、按摩,以及饮食调理、情志调节、运动锻炼康复等治疗调养方法进行调治,以发挥综合治疗的优势,是促进男性性功能障碍逐渐康复,恢复其正常性功能的可靠方法,也是现今中医常用的治疗调养男性性功能障碍的方法。

2. 治疗男性性功能障碍常用的单味中药有哪些

(1)山药

性味归经: 味甘,性平。归肺、脾、肾经。

功效应用: 益气养阴,补脾肺肾,固精止带。山药能平补气阴,且性兼涩,适用于脾胃虚弱证。凡脾虚食少,体倦便溏等,皆可应用,常配党参、白术、茯苓等同用,方如参苓白术散。山药既能补脾肺之气,又益肺肾之阴,并能固涩肾精,故可用于肺虚咳喘及肺肾两虚之久咳久喘,肾虚不固的遗精遗尿,肾虚不固之带下清稀、绵绵不止等,治肺虚咳喘及肺肾两虚之久咳久喘常配人参、麦冬、五味子等同用,治肾虚不固的遗精遗尿常配熟地黄、山茱萸、菟丝子、金樱子等同用,治肾虚不固之带下清稀、绵绵不止常与熟地黄、山茱萸、五味子等同用。山药有益气养阴生津止渴之功效,所以还用于阴虚内热,口渴多饮,小便频数,消渴证等,常与黄芪、生地黄、天花粉等同用。

用法用量: 水煎服,10~30克;大量可用60~250克。研末吞服,每次6~10克。补阴生津宜生用;健脾止泻宜炒用。

（2）鹿茸

性味归经：味甘、咸，性温。归肾、肝经。

功效应用：壮肾阳，益精血，强筋骨，调冲任，托疮毒。鹿茸为温肾壮阳，补督脉，益精血的要药，适用于肾阳不足，精血亏虚的阳痿早泄，尿频不禁，头晕耳鸣，腰膝酸软，肢冷神疲等证，可单服，或同山药浸酒服，亦可配人参、巴戟天等为丸服，方如参茸固本丸。鹿茸有补肝肾，益精血，强筋骨的功效，也用于肝肾精血不足的筋骨痿软，小儿发育不良、囟门过期不合、行迟等，常配山茱萸、熟地黄等同用，方如加味地黄丸。根据鹿茸温补精血，托毒外出和生肌之效，还用于治疮疡久溃不敛，脓出清稀，以及阴疽肉陷不起等，常与黄芪、当归、肉桂等药配伍应用。

用法用量：研细末，每次3克，每日3次冲服；如入丸散，随方配制。

注意事项：服用本品宜从小量开始，缓缓增加，不宜骤用大量，以免阳升风动，头晕目赤，或助火动血，而致鼻衄。凡阴虚阳亢，血分有热，胃火盛或肺有痰热，以及外感热病者，均应忌服。

（3）仙茅

性味归经：味辛，性热，有毒。归肾、肝、脾经。

功效应用：温肾壮阳，强筋骨，祛寒湿。仙茅有补肾壮阳和止遗溺之效，适用于肾阳不足，命门火衰所致的阳痿精冷，遗尿尿频等，常与淫羊藿、菟丝子等同用。仙茅既能补肝肾，强筋骨，又能祛寒湿，暖腰膝，除痹痛，故也用于肾虚腰膝萎软、筋骨冷痛，或寒湿久痹，治肾虚腰膝痿软、筋骨冷痛可与淫羊藿、杜仲、巴戟天等同用，治寒湿久痹可与威灵仙、独活、川乌等配伍。根据仙茅能补命门之火以温煦脾阳而止冷泻的作用,还用于脾肾阳虚的脘腹冷痛,泄泻等,可与补骨脂、干姜、人参、白术等配伍。

用法用量:水煎服或浸酒服,3～10克。

注意事项:阴虚火旺者忌服。

(4)锁阳

性味归经:味甘,性温。归肝、肾、大肠经。

功效应用:补肾阳,益精血,润肠通便。锁阳有与肉苁蓉相似的功效。适用于肾阳虚衰的阳痿,腰膝痿软等,治阳痿常与巴戟天、补骨脂、菟丝子等同用,治腰膝痿软、筋骨无力常与补肝肾、益精血、润燥养筋的熟地黄、龟甲等配伍。锁阳还能益精养血,润燥滑肠,故还用于精血津液亏耗所致的肠燥便秘,常配火麻仁、当归等同用。

用法用量:水煎服,10～15克。

(5)杜仲

性味归经:味甘,性温。归肝、肾经。

功效应用:补肝肾,强筋骨,安胎。杜仲能补肝肾,强筋骨,暖下元。适用于肝肾不足的腰膝酸痛,下肢萎软及阳痿、尿频等,治腰痛脚弱常配补骨脂、核桃仁等,治阳痿尿频可与山茱萸、菟丝子、覆盆子等同用。现代临床用于治疗高血压取得了较好的疗效。

用法用量:水煎服,10～15克。炒用疗效较生用为佳。

(6)龙骨

性味归经:味甘、涩,性平。归心、肝、肾经。

功效应用:镇惊安神,平肝潜阳,收敛固涩。龙骨质重,有很好的镇惊安神之效,为重镇安神之要药,适用于心神不宁,心悸失眠,惊痫癫狂等证,治心神不宁、心悸失眠、健忘常与朱砂、酸枣仁、柏子仁等安神之品配伍,治疗惊痫抽搐、癫狂发作者需与牛黄、胆南星、礞石等化痰止痉之品配伍。龙骨质重入肝,有较强的平肝潜阳作用,也用于肝阳眩晕,烦躁易怒,常与代赭石、牡蛎、牛膝等同用,方如镇肝息风汤。龙骨味涩,煅用有收敛固涩之功效,用于滑脱诸证,大凡遗精、滑精、遗尿、尿频、自汗、盗汗等多种正虚滑脱之证,皆可用之。治疗肾虚遗精、滑精,每与牡蛎、沙苑子、芡实等配伍,以益肾固精止遗,方如金锁固精丸;治心肾两虚,小便频数者,常与桑螵蛸、龟甲、茯神等配伍,方如桑螵蛸散;治表虚自汗、盗汗者,常与黄芪、牡蛎、浮小麦、五味子等同用。此外,煅龙骨外用有吸湿敛疮、生肌之功效,还可用于湿疮痒疹及疮疡久溃不愈等,常以龙骨与枯矾各等份,共为细末,掺敷患处取效。

用法用量:水煎服,15～30克,入煎剂宜先煎。外用适量。收敛固涩宜煅用,余皆生用。

(7)牡蛎

性味归经:味咸、涩,性微寒。归肝、肾经。

功效应用:平肝潜阳,软坚散结,收敛固涩。牡蛎咸寒质重,有类似石决明之平肝潜阳作用,适用于肝阳上亢之头晕目眩,虚风内动之四肢抽搐等。用于治水不涵木、阴虚阳亢之眩晕耳鸣,常与龙骨、龟甲、牛膝等同用,方如镇肝息风汤;用于治热病日久,灼烁真阴,虚风内动,四肢抽搐之证,每与龟甲、鳖甲、生地黄等同用,方如大定风珠。牡蛎味咸,能软坚散结,也常用于痰核、瘰疬、癥瘕、积聚等证。用于治痰火郁结之痰核、瘰疬,常与浙贝母、玄参等同用,方如消瘰丸;用于治血瘀气结之癥瘕痞块,多与鳖甲、丹参、莪术等配伍。牡蛎味涩,煅用有与煅龙骨相似的收敛固涩作用,常与龙骨相须为用,治疗遗精、滑精、遗尿、尿频、自汗、盗汗等多种正虚不固,滑脱之证,并配伍相应的补虚及收敛药物。此外,煅牡蛎有收敛制酸作用,可治胃痛泛酸,以之与海螵蛸、浙贝母共为细末,内服取效。

用法用量:水煎服,10～30克。宜打碎先煎。除收敛固涩煅用外,余皆生用。

(8)韭菜子

性味归经:味辛、甘,性温。归肾、肝经。

功效应用:温补肝肾,壮阳固精。韭菜子能温肾壮阳,又能收摄,固精缩尿、止带,适用于肾阳虚弱所致的阳痿、遗精、遗尿、尿频等。治阳痿遗精、遗尿尿频,常配补骨脂、益智仁、龙骨等同用;根据韭菜子温补肝肾,强壮筋骨之功效,还用于肝肾不足之腰膝酸软冷痛等,常配杜仲、补骨脂、巴戟天等同用。

用法用量:水煎服,5～10克;亦可随方用丸、散。

(9)蛤蚧

性味归经:味咸,性平。归肺、肾经。

功效应用:助肾阳,益精血,补肺气,定喘嗽。蛤蚧能峻补肺肾之气而纳气平喘,为治虚喘劳嗽的要药,适用于肺肾两虚、肾不纳气的虚喘久嗽,常与人参同用,方如人参蛤蚧散。根据蛤蚧助肾壮阳、益精血之功效,也用于肾阳不足、精血亏虚的阳痿,可单用浸酒服,或配人参、鹿茸、淫羊藿等同用。

用法用量:研末服,每次 1～2 克,每日 3 次。亦可浸酒服或入丸、散剂。

（10）熟地黄

性味归经：味甘，性微温。归肝、肾经。

功效应用：补血滋阴，益精填髓。熟地黄为补血要药，适用于血虚萎黄，眩晕，心悸失眠等证，常与当归、白芍同用，并随证配伍相应的药物。熟地黄还为滋阴的主药，也常用于治疗肾阴不足的潮热骨蒸，盗汗，遗精，消渴等，常与山茱萸、山药等同用，方如六味地黄丸。根据熟地黄补精益髓之功效，还用于治疗肝肾精血亏虚所致的腰膝酸软，眩晕耳鸣，须发早白等，常与制何首乌、枸杞子、菟丝子等补精血、乌须发药同用。

用法用量：水煎服，10～30克。

（11）莲子

性味归经：味甘、涩，性平。归脾、肾、心经。

功效应用：益肾固精，补脾止泻，止带，养心。莲子有益肾固精作用，适用于肾虚遗精，遗尿，常与芡实、龙骨等同用，方如金锁固精丸。莲子既能补益脾气，又可涩肠止泻，故也用于脾虚食少，久泻等，常与党参、茯苓、白术等同用。此外，根据莲子养心益肾，交通心肾之功效，还用于心肾不交之虚烦，心悸，失眠，常与酸枣仁、茯神、远志等同用。

用法用量：水煎服，10～15克，去心打碎用。

（12）芡实

性味归经：味甘、涩，性平。归脾、肾经。

功效应用：益肾固精，健脾止泻，除湿止带。芡实甘涩收敛，能益肾固精，适用于肾虚不固之遗精、滑精等证，常与金樱子同用，方如水陆二仙丹，亦可与莲子、莲须、牡蛎等同用，方如金锁固精丸。芡实既能健脾除湿,又能收敛止泻,故也用于脾虚久泻,常与白术、茯苓、扁豆等同用。

用法用量:水煎服,10～15克。

(13)党参

性味归经:味甘,性平。归脾、肺经。

功效应用:益气,生津,养血。根据其补中益气之功效,适用于中气不足的体虚倦怠、食少便溏等,常配黄芪、白术等;取其补益肺气之功能,用于肺气亏虚的咳嗽气促、语声低弱等,可与黄芪、五味子等同用;党参还有益气生津和益气生血的作用,故也用于气津两伤的气短口渴、气血双亏的面色萎黄、头晕心悸等,可分别与麦冬、五味子等生津药或当归、熟地黄等补血药同用。此外,对气虚外感及正虚邪实之证,亦可随证配解表药或攻里药同用,以扶正祛邪。党参用于治疗男性功能障碍多取其益气养血之功能,不论是阳痿、早泄、遗精,还是性欲低下,只要有气血不足之情况,均可应用。党参通常取复方入药,单独应用者少见。

用法用量:水煎服,10～30克。

(14)白术

性味归经:味苦、甘,性温。归脾、胃经。

功效应用:补气健脾,燥湿利水,固表止汗。根据白术补气健脾之功效,适用于脾胃气虚、运化无力所致的纳差食少,便溏腹泻,脘腹胀满,倦怠乏力等证。治脾气虚弱,食少神疲常与人参、茯苓等同用,以益气补脾;治脾胃虚寒,腹满泄泻常与人参、干姜等同用,以温中健脾;治脾虚而有积滞,脘腹痞满,常配用枳实、陈皮,以消补兼施。白术既可补气健脾,又能燥湿利水,故还用于脾虚水停之痰饮、水肿、小便不利等。治痰饮常配用桂枝、茯苓等以温脾化饮,方如苓桂术甘汤;治水肿常配茯苓、泽泻等以健脾利湿,方如四逆散。白术能补脾益气,固表止汗,也用于脾虚气弱,肌表不固之汗多等,可单用为散服,亦可与黄芪、浮小麦等同用。白术治疗男性性功能障碍,通常是与其他药物配合组成复方制剂,适用于出现脾虚气弱病理机制者,其中尤以早泄、遗精应用较多。

用法用量:水煎服,10~15克。燥湿利水宜生用,补气健脾宜炒用,健脾止泻宜炒焦用。

(15)茯苓

性味归经:味甘、淡,性平。归脾、肾经。

功效应用:利水渗湿,健脾安神。茯苓能健脾补中,故可用于脾虚诸证。若脾胃虚弱,食少纳呆,倦怠乏力等,常与党参、白术、甘草等同用,方如四君子汤;若脾虚停饮,常与桂枝、白术同用,方如苓桂术甘汤;若脾虚湿泻,可与山药、白术、薏苡仁等同用,方如参苓白术散。茯苓甘补淡渗,性平作用和缓,无寒热之偏,也用于治疗寒热虚实各种水肿。此外,根据茯苓益心脾而宁心安神之功效,还用于心悸失眠。心脾两虚、气血不足之心神不宁,多与黄芪、当归、远志等同用,方如归脾汤;水气凌心之心悸,常与桂枝、白术、生姜等同用,方如茯苓甘草汤。茯苓用于治疗男性性功能障碍,一般与其他药物配合组成复方制剂应用,适用于出现脾虚症状及伴有失眠的患者。

用法用量:水煎服,10~15克。

(16)知母

性味归经:味苦、甘,性寒。归肺、胃、肾经。

功效应用:清热泻火,滋阴润燥。知母清肺胃气分实热而除烦止渴,适用于温热病邪热亢盛,壮热、烦渴、脉洪大等肺胃实热证,常与石膏相须为用,方如白虎汤。知母还能清泻肺火,滋阴润肺,所以也用于肺热咳嗽、痰黄黏稠,以及阴虚燥咳、干咳少痰,治肺热咳嗽、痰黄黏稠常配瓜蒌、贝母、胆南星等,治阴虚燥咳、干咳少痰多与贝母同用,方如二母散。知母能滋肾阴、润肾燥而退骨蒸,有滋阴降火之功,故也用于阴虚火旺之骨蒸潮热、盗汗、心烦、遗精、早泄等证,通常与黄柏同用,配入养阴药中,以加强滋阴降火之效,方如知柏地黄汤。知母另有滋阴润燥、生津止渴之效,故还用于阴虚消渴、肠燥便秘等。

用法用量:水煎服,6～12克。清热泻火宜生用;滋阴降火宜盐水炙用。

注意事项:本品性寒质润,有滑肠之弊,故脾虚便溏者不宜用。

(17)沙苑子

性味归经:味甘,性温。归肝、肾经。

功效应用:补肾固精,养肝明目。沙苑子能补肾阳,益肾阴,固精缩尿,适用于肾虚阳痿,遗精早泄,小便遗沥及腰膝酸痛等。治阳痿遗精、尿频常配龙骨、莲须、芡实等同用,治肾虚腰痛可单用本品,也可与川续断、杜仲等同用。根据沙苑子补养肝肾以明目之功效,也用于肝肾不足引起的眩晕目昏,常配枸杞子、菟丝子、菊花等。

用法用量:水煎服,10～15克。

(18)核桃仁

性味归经:味甘,性温。归肾、肺、大肠经。

功效应用:补肾,温肺,润肠。核桃仁能温补肺肾,又肉润皮涩,兼可润肺敛肺,故能纳气平喘,适用于肺肾两虚的喘咳,常与人参、生姜等同用以治肺肾气虚的虚寒喘咳,方如人参胡桃汤。根据核桃仁能补肾温阳,强腰膝的功能,也用于肾阳不足的腰膝酸痛,遗精尿频,通常与杜仲、补骨脂等同用,方如青娥丸。核桃仁富含油脂,能润燥滑肠,也用于肠燥便秘,一般与火麻仁、当归、肉苁蓉等药同用,以治津亏肠燥的虚秘。此外,核桃核仁有排石作用,现代用于治尿路结石取得了一定的疗效。

用法用量:水煎服,10～30克。定喘嗽宜连皮用,润肠燥宜去皮用,排结石宜用食油炸酥。

(19)酸枣仁

性味归经:味甘、酸,性平。归心、肝、胆经。

功效应用:养心益肝,安神,敛汗。酸枣仁味甘,入心、肝经,能养心阴,益心、肝之血而有安神之效,适用于阴血虚、心失所养之心悸、怔忡、失眠、健忘等证,且主要用于心肝血虚之心悸、失眠,常与当归、何首乌、桂圆肉等配伍。若肝虚有热之虚烦不眠,常与知母、川芎等配伍,方如酸枣仁汤;若心脾气虚之心悸失眠,常与当归、黄芪、党参等同用,方如归脾汤;若心肾不足,阴虚阳亢之心悸失眠、健忘梦遗,可与麦冬、生地黄、远志等配伍,方如天王补心丹。酸枣仁味酸,可收敛止汗,所以也用于治体虚自汗、盗汗,每与五味子、山茱萸、黄芪等药同用。

用法用量:水煎服,10～20克。研末吞服,每次1.5～3克。

(20)鸡内金

性味归经:味甘,性平。归脾、胃、小肠、膀胱经。

功效应用:消食健胃,涩精止遗,通淋化石。《滇南本草》中说鸡内金"消食磨胃,临证用治食积内停,消化不良诸症,皆有神效"。鸡内金有较强的消食化积作用,并能健运脾胃,适用于饮食停滞、食积不化之脘腹胀满疼痛,嗳腐吞酸,恶心呕吐,大便黏臭不爽或泄泻等。根据鸡内金涩精止遗之功效,也用于治疗肾虚遗精、遗尿等,治遗精可与芡实、菟丝子、莲子肉等同用;治遗尿多与桑螵蛸、覆盆子、益智仁等同用。鸡内金还能通淋化石,故可用于砂石淋证及胆结石等,多与金钱草同用。

用法用量:水煎服,3～10克;研末服,每次1.5～3克。研末用效果比煎剂好。

(21)枸杞子

性味归经:味甘,性平。归肝、肾经。

功效应用:补肝肾,益精血,明目。枸杞子具有补肝肾,益精血,止渴之功效。适用于肝肾不足,腰酸遗精,头晕目眩,视力减退,内障目昏,消渴等。治肾虚遗精常配熟地黄、沙苑子、菟丝子等;治肝肾阴虚,视物模糊,常配菊花、生地黄、熟地黄等,方如杞菊地黄丸;治消渴可配生地黄、麦冬、天花粉等。

用法用量:水煎服,10～15克。

(22)墨旱莲

性味归经:味甘、酸,性寒。归肝、肾经。

功效应用:补肝肾阴,凉血止血。墨旱莲能补肝肾之阴,适用于肝肾阴虚的头晕目眩,须发早白,腰膝酸软,遗精耳鸣等,常与女贞子同用,方如二至丸。由于其还有凉血止血之功效,所以还用于阴虚血热的咯血、衄血、便血、尿血等,可单用,也常配生地黄、阿胶、蒲黄等滋阴凉血止血药,以增强疗效。外用也可止血。

用法用量:水煎服,10～15克。外用适量。

(23)巴戟天

性味归经:味甘、辛,性微温。归肝、肾经。

功效应用:补肾阳,强筋骨,祛风湿。巴戟天能温肾壮阳益精,适用于肾阳虚弱所致的阳痿,少腹冷痛等。治阳痿常配淫羊藿、仙茅、枸杞子等;治下元虚冷、少腹冷痛常与高良姜、肉桂、吴茱萸等同用。根据巴戟天既可补阳益精而强筋骨,又兼辛温能除风湿之作用,也常用于肝肾不足的筋骨萎软,腰膝疼痛,以及风湿久痹,步履艰难等,常配杜仲、萆薢等同用。

用法用量:水煎服,10～15克。

(24)淫羊藿

性味归经:味辛、甘,性温。归肝、肾经。

功效应用:温肾壮阳,强筋骨,祛风湿。淫羊藿有温肾壮阳,益精起痿之效,适用于肾阳虚衰所致的阳痿及尿频等,可单味浸酒服,也可配合熟地黄、枸杞子、巴戟天等同用。根据淫羊藿补肝肾、强筋骨、祛风湿之作用,也常用于肝肾不足之筋骨痹痛,风湿拘挛麻木等,治肢体麻木拘挛可单用浸酒,兼见筋骨萎软、步履艰难者可配杜仲、巴戟天、桑寄生等。此外,现代用于肾阳虚的喘咳等,亦有较好疗效。

用法用量:水煎服,5～10克,亦可浸酒、熬膏或入丸、散。

(25)补骨脂

性味归经:味辛、苦,性温。归肾、脾经。

功效应用:补肾助阳,固精缩尿,暖脾止泻,纳气平喘。补骨脂有温补命门,补肾强腰,壮阳固精缩尿之功效,适用于肾阳不足,命门火衰,腰膝冷痛,阳痿,遗精,尿频等。治腰膝冷痛常配杜仲、核桃仁,治因下元虚败导致的阳痿常配菟丝子、沉香、核桃仁,治遗精可与青盐各等份同炒为末服。补骨脂能补肾阳以暖脾止泻,故也常用于脾肾阳虚泄泻,常配五味子、肉豆蔻、吴茱萸等同用,方如四神丸。根据补骨脂能补肾阳而纳气平喘,还用于肾不纳气之虚喘,常配人参、肉桂、沉香等同用。此外,补骨脂还用于治疗白癜风,可研末用酒浸制成20%~30%的酊剂,外涂局部。

用法用量:水煎服,6~15克。外用适量。

(26)山茱萸

性味归经:味酸、涩,性微温。归肝、肾经。

功效应用:补益肝肾,收敛固涩。山茱萸味酸微温质润,其性温而不燥,补而不峻,既能补肾益精,又能温肾助阳,既能补阴,又能补阳,为补益肝肾之要药,适用于肝肾亏虚之头晕目眩、腰膝酸软、阳痿等。山茱萸既能补肾益精,又能固精止遗,所以也用于遗精、遗尿等。另外,取其敛汗固脱之功效,可用于大汗不止、体虚欲脱、消渴等。

用法用量:水煎服,5~10克,急救固脱20~30克。

注意事项:素有湿热,小便淋涩者,不宜应用。

(27)覆盆子

性味归经:味甘、酸,性微温。归肝、肾经。

功效应用:益肾,固精,缩尿。覆盆子甘酸微温,归肝肾经,既能收涩固精缩尿,又有补益肝肾之功,适用于肾虚不固所致之遗精、滑精、阳痿、早泄、遗尿、尿频等。治肾虚遗精、滑精、阳痿、早泄者,常与枸杞子、菟丝子、五味子等同用,方如五子衍宗丸;治肾虚遗尿、尿频者,可与桑螵蛸、益智仁等同用。根据覆盆子益肝肾而明目的作用,还用于肝肾不足之目暗不明,常与菟丝子、枸杞子等同用。

用法用量:水煎服,5～10克。

(28)桑螵蛸

性味归经:味甘、咸,性平。归肝、肾经。

功效应用:固精缩尿,补肾助阳。桑螵蛸甘咸入肾,能补肾固精缩尿。适用于肾虚不能固摄所致的遗精、滑精、遗尿、尿频、白浊等。治肾虚遗精、滑精者,常与山茱萸、菟丝子、沙苑子、覆盆子等同用,以增强补肾固精之功效;治心神恍惚、小便频数、遗尿、白浊者,可与远志、龙骨、石菖蒲等配伍。根据桑螵蛸补肾助阳之功效,也常用于治疗肾虚阳痿,常与鹿茸、肉苁蓉、菟丝子等同用。

用法用量:水煎服,6～10克。

注意事项:本品助阳固涩,故阴虚多火,膀胱有热而小便频数者忌用。

(29)海螵蛸

性味归经:味咸、涩,性微温。归肝、肾经。

功效应用:固精止带,收敛止血,制酸止痛,收湿敛疮。海螵蛸温涩收敛,有固精之功,适用于遗精等。治肾虚遗精者常与山茱萸、菟丝子、沙苑子等同用,以补肾固精。海螵蛸能收敛止血,所以也用于治疗吐血、便血及外伤出血。此外,根据海螵蛸制酸止痛之功效还用于胃痛吐酸,根据其收湿敛疮之作用也用于治疗湿疮、湿疹和溃疡久不愈合等。

用法用量:水煎服,6～12克,散剂酌减。外用适量。

(30)金樱子

性味归经:味酸、涩,性平。归肾、膀胱、大肠经。

功效应用:固精缩尿,涩肠止泻。金樱子酸涩收敛,具有固精缩尿的功效。适用于肾虚不固所致的遗精、滑精、遗尿、尿频等。可单用熬膏服,或与芡实同用,也可与其他补肾、固涩之品同用。根据金樱子涩肠止泻之功效,还用于脾虚久泻、久痢之证,可单独煎服,或与罂粟壳、芡实等同用,亦可与补气健脾药同用。

用法用量:水煎服,6～12克。

(31)益智仁

性味归经:味辛,性温。归肾、脾经。

功效应用:暖肾固精缩尿,温脾止泻摄唾。益智仁能补肾助阳,且性兼收涩,善于固精缩尿,适用于肾气虚寒,遗精滑精,遗尿尿频等。治遗精可配补骨脂、龙骨、金樱子等,治遗尿或夜尿频多可与山药、乌药为丸服,方如缩泉丸。根据益智仁温脾止泻摄唾之效,也用于脾寒泄泻,腹中冷痛,口多涎唾等。治脾胃虚寒泄泻常配白术、干姜等,治口多涎唾可配党参、白术、陈皮等。

用法用量:水煎服,3～10克。

(32)海狗肾

性味归经:味咸,性热。归肾经。

功效应用:暖肾壮阳,益精补髓。海狗肾有较强的壮阳补精作用,主要适用于肾阳衰惫所致的阳痿精冷,腰膝酸软,精少不育等。治阳痿精冷常配人参、鹿茸、附子等同用,治精少不育多与紫河车、淫羊藿、鹿茸等配伍。

用法用量:研末服,每次1～3克,每日2～3次;入丸、散或浸酒服,则随方定量。

（33）肉苁蓉

性味归经:味甘、咸,性温。归肾、大肠经。

功效应用:补肾阳,益精血,润肠通便。肉苁蓉能补肾阳,益精血,暖腰膝。适用于肾阳不足,精血亏虚所致的阳痿,腰膝酸软,筋骨无力。治阳痿不育常配熟地黄、菟丝子、五味子等,方如肉苁蓉丸;治腰膝酸软、筋骨无力则常配巴戟天、萆薢、杜仲等,方如金刚丸。根据肉苁蓉润肠通便之功效,还用于肠燥便秘,其中对老年人肾阳不足、精血亏虚者尤为适宜,常配当归、枳壳等同用,方如济川煎药。

用法用量:水煎服,15～15克;单用大剂量煎服,可用至30克。

（34）五味子

性味归经:味酸,甘,性温。归肺、心、肾经。

功效应用:敛肺滋肾,生津敛汗,涩精止泻,宁心安神。五味子酸能收敛,性温而润,上能敛肺气,下能滋肾阴,适用于肺虚久咳及肺肾两虚之喘咳。五味子酸甘,又能益气生津止渴,也适用于津伤口渴及消渴。五味子敛肺止汗,也适用于治疗自汗、盗汗。根据五味子补肾涩精的作用还常用于治疗遗精、滑精,根据其涩肠止泻作用也用于治疗久泻不止。五味子既能补益心肾,又能宁心安神,所以还用于阴血亏损,心神不安之心悸、失眠、多梦等。近年来,用于治疗慢性肝炎转氨酶升高也取得了较好疗效。

用法用量:水煎服,3～6克;研末服,每次1～3克。

注意事项:凡表邪未解,内有实热,咳嗽初起,麻疹初期,均不宜用。

(35)菟丝子

性味归经:味甘,性温。归肝、肾、脾经。

功效应用:补肾固精,养肝明目,止泻,安胎。菟丝子既能补肾阳肾阴,又有固精、缩尿之功效,适用于肾虚腰痛,阳痿遗精,尿频等。治腰膝酸痛常配杜仲,治阳痿遗精常配枸杞子、五味子、覆盆子等,治小便失禁常配桑螵蛸、五味子等。菟丝子能益肾养肝,使精血上注而明目,故用于肝肾不足,目失所养所致的目昏目暗,视力减退等证。菟丝子能温肾补脾而止虚泻,也用于脾肾虚泻。此外,菟丝子还能治肾虚消渴,常与天花粉、五味子、鹿茸等配伍,菟丝子酒浸外涂对白癜风也有一定疗效。

用法用量:水煎服,10～15克。外用适量。

3. 治疗男性性功能障碍常用的方剂有哪些

(1)清心丸(《医学心悟》)

组成:生地黄120克,丹参60克,黄柏15克,牡蛎、山药、酸枣仁、茯苓、麦冬、茯神各45克,北五味子、车前子、远志各30克。

用法:上药为末,用金樱膏为丸,每次9克,每日2次,温开水送服。

功效:清心安神,收涩固精。

主治:失眠,梦遗。

方解:方中生地黄、麦冬、丹参养阴清心;山药、茯苓、黄柏与生地黄相配,有知柏地黄汤之意,以泻少阴心肾之火;车前子利小便,导心火下行;酸枣仁、茯神、远志养心安神;牡蛎、五味子收涩固精。上药合用,共成清心安神,收涩固精之剂。

按语:本方以烦热,遗精,失眠,多梦,舌尖红绛为辨证要点。现代常用本方根据辨证加减治疗神经衰弱所致之遗精、失眠等。

(2)秘精丸(《济生方》)

组成:菟丝子、韭菜子、牡蛎、龙骨、五味子、桑螵蛸、白石脂、茯苓各等份。

用法:上药共为细末,酒糊为丸如梧桐子大,每次9克,每日2次,空腹盐汤送服。

功效:温肾补虚固涩。

主治:下焦胞寒,小便白浊,或如米泔,或若凝脂,或小便不利,小儿夜间遗尿,尿液清长,余漓不尽,小便不畅,遗精早泄,阳事不举,腰重少力。

方解:本方为主治下焦肾与膀胱虚寒,小便白浊之方。方中菟丝子、韭菜子温肾阳,固肾精;牡蛎、龙骨、五味子、桑螵蛸、白石脂收敛固精;茯苓健脾利湿化浊。诸药配伍,使肾阳得补,肾精得固,白浊自消,小便自清,诸症以除。

按语:本方以小便白浊,失禁余漓,遗精滑泄,阳事不举为辨证要点。现在常用本方根据辨证加减治疗遗精,性功能减退,前列腺炎,乳糜尿等。凡湿热下注,肾虚火旺等,非本方所适宜。

(3)聚精丸(《证治准绳》)

组成:黄鱼鳔胶500克,沙苑蒺藜240克,五味子60克。

用法:上药研为细末,炼白蜜中加入陈酒再沸,候蜜将冷为丸如绿豆大,每次9克,每日2次,空腹时温酒或盐汤送服。

功效:补肾涩精。

主治:肾虚封藏不固,梦遗滑泄,精液稀薄,阳痿无子等。

方解:方中黄鱼鳔胶补肾益精,重用为主药;沙苑蒺藜、五味子补肾涩精为辅佐药。上药合用,共成补肾涩精之剂。

按语:本方以梦遗滑泄,精液稀薄,阳痿早泄,腰酸乏力,脉沉细为辨证要点。现在常用本方根据辨证加减治疗性功能减退,精液异常,遗精,男子不育等。心肝火旺、阴虚、湿热等所致遗精滑泄之证,不宜使用本方。

(4)左归饮(《景岳全书》)

组成:熟地黄9克,山药、枸杞子各6克,炙甘草3克,茯苓4克,山茱萸5克。

用法:每日1剂,水煎服。

功效:养阴补肾。

主治:真阴不足,腰膝酸软,头晕耳鸣,盗汗,口燥咽干,口渴欲饮,舌光红,脉细数。

方解:方中用熟地黄为主药,甘温滋肾以填真阴;辅以山茱萸、枸杞子养肝血,合主药以加强滋肾阴而养肝血之效;佐以茯苓、炙甘草益气健脾,山药益阴健脾滋肾。合而用之,有滋肾养肝益脾之效。

按语:本方以头晕耳鸣,腰酸咽干,舌光红,脉细数为辨证要点。现在常用本方根据辨证加减治疗男性不育,肺结核,神经衰弱,高血压,糖尿病,遗精,滑精,慢性肾炎等。

(5)右归饮(《景岳全书》)

组成:熟地黄6～30克,山药、枸杞子、甘草、杜仲、肉桂各6克,制附子9克,山茱萸3克。

用法:每日 1 剂,水煎服。

功效:温肾填精。

主治:肾阳不足。症见气怯神疲,头晕头沉,腹痛腰酸,肢冷,舌淡苔白,脉沉细。

方解:方用熟地黄为主药,甘温滋肾以填精;附子、肉桂温补肾阳而祛寒,山茱萸、枸杞子养肝血,助主药以滋肾养肝,山药、甘草补中养脾,杜仲补肝肾、壮筋骨,以上诸药共为辅佐药。诸药合用,有温肾填精之功效。

按语:本方以头晕,腰酸,肢冷,舌淡,脉沉细为辨证要点。现在常用本方根据辨证加减治疗高血压,自身免疫功能低下,造血功能障碍,不射精症,系统性红斑狼疮,功能性低热,硬皮病,阳痿,早泄等。

(6)秘元煎(《景岳全书》)

组成:金樱子、芡实、山药、酸枣仁、人参各 6 克,白术、茯苓各 4.5 克,炙甘草 3 克,远志 2.4 克,五味子 14 粒。

用法:每日 1 剂,水煎空腹时服。

功效:益气养心,健脾固涩。

主治:久遗滑精,带下白浊,神疲乏力,健忘,心神恍惚,舌淡苔白,脉细弱。

方解:本方为主治心、脾、肾三脏不足,遗精滑泄之方。方中人参健脾益气,养心安神;芡实、金樱子健脾补肾,固精止遗。三药相配,上补心,中补脾,下固肾,共为主药。白术、茯苓、山药、炙甘草助人参补气健脾,酸枣仁、远志助人参养心安神,五味子固肾涩精,共为辅佐使药。诸药合用,共奏益气养心,健脾固肾之功。

按语:本方以遗精、尿浊而伴神疲乏力,健忘,心神恍惚,舌淡苔白,脉细弱为辨证要点。现在常用本方根据辨证加减治疗神经衰弱,遗精,滑泄,糖尿病,乳糜尿等。气短明显者,加黄芪、党参;腰膝酸软、耳鸣者,加沙苑子、莲肉;口干、尿黄者,加苦参、黄柏、知母、萆薢等。凡阴虚火旺之遗精,下焦湿热之带下、尿浊,均不宜使用。

(7)赞育丹(《景岳全书》)

组成:熟地黄、白术各240克,当归、枸杞子各180克,杜仲、仙茅、巴戟天、山茱萸、淫羊藿、肉苁蓉、韭菜子各120克,蛇床子、附子、肉桂各60克。

用法:上药共研细末,炼蜜为丸,每次6~9克,每日1~2次,温开水送服;亦可用饮片作汤剂水煎服,各药用量按原方比例酌减。

功效:补肾壮阳。

主治:阳痿精衰,精寒不育。症见肢冷畏寒,腰膝酸软,性欲减退,精神萎靡,舌淡苔薄,脉沉细无力。

方解:方中肉桂、附子、韭菜子、蛇床子、杜仲、仙茅、巴戟天、淫羊藿、肉苁蓉均属温补肾阳,填精补髓之品;熟地黄、山茱萸、当归、枸杞子俱为滋阴益肾,养肝补血之品;白术健脾益气,以达脾肾双补之功。诸药配伍,共具温阳益肾,填精补血以收培补肾中元阳之效。

按语:本方以肢冷畏寒,腰酸膝软,性欲减退,精神萎靡,舌淡嫩苔薄,脉沉细无力为辨证要点。现在常用本方根据辨证加减治疗男性性功能障碍,男性不育等。如见气虚阳微者,加人参、鹿茸;小便自遗者,加菟丝子、益智仁;少腹拘急疼痛者,加吴茱萸、小茴香;大便溏薄者,加补骨脂、山药。

(8)五味子丸(《普济本事方》)

组成:五味子、巴戟天、肉苁蓉、人参、熟地黄、菟丝子、覆盆子、白术、益智仁、土茴香、骨碎补、龙骨、牡蛎各等份。

用法:上药共为细末,炼蜜为丸如梧桐子大,每次9克,每日3次,空腹米汤送服。

功效:补肾固精。

主治:遗精滑泄,阳痿不举,头晕目眩,腰膝酸软,心悸失眠,精神不振,健忘多梦,汗出不敛,脉沉细无力。

方解:本方为主治肾虚不固遗精之方。方中五味子味酸,性温,功专酸涩收敛,归心、肾经,下能补肾涩精,上能收敛心气,宁心安神,为主药;熟地黄补肾填精,巴戟天、肉苁蓉、骨碎补补肾助阳,菟丝子、覆盆子、益智仁补肾涩精止遗,人参、白术安神益智,共为辅药;龙骨、牡蛎收敛固涩,潜镇安神,土茴香温中散寒,为佐使药。诸药合用,共奏补肾助阳,固肾涩精,养心安神之功。

按语:本方以遗精滑泄,阳痿不举,腰膝酸软,健忘多梦,下肢不温,脉沉细无力为辨证要点。现在常用本方根据辨证加减治疗遗精,早泄,神经衰弱,男子不育,精液异常等。如属阴虚火旺,或下焦湿热所扰以致遗精者,禁用本方。

(9)大补阴丸(《丹溪心法》)

组成:黄柏、知母各120克,熟地黄、龟甲各180克。

用法:将上药共为细末,猪脊髓蒸熟,炼蜜为小丸,每次6~9克,早晚各服1次;也可用饮片为汤剂水煎服,用量按原方比例酌减。

功效:滋阴降火。

主治:肝肾阴虚,虚火上炎。症见头晕耳鸣,骨蒸潮热,盗汗,咳嗽咯血、吐血,或烦热易饥、足膝痛热,舌红少苔,尺脉数而有力。

方解:方用熟地黄、龟甲滋阴潜阳以制虚火,配以黄柏、知母清泄相火而保真阴,合前药以滋阴清热,填精保阴,更以猪脊髓、蜂蜜血肉甘润之品以补津液,合以滋阴精而泄相火,使真阴得养,虚火内清。

按语:本方以骨蒸潮热,面红升火,舌红少苔,尺脉数而有力为辨证要点。现在常用本方根据辨证加减治疗肺结核咯血,慢性肾盂肾炎,糖尿病,遗精,阳强,血淋,甲状腺功能亢进,高血压,附睾炎等。素有脾胃虚寒、痰湿内阻的患者不宜用。

(10)酸枣仁汤(《金匮要略》)

组成:酸枣仁18克,茯苓、知母各10克,川芎5克,甘草3克。

用法:每日1剂,水煎服。

功效:养血安神,清热除烦。

主治:虚劳虚烦不得眠,心悸盗汗,头目眩晕,咽干口燥,脉弦细。

方解:方中重用、先煎酸枣仁,是以养肝血,安心神为主药;佐以川芎调养肝血;茯苓宁心安神;知母补不足之阴,清内炎之火,具有滋清兼备之功;甘草清热和药。诸药配伍,共收养血安神,清热除烦之效。

按语:本方以虚烦失眠,头目眩晕,咽干口燥,脉弦细为辨证要点。现代常用于治疗神经衰弱,抑郁症,遗精,滑精,以及高血压、心脏病等引起的心悸失眠、头晕盗汗等。药理研究证实,本方对大脑有催眠和镇静作用,能抑制其过度亢进和兴奋的神经细胞,使其有充分休息和调节的机会,促进兴奋和抑制恢复平衡。

(11)治遗精方(《慈禧光绪医方选议》)

组成:熟地黄、泽泻各9克,牡丹皮2.4克,云茯苓、山药、枣皮、芡实、菟丝子、杜仲、巴戟天、猪油各3克。

用法:每日1剂,上药研粗末,水煎服。

功效:健脾益肾,固精止遗。

主治:脾肾不足,遗精,滑精,腰膝酸软,头晕耳鸣,脉沉细。

方解:本方为六味地黄汤加温肾固精之品而成。方中六味地黄汤补肾滋阴,加菟丝子、巴戟天、芡实、杜仲等温肾壮阳,固精止遗,其中茯苓、山药、芡实有补脾益气之功。方中药用平和,长期服用,当有效验。

按语:本方以遗精,滑精,腰膝酸软,头晕耳鸣,脉沉细为辨证要点。现在常用本方根据辨证加减治疗遗精,滑精,性功能减退,阳痿,男子不育等。心肝火旺或湿热下注者非本方所适宜。

(12)桑螵蛸散(《本草衍义》)

组成:桑螵蛸、远志、石菖蒲、龙骨、人参、茯神、当归、龟甲(醋炙)各30克。

用法:上药为末,夜卧人参汤调下6克。

功效:调补心肾,固精止遗。

主治:小便频数或遗尿遗精,心神恍惚,健忘多梦,舌淡苔白,脉细迟弱。

方解:本方主治心气不足,肾虚不摄所致的膀胱失约,遗精尿频之方。方中桑螵蛸补肾益精,缩尿止遗,为主药;龙骨涩肾精而安心神,龟甲填补精髓,益阴气而补心肾,共为辅药;当归滋阴养血,人参补气,茯神、远志、石菖蒲安神定志,交通心肾,共为佐使药。诸药合用,既能补肾益精,涩精止遗,又能补心安神,从而起到两调心肾,交通上下,收敛固涩之效。

按语:本方以遗尿或小便频数,遗精,心神恍惚,健忘,脉细弱为辨证要点。现在常用本方根据辨证加减治疗老年人排尿失禁,小儿遗尿,肾功能减退的夜尿增多,遗精等。本方对心肾两虚,肾关不固,心肾失养之小便频数,遗尿遗精、滑精,恍惚健忘,形色憔悴等,甚为合适。由下焦火盛或湿热困扰所致者,则非本方所适宜。

(13)金锁固精丸(《医方集解》)

组成:沙苑蒺藜、芡实、莲须、莲肉各60克,龙骨、牡蛎各30克。

用法:上药共为细末,莲肉煮粉糊丸,每次9克,每日2次,空腹盐汤送服。

功效:固肾涩精。

主治:精室不固,遗精滑泄,腰酸耳鸣,神疲乏力,舌淡苔白,脉细弱。

方解:本方为主治肾虚精室不固,遗精滑泄之方。方中沙苑蒺藜补肾涩精以止遗为主药;莲肉、芡实固肾涩精,益气宁心为辅药。主辅相配,以补不足为主,加强固肾涩精之力。龙骨、牡蛎、莲须涩精止遗,收敛固脱,共为佐使药。诸药合用,既可涩精液之外泄,又能补肾精之不足。

按语:本方以遗精滑泄,腰酸耳鸣,舌淡苔白,脉细弱为辨证要点。现在常用本方根据辨证加减治疗男子不育症,遗精,性功能衰退,慢性前列腺炎等。兼见大便干燥者,可加肉苁蓉、当归,以养血润肠;兼见大便溏泄者,可加五味子、补骨脂,以固肾止泻;腰酸背痛者,可加杜仲、续断等,以固肾壮腰;兼见阳痿者,可加淫羊藿、锁阳,以壮阳补肾;偏于肾阴虚者,酌加女贞子、龟甲,以滋养肾阴。本方多为收涩之品,偏于固涩,如属心肝火旺,或下焦湿热所扰,以致遗精者,禁用本方。

(14)六味地黄汤(《小儿药证直诀》)

组成:熟地黄 24 克,山茱萸、山药各 12 克,泽泻、牡丹皮、茯苓各 9 克。

用法:每日 1 剂,水煎服。

功效:滋阴补肾养肝。

主治:肝肾阴虚,腰膝酸软,头晕目眩,耳鸣耳聋,口燥咽干,盗汗遗精,消渴,骨蒸潮热,手足心热,牙齿动摇,小便淋漓,舌红少苔,脉沉细数。

方解:方中熟地黄滋肾填精为主药,辅以山茱萸养肝肾而涩精,山药补益脾阴而固精,三药合用,以达到三阴并补之功,这是补的一面。又配茯苓淡渗脾湿,以助山药益脾,泽泻清泄肾火,并防熟地之滋腻,牡丹皮清泄肝火,并制山茱萸之温,共为佐使药,这是泄的一面。各药合用,使之滋补而不留邪,降泄而不伤正,补中有泻,寓泻于补,相辅相成,是通补开合的方剂。

按语:本方以头晕耳鸣,腰膝酸软,口燥咽干,舌红少苔,脉沉细数为辨证要点。现代常用于治疗慢性肾炎,高血压,糖尿病,神经衰弱,男性不育,慢性咽炎,突发性耳聋,再生障碍性贫血,食管癌术后复发,食管上皮细胞重度增生,阿狄森病等。本品长期服用有碍胃之弊,大凡有脾虚痰湿内阻之象者应慎用。

(15)龙胆泻肝汤(《医方集解》)

组成:生地黄、木通、车前子、栀子、黄芩各9克,当归3克,泽泻12克,龙胆草、柴胡、生甘草各6克。

用法:每日1剂,水煎服。

功效:泻肝胆实火,清三焦湿热。

主治:肝胆实火上炎之头痛、眩晕、目赤肿痛、耳聋耳肿、胁痛口苦,肝经湿热下注之小便淋涩作痛,以及湿热黄疸等。

方解:方中龙胆草既能泻肝胆实火,又能除下焦湿热,是主药;黄芩、栀子助主药泻肝胆实火;泽泻、木通、车前子助主药清利湿热;配生地黄、当归滋养阴血,甘草和中解毒,又能防止龙胆草、黄芩等苦寒伤胃;佐柴胡疏达肝气。本方乃苦寒直折,泻肝火而清利下焦湿热之剂。

按语:本方以头晕目赤,胁痛,口苦尿赤,舌红,脉弦数为辨证要点。现在常用本方根据辨证加减治疗急性黄疸型肝炎,急性肾盂肾炎,膀胱炎,神经衰弱,高血压,上消化道出血,急性胆囊炎,急性阑尾炎,急性前列腺炎,带状疱疹,阴囊湿疹,遗精,急性睾丸炎等。本方药多苦寒,易伤脾胃,中病即止,不宜久服。同时,近年发现龙胆泻肝汤可引起肾损害,这也是应当注意的。

(16)三才封髓丹(《卫生宝鉴》)

组成:天冬、熟地黄、人参各15克,黄柏90克,砂仁45克,甘草21克。

用法:将上药共为细末,面糊为丸,如梧桐子大,每次9克,每日2次,用肉苁蓉15克煎汤去渣,空腹送下。

功效:益气阴,固精髓。

主治:气阴不足,精神疲倦,精关不固,夜梦遗精,体倦神疲,头晕耳鸣,腰腿酸软,舌红苔薄,脉细无力。

方解:本方为主治气阴不足,相火扰精室之方。方中人参补气安神益智;熟地黄补肾中之精血;天冬下能滋补肾阴,上能清肺以滋水源;封髓丹(黄柏、砂仁、甘草)清下焦肾中之相火湿热。诸药合用,共奏益气养阴,泻火固精之功。

按语:本方以梦中遗精,伴神疲体倦、口干、舌红、脉细无力为辨证要点。现在常用本方根据辨证加减治疗遗精,早泄,口腔及咽部溃疡等。如见小便短黄有热感者,加黄连、灯心草、淡竹叶,以清心泻小肠之火;如见眩晕、腰酸、耳鸣等肾阴虚症状者,加知母、山药,以补肾养阴;如见头痛头晕者,加天麻、菊花、钩藤,以清热平肝。肾阳虚不固导致的遗精滑泄之证,不宜使用本方。

(17)滋水清肝饮(《医宗己任篇》)

组成:熟地黄、山药、山茱萸、牡丹皮、茯苓、泽泻、白芍、栀子、酸枣仁、当归各 10 克,柴胡 6 克。

用法:每日 1 剂,水煎服。

功效:滋肾养阴,清肝泄热。

主治:耳聋耳鸣,腰膝酸软,口干口苦,大便干结,头目眩晕,骨蒸盗汗,视物模糊,遗精梦泄,失眠健忘,舌红少苔,脉弦细无力或弦细而数。

方解:方中熟地黄、山药、牡丹皮、泽泻、茯苓、山茱萸取六味地黄汤之意以滋补肝肾;柴胡、当归、白芍补肝血,疏肝气;栀子配牡丹皮清肝泄热;酸枣仁养心阴、益肝血而宁心安神。诸药配合,共成滋肾养血,清肝泄热之剂。

按语:本方以头晕耳鸣,腰膝酸软,心烦口苦,舌质红,苔薄少,脉弦细或弦细而数为辨证要点。现在常用本方根据辨证加减治疗慢性肾炎,神经衰弱,糖尿病,高血压,中风,男性性功能障碍,习惯性便秘等。

(18)知柏地黄丸(《医宗金鉴》)

组成:熟地黄24克,山茱萸、山药各12克,泽泻、茯苓、牡丹皮各9克,知母、黄柏各6克。

用法:将上药共为细末,炼蜜为丸,每丸约重15克,每次1丸,每日2～3次,温开水送服;亦可用饮片为汤剂,水煎服,用量按原方比例酌减。

功效:滋阴降火。

主治:阴虚火旺所致的头晕耳鸣,心烦失眠,心悸健忘,骨蒸劳热,腰膝酸软,遗精早泄,舌质红,苔薄少,脉细数。

方解:方用熟地黄滋肾填精为主药,辅以山茱萸养肝肾而涩精,山药补益脾阴而固精,三药合用,以达到三阴并补之功,这是补的一面。又配茯苓淡渗脾湿,以助山药益脾,泽泻清泻肾火,并防熟地黄之滋腻,牡丹皮清泄肝火,并制山茱萸之温,同时配以知母、黄柏降相火、泄肾火,共为佐使药,这是泄的一面。各药合用,使之滋补而不留邪,降泄而不伤正,补中有泄,寓泄于补,相辅相成,是通补开合的滋阴降火方剂。

按语:本方以头晕耳鸣,腰膝酸软,舌质红,苔薄少,脉细数为辨证要点。现在常用本方根据辨证加减治疗糖尿病,肺源性心脏病,高血压,面神经麻痹,神经衰弱,遗精,早泄等。如见阴虚热甚,加地骨皮、胡黄连;阳亢者,加龙骨、牡蛎;下焦湿热者,加车前子、萹蓄等。本方滋腻碍胃,脾胃虚寒者不宜用,痰湿阻滞者也不宜用。

(19)金匮肾气丸(《金匮要略》)

组成：干地黄 240 克，山药、山茱萸各 120 克，泽泻、茯苓、牡丹皮各 90 克，桂枝、附子各 30 克。

用法：上药共研为细末，炼蜜为丸，每丸重 15 克，每日 2 次，每次 1 丸，分早晚用温开水送服；也可用饮片做汤剂水煎服，各药用量按原方比例酌情增减。

功效：温补肾阳。

主治：肾阳不足，腰痛脚软，下半身常有冷感，少腹拘急，小便不利或小便反多，其舌质淡，体胖，苔薄白，脉沉细。

方解：方中干地黄滋补肾阴，山茱萸、山药滋补肝脾，辅助滋补肾中之阴；并用少量桂枝、附子温补肾中之阳，意在微微生长少火以生肾气；方中泽泻、茯苓利水渗湿，牡丹皮清泻肝火，与温补肾阳药相配，意在补中寓泻，使补而不腻。诸药配合，共成温补肾阳之剂。

按语：本方以腰酸腿软，下半身常有冷感，小便不利或小便过多，尿色清淡，舌质淡体胖，苔白，脉沉细为辨证要点。现在常用本方根据辨证加减治疗慢性肾炎，白内障，尿路感染，糖尿病，高血压，低血压，前列腺炎，神经衰弱，慢性支气管炎，阳痿，肺气肿，精子缺乏症，不射精症等。现代药理研究证实，本方具有增强免疫功能，抗衰老，预防白内障，降低血糖等多种作用。

(20)龟鹿二仙胶(《医方考》)

组成：鹿角 500 克，龟甲 250 克，枸杞子 150 克，人参 50 克。

用法：将鹿角、龟甲熬炼成胶，再将人参、枸杞子熬膏和入。每晨取 3 克，清酒调化，淡盐开水送服；亦可用饮片为汤剂水煎服,用量按原方比例酌减。

功效:填阴补精,益气壮阳。

主治:肾中阴阳两虚,任、督精血不足,身体消瘦,精神萎靡,遗精阳痿,两目昏花,腰膝酸软,脉沉细无力。

方解:方中以鹿角通督脉而补阳,龟甲通任脉而补阴,阳生于阴,阴生于阳,阴阳并补,此精之所由生也,故鹿角、龟甲两味并进,两者为异类血肉有情之品,能峻补阴阳以生气血精髓;人参大补元气;枸杞子滋补肾阴。诸药合用,为阴阳气血交补之剂,并具填补精髓,益气壮阳之功。

按语:本方以神疲乏力,腰膝酸软,精神萎靡,脉沉细无力为辨证要点。现在常用本方根据辨证加减治疗性功能障碍,男性不育,遗精,阳痿,贫血,糖尿病,神经衰弱,老年性痴呆等。

(21)水陆二仙丹(《洪氏集验方》)

组成:芡实、金樱子各等份。

用法:金樱子熬膏,芡实研为细粉,和为丸,每次9克,每日2次,盐汤送服。

功效:补肾涩精。

主治:肾虚不摄,腰酸乏力,男子遗精白浊,脉沉软无力。

方解:方中芡实为水中果实,味涩,入肾脾经,具有益肾固精,兼能补脾祛湿的功效;金樱子为陆地果实,味酸涩,入肾、膀胱经,功专固涩,能固精,缩尿,兼能涩肠止泻。两药相配,功能涩精,缩尿,化浊,止带。一水一陆,其效如神,故名"水陆二仙"。

按语:本方以腰酸乏力,遗精,脉沉软无力为辨证要点。现在常用本方根据辨证加减治疗遗精,滑精,膀胱癌等。

(22)补肾固精丸(《刘惠民医案》)

组成:何首乌、枸杞子各77克,生菟丝子、阳起石、锁阳、狗脊、桂圆肉、土炒白术各46克,生牡蛎、山茱萸、益智仁、大胡麻、砂仁、远志肉、金樱子、黄柏、黄精各31克,党参40克,墨旱莲62克,淫羊藿96克,鲜羊睾丸2对。

用法:将鲜羊睾丸切片,晾干,共研细粉,用墨旱莲、淫羊藿煎水2次,取浓汁,与上药拌匀,制成小丸,每次9克,每日3次,淡盐水送服。

功效:补益肝肾,助阳固精。

主治:肾虚阳痿,遗精早泄,腰膝酸软,体倦乏力,失眠多梦,脉沉细无力。

方解:方中淫羊藿、阳起石、狗脊、锁阳、羊睾丸补肾壮阳;菟丝子、山茱萸、益智仁、金樱子、牡蛎补肾固精;何首乌、枸杞子、大胡麻、黄精、墨旱莲滋补肝肾之阴;党参、白术、桂圆健脾益气;黄柏、砂仁为封髓丹之意。诸药合用,共奏滋补肝肾,助阳固精之功效。

按语:本方以遗精早泄,腰膝酸软,体倦乏力,脉沉细无力为辨证要点。现在常用本方根据辨证加减治疗性功能减退、遗精、阳痿、神经衰弱、男子不育、精液异常等。阴虚火旺或湿热下注所致的遗精、早泄等,不宜使用本方。

(23)五子衍宗丸(《证治准绳》)

组成:菟丝子、枸杞子各240克,五味子30克,覆盆子120克,车前子60克。

用法:上药共研细末,炼蜜为丸,每次6~9克,每日2~3次,开水或淡盐汤送服;亦可用饮片为汤剂水煎服,用量按原方比例酌减。

功效:温阳益肾,补精添髓,种嗣衍宗。

主治:肾虚遗精,阳痿早泄,小便后淋漓不尽,精寒无子,腰酸膝软,须发早白,夜尿增多,舌淡嫩苔薄,脉沉细软。

方解:方中菟丝子补阳益阴,固精缩尿;枸杞子滋补肝肾;覆盆子益肾助阳,固精止遗;五味子亦可敛肺滋肾,涩精止泻。上述四药均有滋肾温阳,补精收敛的作用。车前子利水泄热,使补中有泻,涩中有利。全方共奏益肾温阳,种嗣衍宗之功效。

按语:本方以肾气不足、下元亏损引起的阳痿,早泄,不育,舌淡嫩苔薄,脉沉细软为辨证要点。现在常用本方根据辨证加减治疗阳痿,精液异常,不射精,慢性肾炎,不育症,夜尿增多症等。如见阴虚者,加熟地黄、山茱萸、天冬;阳虚者,加肉苁蓉、鹿茸、肉桂、巴戟天;阴阳两虚者,加鹿角、龟甲、人参;多尿者,加桑螵蛸、益智仁;阳痿者,加仙茅、淫羊藿、锁阳、狗肾;遗精者,加金樱子、芡实、莲须。现代药理研究证实,本方具有促进免疫、调节内分泌、增加性激素、抗缺氧、抗疲劳、补肾等作用。

(24)柏子养心丸(《体仁汇编》)

组成:柏子仁120克,枸杞子90克,麦冬、当归、石菖蒲、茯神各30克,玄参、熟地黄各60克,甘草15克。

用法:上药为末,炼蜜为丸如梧桐子大,每次9克,温开水送服;亦可作汤剂水煎服,用量按原方比例酌减。

功效:养心安神,补肾滋阴。

主治:营血不足,心肾失调所致的精神恍惚,怔忡惊悸,夜寐多梦,健忘,盗汗,肾虚遗精,舌质淡,脉虚数。

方解:方中重用柏子仁养心安神,为主药;枸杞子、当归、熟地黄补血,玄参、麦冬养阴,石菖蒲、茯神安神宁志,共为辅佐药；甘草调和诸药为使药。上药合用，共奏滋阴补血，养心安神之功效。

按语：本方以精神恍惚，惊悸怔忡，失眠多梦，健忘盗汗，舌质淡，脉虚数为辨证要点。现代常用于治疗神经衰弱，贫血，肾虚遗精，血虚肠燥便秘等。如心补恍惚、怔忡惊悸、自汗盗汗者，加龙骨、浮小麦、五味子；夜寐多梦、失眠遗精者，加金樱子、芡实、莲须；精神倦怠、记忆力减退者，加远志、酸枣仁、党参。脾胃湿滞、肠滑便溏者忌用。

（25）经进萃仙丸（《张氏医通》）

组成：沙苑蒺藜240克，山茱萸、芡实、白莲蕊、枸杞子各120克，菟丝子、川续断、覆盆子、金樱子各60克。

用法：金樱子熬膏，余为细末，拌匀，炼蜜为丸如梧桐子大，每次9克，每日2次，空腹淡盐汤送服。

功效：固肾涩精。

主治：遗精，房劳太过，肾气伤损，精滑不禁，腰膝酸软，头晕耳鸣，脉沉细无力。

方解：方中沙苑蒺藜甘温补肾壮阳，固精止遗，重用为主药；菟丝子、川续断、枸杞子补肝肾，益精血；山茱萸、白莲蕊、芡实、覆盆子、金樱子均为酸涩之品，能固肾涩精。诸药合用，共奏补肾壮阳，固肾涩精之功。

按语：本方以遗精，滑精，腰酸腿软，头晕耳鸣，脉沉细无力为辨证要点。现在常用本方根据辨证加减治疗遗精，早泄，精液异常，夜尿增多症，遗尿等。本方多固涩之品，若心肝火旺或湿热下注者忌用。

（26）桂枝加龙骨牡蛎汤（《金匮要略》）

组成：桂枝、白芍、生姜、龙骨、牡蛎各9克，甘草6克，大

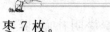

枣7枚。

用法：每日1剂，水煎服。

功效：调和营卫，滋阴和阳，镇纳固摄。

主治：虚劳心悸，易惊，汗多，男性失精，舌质淡润，脉虚大或芤迟。

方解：方中桂枝解肌发表，散外感风寒；白芍益阴敛营，两者相配，调和营卫。生姜辛温，既助桂枝解肌，又能暖胃止呕；大枣甘平，既能益气补中，又能滋脾生津；生姜、大枣相合，可升腾脾胃生发之气而调和营卫。甘草合桂枝以解肌，合白芍以益阴；龙骨、牡蛎固表敛汗，镇心安神，固肾摄精。全方合用，营卫调和，阴平阳秘，则阳能固摄，阴能内守，精不致外泄。

按语：本方以心悸汗多，遗尿，失精，舌质淡润，脉虚大或芤迟为辨证要点。现在常用本方根据辨证加减治疗上肢颤抖，阵发性心动过速，神经衰弱，自汗，盗汗，遗尿，早泄，遗精，不射精，阳痿等。如见汗多者，加黄芪、浮小麦；遗尿者，加益智仁、桑螵蛸、覆盆子；心悸易惊、神不守舍者，加磁石、酸枣仁、茯神；失精者，加芡实、莲肉、菟丝子。

4. 中医是如何认识性欲低下的病因病机的

男性性欲低下以对性或性交的欲望意念冷淡，甚至根本无要求为主要临床表现，属中医学"阴冷""性冷淡"的范畴。中医学认为，性欲的产生是由神、气、血调和而发，性欲低下的发病机制不外虚实两端，虚者多因命门火衰、肾精不足、气血亏虚、心虚胆怯，实者则常因肝气郁结、痰湿内阻。性欲低下的病位主在心、肝、脾、肾,病因为先天不足、后天失养、情志内伤、久病体虚、痰湿内盛等,基本病机则为气郁、痰阻、精亏、气血不足。

(1)命门火衰:先天不足,禀赋虚弱,或后天失养,长期罹患疾病;房事不节,色欲过度,精气衰微;过服苦寒药物,损伤脾肾之阳;年老体弱,脏腑虚衰等,均可致精气耗散,肾精亏虚,命门火衰,而致性欲低下。

(2)气血不足:思虑过度,劳伤心脾,气血耗伤;脾胃虚弱,饮食失宜,气血乏源;久患诸病,脏腑虚弱,耗伤气血,以上诸因素均可致气血亏虚,无以滋养肝肾,肾精不足,阳器失养,则性欲低下。

(3)肝气郁结:情志不遂,忧思郁怒,夫妻关系失和,长期境遇不佳,邻里关系欠融洽,精神紧张,抑郁焦虑,均可致肝气郁结,肝失疏泄条达,气血不和,盖肝肾同源,宗筋乃肝所主,肾阳为之不振,故性欲低下。

(4)心虚胆怯:身体虚弱,谨慎胆小,心胆气虚;对性生活的认识有误区,畏惧性交;暴受惊骇,心虚胆怯,畏惧房事,以上诸因素均易致性欲淡漠,性功能低下。

(5)痰湿内阻:平素阳虚体胖,痰湿较重;嗜食肥甘厚味,嗜好烟酒;外感六淫,内伤七情等,均可致脏腑功能失调,水液输布失常,津液内停而成痰湿,痰湿内盛,阻碍气机,命门之火被遏,则发性欲低下。

5. 中医是如何认识阳痿的病因病机的

阳痿属中医学"阴痿""阳痿""筋痿"的范畴。中医学认为,阳痿的病位主在宗筋,宗筋由肝所主,肾司作强之处,宗筋之举起,思念于心,培养于脾。阳痿的发病与肝、肾、心、脾四脏关系密切,命门火衰、心脾受损、恐惧伤肾、肝郁不舒,以及湿热下注是其主要病因病机。就临床所见,阳痿以命门火衰引发者居多,而湿热下注所致者较为少见,所以《景岳全书·阳痿》中说:"火衰者十居七八,火盛者,仅有之耳。"

(1)命门火衰:《济生方·虚损》中说:"五劳七伤,真阳衰惫……阳事不举。"房劳过度,或少年频犯手淫,或过早婚育,致使肾之精气虚损,命门火衰,引起阳事不举。

(2)心脾受损:《景岳全书·阳痿》中说:"凡思虑焦劳忧郁太过者,多致阳痿,盖阳明总宗筋之会……若以忧思太过,抑损心脾,则病及阳明冲脉……气血亏而阳道斯不振矣。"思虑忧郁,损伤心脾,则病及阳明冲脉,而胃为水谷气血之海,以致气血两虚,发为阳痿。

(3)恐惧伤肾:恐则伤肾,恐则气下,渐至阳痿不振,举而不刚,出现病态。正如《景岳全书·阳痿》所说:"忽有惊恐,则阳道立痿,亦甚验也。"

(4)肝郁不舒:《杂病源流犀烛·前阴后阴源流》说:"又有失志之人,抑郁伤肝,肝木不能疏达,亦致阴痿不起。"肝主筋,阴器为宗筋之汇,若情志不遂,忧思郁怒,肝失疏泄条达,则宗筋所聚无能,出现阳痿。

(5)湿热下注:《类证治裁·阳痿》中说:"亦有湿热下注,宗筋弛纵而致阳痿者。"过食酒类厚味,损伤脾胃,运化失常,水谷精微不化,反成湿热之邪,湿热下注,宗筋弛纵,痿软无力,发为阳痿。

6. 中医是如何认识早泄的病因病机的

《沈氏尊生书》中所说的"未交即泄,或乍交即泄"即指早泄。《秘本金丹》中有"男子玉茎包皮柔嫩,少一挨,痒不可当,故每次交合阳精已泄,阴精未流,名曰鸡精"的记载。早泄属中医学"鸡精""早泄"的范畴。中医学认为,精之藏泄虽制于肾,但与心、肝关系密切。早泄的病位在心、肝、脾、肾,病因为先天禀赋不足,后天劳欲太过,久病戕伐,饮食不节,情志不遂等,基本病机则为脏虚精关不固和湿热扰动精关等。

(1)肝经湿热:平素抑郁或郁怒伤肝,日久化热,湿热蕴结,下注阴器,疏泄失常,约束无能,则易出现过早泄。

(2)阴虚火旺:房事不节,色欲过度,或频犯手淫,竭其阴精,肾精亏耗,肾阴不足,阴亏火旺,相火妄动,精室受扰,固摄无权,则发早泄。

(3)肾气不足:禀赋不足,遗精日久,或频犯手淫恶习,或过早结婚,戕伐太过,以致肾气虚衰,封藏失固,而致早泄。

(4)心脾两虚:思虑劳倦,惊恐不定,损伤心脾肾,心脾气虚,摄敛无权,致使过早射精而发早泄。

7. 中医是如何认识遗精的病因病机的

遗精主要表现为不因性生活而精液频繁遗泄,同时可伴有头晕耳鸣,精神萎靡,腰酸腿软,神疲乏力,心悸失眠,以及阳痿、早泄等,属中医学"遗精""滑精""梦遗""失精""精液自出"等的范畴。中医学认为,肾主藏精,开窍于二阴,遗精的主要原因是肾失摄藏所致,但引起肾失摄藏的发病机制较为复杂,除肾脏自虚、精关不固外,心肝之火内动,以及湿热痰火下注也能影响肾的封藏而发病。

(1)恣情纵欲:青年早婚,房事过度,或少年无知,频犯手淫,导致肾精亏耗。肾阴虚者,多因阴虚火旺,相火偏盛,扰动精室,使封藏失职;肾气虚者,多因肾气不能固摄,精关失约而出现自遗。前其属于阴虚阳亢,后者属于阴阳两虚,下元虚惫。

(2)禀赋不足:先天不足,禀赋素亏,下元虚惫,精关不固,易于滑泄。正如《景岳全书·遗精》中所说:"有素禀不足,而精易滑者,此先天元气单薄也。"

(3)劳心过度:劳神太过,思虑过度,心阴暗耗,心阳独亢,心火不能下交于肾,肾水不能上济于心,心肾不交,水亏火旺,扰动精室而遗。

(4)妄想不遂:心有妄想,所欲不遂,心神不宁,君火偏亢,相火妄动,亦能促使精液自遗。正如《金匮翼·梦遗滑精》中所说:"动于心者,神摇于上,则精遗于下也"。

(5)湿热痰火:饮食不节,醇酒厚味,损伤脾胃,酿湿生热,或蕴痰化火,湿热痰火,流注于下,扰动精室,变可发生精液自遗。

8. 中医是如何认识阳强的病因病机的

阳强,中医又称"强中""阳强不倒""茎强不痿""玉茎坚挺""阴纵不收"等。中医学认为,肝主经筋,足厥阴之脉循阴股,过阴器,肾主生殖,阴器用事与肝肾有着密切的关系,肝经湿热,相火偏亢,则宗筋纵挺不倒。阳强的发病多因肝火、瘀阻、湿热下注,或色欲过度等引起。临床所见,以肝火盛强,或房事过度,肾阴亏耗,阴虚不能制阳,虚阳妄动所致者较多,也有因同房不能排精,败精阻窍所致者。

(1)情志不遂,肝郁化火:情志不遂,或暴怒伤肝,致肝气郁结,郁而化火,循经下迫阴茎,即可发生阳事易举,甚则呈现举而不倒之阳强。

(2)肾精亏损,阴虚火旺:素体阴虚,房事不节,淫欲过度,肾精亏耗,阴虚则阳亢,真阴枯竭,阴不敛阳,虚阳独亢,相火妄动,即可发生阳强。

(3)败精阻窍,茎络瘀阻:房事无度,忍精不泄,败精留滞,或手淫恶习,淫思邪念,相火郁遏,败精宿腐,瘀阻精窍,茎络失和,或阴部外伤,血络受损,瘀血停聚,茎络被阻,从而发生阳强。

(4)肝胆湿热,下注阴茎:素嗜饮酒,嗜食肥甘,或过食辛辣食物,生湿生热,湿热蕴结于肝胆经脉,下注阴茎,茎络瘀滞,坚挺肿胀,遂发阳强。

9. 中医是如何认识逆行射精的病因病机的

逆行射精是指在性交过程中,有性高潮也有射精感觉,但精液未从尿道排出体外,而从后尿道逆流进入膀胱的一种病症。中医学认为,逆行射精的发病与脾肾虚弱及经络损伤有关。若久病体弱,脾胃受损,或劳损过度,而致脾肾双虚,脾虚运化失司,固摄失调,肾虚膀胱不约,因而导致精液倒流。或手术损伤,情志抑郁,损伤筋脉,宗筋弛纵不束,膀胱关闭不利,致使精液倒流。

(1)肾元亏虚:久病体弱,或恣情纵欲,损伤肾气,致使肾元亏虚,膀胱不约,房事时精液不能正常射出而倒流。

(2)肝郁气逆:情志不遂,郁怒伤肝,肝失疏泄,气机逆乱,精随气逆,致使房事时精液不能正常射出而倒流。

(3)湿热阻滞:饮食不节,酿生湿热,或外感湿热之邪,湿热下注,聚于下焦,膀胱气化功能失常,精道失于通畅,导致精液逆行射出。

(4)精道损伤:跌仆损伤,或久病入络,或房事不慎,精道损伤,阻碍精液正常运行,精液不归精道,而逆流膀胱,发生逆行射出。

(5)中气不足:脾气虚弱,中气不足而下陷,膀胱气化功能失常,气机失于畅行,精道失于通畅,导致精液不能正常射出而倒流。

10. 中医是如何认识不射精的病因病机的

不射精属中医学"精不泄""精闭""精瘀"等的范畴。中医学认为,肾主封藏,封藏者藏精也;肝主疏泄,肾之封藏有赖于肝之疏泄;肝的经脉"循股阴入毛中,过阴器"。不射精的发病与肝、肾密切相关。

不射精的发生绝大多数是由于性知识缺乏,情志不舒,思虑惊恐,致使气机失调,肝之络脉瘀滞,气血运行不畅,精室窍道失主所致。此外,各种原因引起的气滞、湿阻、湿热、毒邪或外伤等,均可导致窍道阻塞,精室不通,从而发生不射精。引发不射精的病因病机复杂多样,但归纳起来,不外肝郁气滞、心脾两虚、湿热下注、瘀血内阻、阴虚火旺,以及命门火衰几个方面。

(1)肝郁气滞:肝主疏泄,性喜条达,以气机调畅为顺。若情志不畅,郁怒伤肝,可致肝失疏泄,气机阻滞,精道不通,或精关开启失司,出现不能射精。

（2）心脾两虚：忧虑不解，劳心伤神，致使心脾两虚，气血生化乏源，气血亏虚衰少，由于精血同源，精血互生，血少则肾精亦亏少，出现精少不能外泄。

（3）湿热下注：饮食不节，嗜食膏粱厚味和辛辣之品，聚生痰湿，或脾胃运化失司，湿浊内生，郁而化热，湿热循经下注精道，窍道阻滞，致使射精不能。

（4）瘀血内阻：肝郁日久，气滞血瘀，瘀血阻滞精道，致使射精困难甚至不射精；房事忍精不射，败精内阻，或因外伤等形成瘀血阻滞，也可出现不射精。

（5）阴虚火旺：纵欲无度，以及疾病困扰，致使肝肾阴虚，阴虚火旺，相火偏盛，心肾不交，精关失启，导致不射精；肾气内耗，肾精空虚，也可无精可射。

（6）命门火衰：素体阳虚，禀赋不足，或纵欲、手淫过度，戕伐太过，致使阳气内耗，命门火衰，使气化失司，推动无力，而致精闭，也可出现不能射精。

11. 中医是怎样辨证治疗性欲低下的

性欲低下的原因较多，治疗要有的放矢。治疗前要尽可能找出有关病因，帮助患者认识自己的病情并制定适宜的治疗措施。辨证论治是中医的特色和优势，中医治疗性欲低下，应根据其发病机制，以理气解郁、燥湿化痰、益肾助阳、补养气血为基本原则。在此基础上，依辨证结果之不同，选用与之相适应的治疗方法，同时宜配合心理治疗、性生活调节等。

根据发病机制和临床表现的不同，中医通常将性欲低下分为命门火衰型、肾精亏虚型、肝气郁结型、心虚胆怯型、气血亏虚型、痰湿壅滞型 6 种基本证型进行辨证治疗。当然，各证型间是相互联系的，可单独出现，亦可合并出现，临证时应仔细分析。

(1)命门火衰型

主症:性欲低下或无性欲,可有阳痿、早泄,面色㿠白,腰膝酸软,畏寒肢冷,排尿清长,神疲乏力,舌质淡体胖,苔薄白,脉沉迟无力。

治则:温补命门。

方药:右归丸加减。枸杞子、菟丝子、杜仲各15克,鹿角胶(烊化)、熟地黄、当归、陈皮各12克,山茱萸9克,九香虫8克,肉桂、附子、甘草各6克。

方解:方中肉桂、附子加血肉有情之鹿角胶温补命门,益肾助阳;当归补血养肝,熟地黄、山茱萸、菟丝子、枸杞子、杜仲滋阴益肾,养肝补脾,共起"阴中求阳"之功;九香虫温壮宗筋;陈皮理气和中;甘草调和诸药。上药合用,具有温补命门,益肾助阳,填精补血之功效。

注意:命门火衰型是性欲低下最常见的一种临床类型,治疗应以益肾助阳、温补命门为原则,此类患者通常病程已长,其治疗取效较慢,不可急于求成,宜缓图以功。

(2)肾精亏虚型

主症:性欲淡漠,精神疲惫,头晕耳鸣,腰膝酸软,动作迟缓,失眠健忘,五心烦热,舌质红,苔薄少,脉沉细。

治则:益肾填精。

方药:左归丸加减。熟地黄18克,山药、菟丝子、枸杞子各15克,龟甲胶、鹿角胶、牛膝、当归、黄精、远志、建曲各12克,山茱萸10克,九香虫8克,甘草6克。

方解：方中熟地黄、当归、枸杞子、黄精益肝肾，养阴血；山茱萸涩精敛汗；龟甲胶、鹿角胶为血肉有情之品，鹿角胶重补阳，龟甲胶偏滋阴，两者合力，沟通任督两脉，益精填髓，合"阳中求阴"之意；山药滋益脾肾；菟丝子配牛膝强腰膝，健筋骨；九香虫温壮宗筋；远志养心安神；建曲消食和中；甘草调和诸药。上药配合，共成滋肾阴，助肾阳，益肾填精之剂。

注意：肾精亏虚型性欲低下较之命门火衰型从发病机制上没有明显的阳衰之象，其治疗与命门火衰型同中有异，临证时应仔细分析，注意其区别，恰当选择治法和方药。

（3）肝气郁结型

主症：性欲低下，性感不足，情绪低落，精神抑郁，胸闷不舒，善叹息，烦躁易怒，纳差口苦，舌质淡，苔薄少，脉弦细。

治则：疏肝解郁。

方药：逍遥散加减。白术、茯苓、补骨脂、枸杞子各15克，柴胡、当归、白芍、陈皮、川芎、菟丝子各12克，牡丹皮、香附各9克，薄荷、甘草各6克。

方解：方中柴胡、薄荷疏肝解郁；当归、白芍养血柔肝，当归芳香可行气，味甘可缓急，是肝郁血虚之要药；白术、茯苓健脾化湿；香附、陈皮理气调肝；川芎活血通经；补骨脂、枸杞子、菟丝子补益肝肾，助阳以提性欲；牡丹皮清热活血；甘草调和众药。诸药配合，具有疏肝解郁，益肝强肾，提高性欲之功效。

注意：肝气郁结型性欲低下的发生与情志不遂、忧思郁怒、夫妻关系失和等密切相关，注意情志调节，消除紧张焦虑等不良情绪，保持心情舒畅，是其治疗的重要方面。

（4）心虚胆怯型

主症：性欲低下，精神恍惚，畏惧房事，心悸不宁，善惊易恐，怕闻声响，气短神疲，少寐多梦而易惊醒，舌质淡，苔薄白，脉弦细或细弱。

治则：益气安神，补肾养肝，镇惊定志。

方药：定志丸加减。酸枣仁、生龙骨各 18 克，党参、白术、茯神、枸杞子各 15 克，石菖蒲、远志、川芎、麦冬、当归、陈皮各 12 克，九香虫 8 克，甘草 6 克。

方解：方中党参、白术益气补中；茯神健脾补中，安心安神；当归、酸枣仁补血养血，滋养心神；石菖蒲、远志宁心安神开窍；川芎活血通经；麦冬滋阴降火；生龙骨平肝潜阳，镇静安神；枸杞子补益肝肾，九香虫温壮宗筋，两者配合以益肾提性欲；陈皮理气和中；甘草调和诸药。上药合用，具有益气安神，补肾养肝，镇惊定志，提高性欲之功效。

注意：心虚胆怯型性欲低下中医辨证属虚证，治疗应在补益上下功夫，既要重视益气安神、镇惊定志，又要注意补肾养肝，使肝肾得养，宗筋精气充足，则性欲自旺。

（5）气血亏虚型

主症：性欲低下，性交无快感，面色萎黄，唇甲色淡，气短乏力，头晕目眩，心悸健忘，纳呆便溏，舌质淡，苔薄白，脉沉细弱。

治则：益气养血。

方药：归脾汤加减。酸枣仁、黄芪各 18 克，补骨脂、党参、白术各 15 克，当归、茯神、桂圆肉、远志、益智仁、建曲各 12 克，九香虫 8 克，木香、甘草各 6 克，大枣 6 枚。

方解：方中党参、白术、黄芪、当归、茯神、远志、酸枣仁、木香、桂圆肉、甘草、大枣取归脾汤之意,以补养心脾,益气养血;补骨脂补益肝肾;益智仁温肾涩精;九香虫温壮宗筋,建曲消食和中,以使气血有源;甘草兼能调和诸药。上药合用,具有益气养血,补肾养肝之功效。

注意:自我调养是治疗性欲低下不可缺少的一个方面,在药物治疗的同时,应注意配合饮食调理、情志调节,同时夫妻要相互体谅,相互配合,从心理上共同努力治疗。

（6）痰湿壅滞型

主症:性欲低下,远避房帏,形体肥胖,动则气促,易倦嗜睡,胸闷纳少,肢体困重,腹胀脘痞,舌质淡,苔腻,脉弦滑。

治则:健脾祛湿,理气化痰,温肾启阳。

方药:导痰汤加减。山药、车前子、党参各15克,法半夏10克,苍术、胆南星、枳壳各9克,泽泻、菟丝子、补骨脂、白术、茯苓、陈皮各12克,桂枝、甘草各6克。

方解:方中党参、白术、茯苓、陈皮、法半夏取六君子汤之意,以益气健脾化湿;苍术、胆南星温化痰浊;枳壳理气和中,以助化痰;山药益气健脾;车前子、泽泻利水消痰;桂枝通阳利水;补骨脂、菟丝子补益肝肾,助阳以提性欲;甘草调和诸药。上药配合,共成健脾祛湿,理气化痰,温肾启阳之剂。

注意:痰湿壅滞型性欲低下以痰湿壅滞,阻碍气机,命门之火被遏为发病机制,治疗既要健脾祛湿化痰,又要注意温肾启阳,以使湿祛痰化,气畅阳通,则性欲自旺。

12. 中医是怎样辨证治疗阳痿的

中医治疗阳痿应详细收集资料,做到四诊合参,详加辨证,仔细分析,以找出其发病机制,确立正确治疗法则,此乃中医辨证治疗阳痿的基本思路。根据阳痿发病机制和临床表现的不同，中医通常将其分为命门火衰型、心脾受损型、恐惧伤肾型、肝郁不舒型、湿热下注型5种基本证型进行辨证治疗。

(1)命门火衰型

主症：阳事不举，精薄清冷，头晕耳鸣，面色㿠白，精神萎靡不振，腰膝酸软，畏寒肢冷，舌质淡，苔薄白，脉沉细。

治则：温补下元，兴阳起痿。

方药：赞育丹加减。鹿角胶（烊化）、菟丝子、淫羊藿、熟地黄、当归、龟甲、黄精各12克，蛇床子、杜仲、山茱萸各10克，枸杞子、韭菜子各15克，九香虫8克，甘草6克。

方解：方中菟丝子、淫羊藿、韭菜子、蛇床子、杜仲温肾壮阳；熟地黄、当归、枸杞子、山茱萸、黄精滋阴补肝肾，养阴血，以达到阴阳相济的目的，此乃阳得阴助而生化无穷之意；更用血肉有情之鹿角胶、龟甲补肾阴，填精血；九香虫温壮宗筋；甘草调和诸药。上药配合，补肾阴中求阳，静中求动，聚精化元阳，共成温补下元，兴阳起痿之剂。

注意：命门火衰型阳痿在临床中相当多见，此类患者年事已高，肾精日衰，肾阳对宗筋的温动之力衰弱，其治疗宜以温补下元、兴阳起痿为原则。由于阴阳相济，精血互生，在用药时应注意阴中求阳，适当加入血肉有情之品，以提高疗效。此类患者的治疗取效较慢，应注意坚持用药，缓图以功，必要时可将中药制成丸剂或散剂以便长期服用。

(2)心脾受损型

主症：阳事不举，精神不振，夜寐不安，胃纳不佳，面色不华，失眠健忘，心悸自汗，舌质淡，苔薄腻，脉细弱。

治则:补益心脾,安神定志。

方药:归脾汤加减。黄芪、白术、茯苓、桂圆肉、薏苡仁各15克,酸枣仁18克,远志、当归、陈皮、党参、益智仁各12克,甘草6克,大枣6枚。

方解:方中党参、黄芪、白术、茯苓、甘草健脾益气,酸枣仁、远志、桂圆肉养心安神;当归补血养血;陈皮理气和胃;薏苡仁健脾化湿;益智仁温肾涩精;甘草、大枣益气和中,调和诸药。上药合用,具有补益心脾,安神定志之功效,使脏腑功能调和,则阳事不举自可逐渐康复。

注意:心脾受损型阳痿多见于久病体虚或长期从事脑力劳动气血暗耗者,常常夜寐不安,心悸健忘,治疗首先应自我放松,使大脑得到充分休息,在此基础上给予补益心脾、安神定志之剂,以恢复正常的性功能。心理障碍是阳痿发病最常见和多发的因素,开展性咨询指导也是治疗阳痿的重要一环,在临证时应注意咨询指导。

(3)恐惧伤肾型

主症:阳痿不振,举而不坚,头晕耳鸣,胆怯多疑,失眠多梦,心悸易惊,腰酸尿频,舌质淡,苔薄白或薄腻,脉弦细。

治则:安神定志,益肾固精。

方药:大补元煎加味。熟地黄、山茱萸、菟丝子、沙苑子、茯苓、杜仲各12克,枸杞子、酸枣仁、党参各15克,龙骨、牡蛎各24克,五味子、远志、柴胡各10克,黄连、甘草各6克,大枣6枚。

方解:方中熟地黄、山茱萸、杜仲、枸杞子、沙苑子滋肾阴,温肾阳,益肾固精;党参、五味子补益中气,以宁心神;酸枣仁、远志养心安神;龙骨、牡蛎收敛固涩,安神定志;柴胡疏肝解郁,以升清阳;黄连清心中虚火;甘草、大枣益气和中,调和诸药。上药合用,具有安神定志,益肾固精之功效,切中恐惧伤肾型阳痿之发病机制。

注意:恐惧伤肾型阳痿多有大惊卒恐史,骤然发病,呈现胆怯多疑、失眠多梦、心悸易惊等,这些症状与阳痿互相影响,其治疗应安神定志与益肾固精并用,以使恐惧消除,神志安定,肾精得固,性功能自会逐渐恢复正常。对于此类患者,做好思想工作,解除恐惧的心理十分重要,否则恐惧不除,即便医生有天大的本事,阳痿也很难治好。

(4)肝郁不舒型

主症:常因情志不畅而发病,阳痿不举,情绪抑郁或烦躁易怒,胸胁满闷,上腹饱胀,善太息,食少便溏,舌质淡,苔薄白,脉弦或弦滑。

治则:疏肝解郁,理气活血。

方药:逍遥散加减。柴胡、白芍、当归各12克,补骨脂、白术、茯苓、菟丝子、枸杞子各15克,川楝子、香附各9克,甘草6克,大枣6枚。

方解:方中柴胡、白芍、当归疏肝解郁,养血活血;白术、茯苓健脾助运,实木御土;香附、川楝子理气调肝;补骨脂、菟丝子、枸杞子补益肝肾,助阳起痿;甘草、大枣益气和中,调和诸药。诸药相配,共奏疏肝解郁,理气和中,益肾助阳起痿之功效。

注意:肝郁不舒型阳痿常常因境遇不佳而发病,心理因素是其主要致病因素,临床表现为情绪抑郁,忧郁寡欢,性欲冷淡,无心房事,虽有短暂的心念,但阴茎举而不长,举而不坚,其治疗应在改善生活条件、解除心中不快的基础上,给予疏肝解郁、理气活血之剂,做到药物治疗、心理治疗与改善境遇相互配合,方能取得好的临床疗效。

(5)湿热下注型

主症:阴茎痿软不举,阴囊潮湿,下肢酸困,小便黄赤或涩滞不利,或小便后有白色分泌物,舌质红,苔黄腻,脉濡数。

治则:清化湿热,兴阳祛痿。

方药:龙胆泻肝汤加减。杜仲、续断各15克,龙胆草、黄芩、车前子、泽泻、当归、生地黄各12克,栀子、柴胡各10克,蜈蚣1条,木通、甘草各6克。

方解:方中龙胆草、黄芩、栀子、柴胡清热泻火,味苦坚肾;木通、车前子、泽泻清利湿热;当归、生地黄养阴活血凉血,与清热泻火药配伍,泻中有补,使泻火之药不致苦燥伤阴;续断、杜仲壮肾强腰起痿;蜈蚣性善走窜,通经络兴阳道;甘草调和诸药。上药合用,共成清化湿热,兴阳祛痿之剂。

注意:湿热下注型阳痿以肝胆湿热循经下注,浸淫宗筋,滞肝遏阳,宗筋难以振奋为发病机制,其治疗应以清利湿热,兴阳祛痿为原则,选方用药宜以龙胆泻肝汤为基础。此类患者在青壮年中并不少见,多因饮酒过多而发,戒除饮酒相当重要。另外,房事不节在阳痿发病中占有重要地位,不论何型患者在药物治疗的同时都要注意节制房事。

13. 中医是怎样辨证治疗早泄的

早泄的治疗目的是采取各种方法延长患者发动射精的时间。中医治疗早泄,应以补虚固涩、祛邪固精为基本原则。在此基础上,依辨证结果的不同选用与之相适应的治疗方法。根据早泄发病机制和临床表现的不同,中医通常将其分为相火亢盛型、肾气不固型、心脾亏虚型、肝经湿热型、肝气郁结型5种基本证型进行辨证治疗。

(1)相火亢盛型

主症:早泄,性欲亢进,腰膝酸软,五心烦热,眩晕头痛,目赤耳鸣,面部烘热,舌质红,苔薄少或黄,脉弦数或细数。

治则:滋阴降火。

方药:知柏地黄汤加减。生地黄、熟地黄、泽泻、茯苓、陈皮、金樱子、芡实各12克,牡丹皮、山茱萸、知母、黄柏各10克,龙骨18克,牡蛎、白芍、山药各15克,甘草6克。

方解:方中生地黄、熟地黄、山茱萸、山药、泽泻、茯苓、牡丹皮、知母、黄柏取知柏地黄汤之意,以补益肝肾,滋阴降火;龙骨、牡蛎平肝潜阳,收敛固涩;金樱子、芡实益肾固精;白芍养阴柔肝;陈皮理气和中;甘草调和诸药。上药合用,共成补益肝肾,滋阴降火,益肾固精之功效。

注意:相火亢盛型早泄是早泄患者中较为常见的临床证型之一,治疗应在补益肝肾,滋阴降火,益肾固精上下功夫,以使肝肾得养,阴滋火降,肾强精固,则早泄自愈。

(2)肾气不固型

主症:早泄,性欲减退,腰膝酸软,面色晦暗,小便频数甚则不禁,舌质淡,苔薄少,脉细弱。

治则:益肾固精。

方药:金匮肾气丸合金锁固精丸加减。生地黄、熟地黄、泽泻、牡丹皮、莲子、金樱子各12克,白芍、山药、茯苓、白术、芡实、牡蛎各15克,龙骨18克,山茱萸10克,肉桂、附子、甘草各6克。

方解:方中生地黄、熟地黄、山药、山茱萸、泽泻、茯苓、牡丹皮、肉桂、附子取金匮肾气丸之意,以滋肾阴,温肾阳,益肾气;芡实、莲子、龙骨、牡蛎取金锁固精丸之意,以固肾涩精;白芍养阴柔肝;白术健脾益气;金樱子益肾固精;甘草调和诸药。上药合用,具有益肾固精之功效,切中肾气不固型早泄之发病机制。

注意:肾气不固型早泄患者以肾虚不能固精为主要发病机制,其治疗应以益肾固精为基本原则选方用药,同时还应注意节制房事,加强体育锻炼,增强体质,以配合治疗。

(3)心脾亏虚型

主症:早泄,气短乏力,面色无华,心悸怔忡,腹胀便溏,少寐多梦,食少纳呆,头晕健忘,舌质淡,苔薄白,脉细弱。

治则:补益心脾,固涩精气。

方药:归脾汤加减。黄芪、白术、茯苓、芡实、桂圆肉各15克,远志、党参、当归、莲子、陈皮各12克,酸枣仁、龙骨各18克,木香9克,甘草6克,大枣6枚。

方解:方中党参、黄芪、白术、茯苓、酸枣仁、远志、当归、桂圆肉、木香、甘草、大枣取归脾汤之意,以益气补血,健脾养心;芡实、莲子、龙骨益肾固涩精气;陈皮理气和中;甘草兼能调和诸药。上药配合,具有补益心脾,固涩精气之功效。

注意:心虑过度劳伤心脾,心脾亏虚型早泄的发生与思虑劳倦过度诸因素密切相关,做到清心寡欲,保持良好的心态,避免过度的思虑劳倦,对此类患者的治疗大有帮助。

(4)肝经湿热型

主症:阴茎易举,早泄,口苦纳呆,胸闷胁痛,阴囊热痒,小便黄赤,舌质红,苔黄腻,脉弦滑而数。

治则:清泻湿热。

方药:龙胆泻肝汤加减。龙胆草、黄芩、车前子、泽泻、当归、生地黄、莲子、覆盆子各 12 克,龙骨 18 克,芡实 15 克,栀子、柴胡各 10 克,木通、甘草各 6 克。

方解:方中龙胆草、黄芩、栀子、柴胡、木通、车前子、泽泻、当归、生地黄、甘草取龙胆泻肝汤之意,以泻肝胆实火,清下焦湿热;芡实、莲子、龙骨、覆盆子益肾固精;甘草兼能调和诸药。上药合用,具有清泄湿热之效,兼能益肾固精,切中肝经湿热型早泄之发病机制。

注意:精神因素在早泄的发病中占有重要的地位,解除紧张焦虑的情绪,保持心情舒畅,加强性知识的了解,克服手淫等不良习惯,是早泄患者得以顺利康复的重要一环。

(5)肝气郁结型

主症:早泄,精神抑郁,胁胀少腹胀痛,胸闷善太息,少寐多梦,舌质淡,苔薄白,脉弦。

治则:疏肝解郁。

方药:逍遥散加减。柴胡、白芍、当归、莲子、合欢皮、金樱子各 12 克,牡蛎、芡实、白术、茯苓各 15 克,龙骨 18 克,薄荷、甘草各 6 克。

方解:方中柴胡、白芍、当归、白术、茯苓、薄荷、甘草取逍遥散之意,以疏肝解郁,健脾和中;合欢皮解郁宁心;芡实、莲子、龙骨、金樱子、牡蛎益肾固精;甘草兼能调和诸药。上药配合,共奏疏肝解郁,益肾固精之功效。

注意:严重早泄可导致阳痿,阳痿又常可伴见早泄,阳痿与早泄在病因病机、治疗原则和选方用药诸方面有很多相似之处,临证应详细询问病史,仔细辨证,谨慎选方用药。

14. 中医是怎样辨证治疗遗精的

中医治疗遗精,应从整体出发,立足于辨证论治,针对其不同的发病机制选择与之相适应的治疗方法。根据遗精发病机制和临床表现的不同,通常将其分为君相火动、心肾不交型,湿热下注、扰动精室型,劳伤心脾、气不摄精型,以及肾虚滑脱、精关不固型4种基本证型进行辨证治疗。

(1)君相火动、心肾不交型

主症:少寐多梦,梦则遗精,伴有心中烦热,头晕目眩,精神不振,倦怠乏力,心悸不宁,善恐健忘,口干,小便短赤,舌质红,脉细数。

治则:清心安神,滋阴清热。

方药:黄连清心饮合三才封髓丹加减。酸枣仁15克,生地黄、熟地黄、当归、茯神、党参、天冬、黄柏各12克,远志10克,莲子9克,黄连、砂仁、甘草各6克。

方解:方中黄连清泻心火;生地黄、熟地黄、天冬滋阴液,清虚热;黄柏清热泻火以坚阴;砂仁行滞悦脾以顾护中焦;当归、酸枣仁和血安神;茯神、远志宁神养心;党参、甘草益气和中;莲子补益心脾,收摄精气;甘草兼能调和诸药。上药合用,共成清心安神,滋阴清热,收摄精气之剂。

注意:此类患者多由妄想不遂所引起,所以要调摄心神,排除杂念。《景岳全书·遗精》中说:"遗精之始,无不病由乎心……及其既病而求治,则尤当持心为先,然后随证调理,自无不愈,使不知求本之道,全持药饵,而欲望成功者,盖亦几希矣。"实为经验之谈。

（2）湿热下注、扰动精室型

主症：遗精频作，或尿时少量精液外流，小便热赤浑浊，或尿涩不爽，口苦或渴，心烦少寐，口舌生疮，大便溏臭，或见脘腹痞闷，恶心，舌苔黄腻，脉濡数。

治则：清热利湿。

方药：程氏萆薢分清饮加减。黄柏15克，萆薢、茯苓、车前子、丹参、石菖蒲、白术、陈皮各12克，苍术、柴胡各10克，莲子9克，甘草6克。

方解：方中萆薢、黄柏、茯苓、车前子清利湿热；莲子、丹参、石菖蒲清心安神；白术、苍术健脾利湿；陈皮理气和中；柴胡疏肝解郁；甘草调和诸药。上药配合，具有清热利湿之功效，切中湿热下注，扰动精室之遗精的发病机制。

注意：本型遗精系因湿热下注，疏泄失常，扰动精室所致，其治疗不能过早投固涩之品。其病发因中焦脾胃失运，湿热内生，治疗还要注意健脾升清，才能化湿泄浊，不可过用苦寒碍胃。久病者可形成阴虚夹湿热、虚实掺杂之象，所以还应标本兼顾，复方图治。

（3）劳伤心脾、气不摄精型

主症：劳则遗精，心悸怔忡，失眠健忘，面色萎黄，四肢困倦，食少便溏，舌质淡，苔薄白，脉细弱。

治则：调补心脾，益气摄精。

方药：妙香散加减。党参、黄芪、山药、酸枣仁各15克，白术、茯苓、远志、桔梗、莲子心、建曲各12克，木香、甘草各6克。

方解：方中党参、黄芪益气生精；山药、茯苓、白术益气扶脾；远志、莲子心、酸枣仁养心清心，安神摄精；木香理气；桔梗升清;建曲消食和中,甘草调和诸药。上药合用,具有调补心脾,益气摄精之功效,使气充神守,遗精自愈。

注意:本型患者因思虑伤脾,积劳损气,致令心脾气虚,更遇劳伤则气虚更甚,清阳下陷,气不摄精,它不是清降收涩所能收效,必须益气升清。部分患者心脾气虚,营血不足,亦可出现心神浮越、心火不宁之证,但其病机与阴虚火旺有别,临证也应特别注意。

(4)肾虚滑脱、精关不固型

主症:梦遗频作,甚至滑精,腰膝酸软,咽干,心烦,眩晕,耳鸣,健忘,失眠,低热,颧红,形瘦盗汗,发落齿摇,舌质红少苔,脉细数。

治则:补益肾精,固涩止遗。

方药:左归饮合金锁固精丸、水陆二仙丹加减。熟地黄、莲子、茯苓、芡实、金樱子各 12 克,枸杞子、龙骨、牡蛎、山药各 15 克,潼蒺藜 10 克,山茱萸 9 克,甘草 6 克。

方解:方中熟地黄、山茱萸、枸杞子、潼蒺藜补益肾精;芡实、金樱子、龙骨、牡蛎固涩止遗;山药、茯苓、莲子、甘草健脾助运;甘草兼能调和诸药。上药配合,具有补益肾精,固涩止遗之功效。

注意:本型患者多属久遗或先天禀弱,特点在于肾虚滑脱,治应补肾益精为本,更需秘固下元,以节其流。部分肾虚滑脱、精关不固患者可兼见形寒肢冷,阳痿早泄,精冷,夜尿多,浮肿,溲色清白,病属阴虚及阳,阴阳两虚,治宜阴中求阳,不能一味滋阴或温阳。

15. 中医是怎样辨证治疗阳强的

阳强发病与肝肾密切相关,多见实证、热证,日久则多兼见阴虚亏损,亦可见瘀血内停者。阳强的辨证,当以辨虚实、分证型为要点。

中医治疗阳强,应详审病情,遵循"急则治其标,缓则治其本"的原则,分清标本缓急,找出其发病机制,依辨证结果之不同,选用与之相适应的治疗方法。根据阳强发病机制和临床表现的不同,中医通常将其分为肝火盛实型、肝经湿热型、阴虚阳亢型、瘀阻络滞型、败精阻窍型5种基本证型进行辨证治疗。

(1)肝火盛实型

主症:阴茎无故勃起坚硬,久而不软,面红目赤,烦躁易怒,头晕头痛,口苦咽干,舌质红,苔黄而干,脉弦有力。

治则:清肝泻火,滋阴软坚。

方药:当归龙荟丸加减。当归、龙胆草、黄芩、黄连、栀子、黄柏各12克,大黄10克,白芍15克,鳖甲18克,芦荟9克,木香、甘草各6克。

方解:方中当归、龙胆草、芦荟、黄芩、黄连、大黄、栀子、木香、黄柏取当归龙荟丸之意,以清泻肝胆实火;白芍养阴柔肝;鳖甲滋阴潜阳,软坚散结;甘草调和诸药。上药配合,共成清肝泻火,滋阴软坚之剂。

注意:阳强中医辨证多属实热证,肝火盛实证是阳强中最常见的临床证型,清肝泻火、滋阴软坚是治疗阳强最常用的方法,临证时应详审病情,认真辨证,以免误诊误治。

(2)肝经湿热型

主症:阴茎强硬不衰,茎中疼痛,阴囊潮湿,口干口苦,腹满恶心,尿色黄赤,舌质红,苔黄腻,脉滑数或弦数。

治则:清热利湿,软坚通结。

方药:龙胆泻肝汤加减。龙胆草、栀子、黄芩、柴胡各9克,生地黄、车前子、女贞子、墨旱莲各12克,茵陈18克,当归、黄柏各10克,白芍、鳖甲、龟甲各15克,木通、甘草各6克。

方解:方中龙胆草、栀子、黄芩、柴胡、车前子、生地黄、木通、当归、甘草取龙胆泻肝汤之意,以泻肝胆实火,清下焦湿热;黄柏、茵陈清热利湿;女贞子、墨旱莲补肝肾之阴;白芍养阴柔肝;龟甲、鳖甲滋阴潜阳,软坚散结;甘草兼能调和诸药,上药合用,具有清热利湿,软坚通结之功效。

注意:肝经湿热引发的阳强与肝火盛实之阳强在临床表现病因病机和治法方药等方面有诸多相似之处,临证应仔细分析,找出其异同点,区别对待,以确立恰当的治法方药。

(3)阴虚阳亢型

主症:阴茎易举难倒,流精不止,五心烦热,口干盗汗,腰膝酸软,头晕耳鸣,舌质红,苔黄而薄,脉细数。

治则:滋阴清热,潜阳软坚。

方药:一贯煎加减。北沙参、当归、黄柏各12克,川楝子9克,麦冬、生牡蛎(先煎)、石决明、枸杞子各15克,生地黄、鳖甲各18克,甘草6克。

方解:方中北沙参、麦冬、当归、生地黄、川楝子、枸杞子取一贯煎之意,以滋阴疏肝清热;黄柏清热燥湿,泻火解毒;生牡蛎、石决明、鳖甲滋阴平肝潜阳,软坚散结;甘草调和诸药。上药合用,具有滋阴清热,平肝潜阳,软坚散结之功效。

注意:阳强的发生与情志不遂、房事不节有着密切关系,保持良好的情绪,做到清心寡欲,节制房事,及时转移注意力,尽量避免性刺激,有助于阳强的治疗和顺利康复。

（4）瘀阻络滞型

主症：阴茎强硬，久久不软，皮肿色紫而暗，头晕头胀，尿少而赤，小腹拘急，舌质暗赤或有瘀斑，脉弦涩而数。

治则：化瘀通络，消肿止痛。

方药：桃红四物汤加减。生地黄、熟地黄、赤芍、川芎、当归、延胡索、川牛膝各 12 克，白芍、穿山甲、益母草各 15 克，皂角刺 10 克，桃仁 9 克，红花、甘草各 6 克。

方解：方中生地黄、熟地黄、川芎、赤芍、白芍、当归、桃仁、红花取桃红四物汤之意，以养血活血，化瘀通络止痛；穿山甲、皂角刺化瘀通络，活血消肿；益母草、延胡索理气活血，化瘀止痛；川牛膝活血通络，引药下行；甘草调和诸药。上药合用，具有化瘀通络，消肿止痛之功效。

注意：瘀阻络滞型阳强是阳强中病情较重的一种临床类型，对于此类患者单纯应用中药汤剂治疗显得力量单薄，宜采取中西医结合的方法积极救治，必要时可采用手术治疗。

（5）败精阻窍型

主症：阳强不倒，阴茎、睾丸胀痛，排尿赤涩、疼痛、频数，小腹拘急，阴囊湿热，或见尿中白浊，尿后余沥不尽，舌质红，苔白厚腻，脉沉弦滑。

治则：通窍活络，祛除败精。

方药：萆薢分清饮加减。萆薢、益智仁各 10 克，茯苓、栀子、滑石、白术、车前子、石菖蒲、黄柏各 12 克，丹参、白茅根各 15 克，大黄 9 克，木通、甘草各 6 克。

方解：方中萆薢、益智仁、石菖蒲、茯苓、甘草取萆薢分清饮之意，以温肾利湿，分清化浊；黄柏清利下焦湿热；白茅根、车前子、木通、滑石化湿利水，清热通窍，祛除败精；栀子、大黄清热解毒;白术健脾燥湿利水;丹参活血化瘀;甘草兼能调和诸药,上药合用,具有分清化浊,清热利湿,通窍活络,祛除败精之功效,切中败精阻窍型阳强之发病机制。

注意:饮食不节、乱用补肾壮阳之品也是引发阳强的重要因素之一,平时应注意少食动火助欲之食品,青壮年人不要随意服用温补肾精的补药,以预防和减少阳强的发生。

16. 中医是怎样辨证治疗逆行射精的

根据逆行射精发病机制和临床表现的不同,中医通常将其分为肾气虚衰型、肾阴不足型、瘀血阻滞型、湿热瘀阻型、中气下陷型5种基本证型进行辨证治疗。

(1)肾气虚衰型

主症:有射精感觉而不射精,房事后第一次尿液呈白浊,性欲低下,阴茎勃起而不硬,腰酸膝软,肢冷畏寒,舌质淡,苔薄少或薄白,脉沉细无力。

治则:益肾壮阳,增精利窍。

方药:金匮肾气丸加减。制附子、肉桂各6克,山茱萸、远志各9克,熟地黄、山药、牡丹皮、茯苓、泽泻、川芎各12克,蜈蚣1条,甘草5克。

方解:方中熟地黄滋补肾阴、滋精血,山茱萸、山药滋补肝脾,辅助滋补肾中之阴而增精;并用少量桂枝、附子温补肾中之阳,意在微微生长少火以生肾气;泽泻、茯苓利水渗湿,牡丹皮清泻肝火,与温补肾阳药相配,意在补中寓泻,使补而不腻;蜈蚣通经活络、利窍散结,川芎活血通络,远志宁心开窍,甘草调和调药。上药配合,具有益肾壮阳、增精之效,兼有通络利窍之功。

注意:肾气虚衰型逆行射精以肾阳虚衰为主要发病机制,其治疗宜以益肾壮阳增精为治疗原则,同时应适当配合通络利窍之品,以使络通窍畅,则精液自能归于常道而射出。在药物治疗的同时注意防寒保暖,不食性味寒冷之品,有助于提高疗效。

(2)肾阴不足型

主症:有射精感觉而不射精,口干咽燥,性欲亢进,五心烦热,心悸失眠,阴茎勃起时间短,神疲乏力,腰膝酸软,舌质红,苔薄少,脉细或细数。

治则:滋阴降火,增精,利窍。

方药:知柏地黄汤加减。知母、黄柏、茯苓、生地黄、泽泻各12克,牡丹皮、山茱萸各10克,山药、龟甲各15克,五味子、远志、石菖蒲各9克,全蝎、甘草各6克。

方解:方中知母、黄柏、山茱萸、山药、牡丹皮、生地黄、泽泻、茯苓取知柏地黄汤之意,以补肝肾,增精液,滋阴清热降火;龟甲滋阴清热潜阳,五味子滋肾生津,远志宁心开窍,石菖蒲芳香走窜开窍,全蝎解痉通络散结,甘草调和诸药。上药配合,具有滋阴降火、增精之功,同时兼有通络利窍之效。

注意:肾阴不足型逆行射精的发病每与房事不节、嗜食辛辣温燥之食物,以及长期饮酒等密切相关,在药物治疗的同时注意节制房事,戒除饮酒,慎食辛辣温燥之食物,对其治疗和康复大有好处。

(3)瘀血阻滞型

主症:有射精感觉而不射精,小便细而不畅,夜尿多,烦躁易怒,时有胁痛,沉默少言,或伴有外伤史,舌质暗紫或有瘀点瘀斑,脉沉涩。

治则:活血化瘀,益肾通窍。

方药:桃红四物汤加减。山药、怀牛膝、白芍各 15 克,熟地黄、川芎、当归各 12 克,桃仁、远志、红花各 9 克,蜈蚣 1 条,甘草 6 克。

方解:方中熟地黄、川芎、白芍、当归、桃仁、红花取桃红四物汤之意,以养血活血化瘀;怀牛膝补肝肾,活血通经;山药益气健脾,补肾固精;蜈蚣通经活络、利窍散结;远志宁心开窍;甘草调和众药。上药配合,具有养血活血化瘀之功效,兼有益肾通窍的作用。

注意:瘀血阻络型逆行射精的治疗应着重养血活血化瘀,同时应注意适当配合益肾利窍之药,待瘀去血活后,应及时调整用药,适当增加补肾增精之品,以使精液有源。

(4)湿热瘀阻型

主症:有射精感觉而不射精,排尿短赤,尿后白浊,余漓不尽,腰膝酸软,口干咽燥,头晕身重乏力,舌质红,苔腻或黄腻,脉滑数或濡数。

治则:清热泻火,益肾化瘀,利湿通关。

方药:八正散加减。山药、草薢各 15 克,熟地黄、车前子、滑石、瞿麦、栀子各 12 克,红藤、石菖蒲、川芎各 10 克,大黄 9 克,木通、甘草各 6 克。

方解:方中车前子、瞿麦、滑石、栀子、大黄、木通、甘草取八正散之意,以清热泻火,利湿通关;红藤清热解毒,祛瘀止痛;草薢清泄下焦,利湿化浊;山药、熟地黄益肾增精;石菖蒲化湿开窍;川芎活血化瘀通络;甘草兼能调和诸药。上药合用,具有清热利湿泻火,益肾化瘀通关之功效。

注意:湿热互结,交着难却,湿热瘀阻型逆行射精的治疗取效较慢,并非一朝一夕之功,切不可急于求成,只要坚持治疗,并注意自我调养,定能取得好的疗效。

(5)中气下陷型

主症:有射精感觉而不射精,神疲乏力,气短懒言,肢体倦怠,头晕目眩,胃脘不适,肛门坠胀,甚则脱肛,舌质淡,苔薄白,脉细弱。

治则:补中益气,益肾利窍。

方药:补中益气汤加减。黄芪18克,党参、山药各15克,当归、陈皮、柴胡、白术、肉苁蓉、川芎各12克,远志9克,蜈蚣1条,甘草6克。

方解:方中黄芪、党参、当归、陈皮、柴胡、白术、甘草取补中益气汤之意,以补益中气;山药益气健脾,补肾固精;肉苁蓉补肾益精;蜈蚣通经活络,通经利窍;川芎活血通络;远志宁心开窍;甘草兼能调和诸药。上药合用,具有补中益气之功效,兼有补肾益精、通络利窍的作用。

注意:中气下陷型逆行射精多见于年老体弱的患者,每因劳累或房事过度而病发或加重,在药物治疗的同时应注意合理休息,做到劳逸结合,节制房事,以配合治疗。

17. 中医是怎样辨证治疗不射精的

中医学认为,肝络瘀滞、精室窍道阻滞不通是不射精的主要发病机制,治疗应以通肝络、通精窍、通水窍为基本原则。在此基础上,依辨证结果之不同,选用与之相适应的治疗方法,同时还应注意配合心理治疗、行为诱导等。根据不射精发病机制和临床表现的不同,通常将其分为肝气郁结型、瘀血阻络型、肾阴不足型、肾阳虚衰型、湿热下注型5种基本证型进行辨证治疗。

(1)肝气郁结型

主症:阳事勃起坚硬,同房时间较长,无性高潮,不射精,少腹坠胀,胸胁胀满,烦躁易怒,时欲叹息,纳呆嗳气,舌质红,苔薄白,脉弦。

治则:疏肝解郁,开启精关。

方药:柴胡疏肝散加减。白芍15克,柴胡、香附、陈皮、当归、茯苓、牡丹皮、川芎、枳壳、郁金各12克,石菖蒲10克,蜈蚣1条,甘草6克。

方解:方中柴胡、白芍、当归疏肝解郁,养血活血;茯苓健脾助运,实木御土;香附、陈皮、枳壳疏肝理气;牡丹皮、川芎清热活血,理气化瘀;郁金、石菖蒲、蜈蚣通络开窍,开启精关;甘草调和诸药。上药合用,共成疏肝解郁,开启精关之剂。

注意:肝气郁结型不射精在临床中较为多见,此类患者每因情志因素而发病,在药物治疗的同时,做好患者的思想工作,使之保持良好的情绪和愉快的心理以配合治疗,十分重要。

(2)瘀血阻络型

主症:性交时阴茎勃起坚硬,不射精,阴茎疼痛,可有睾丸坠胀,甚至牵连至少腹,胸闷不舒,沉默易怒,舌质紫暗,苔薄白,脉细涩。

治则:活血化瘀,通达精关。

方药:桃红四物汤加减。当归、生地黄、赤芍、柴胡、怀牛膝各12克,枳壳、桃仁、红花各10克,川芎、韭菜子各15克,蜈蚣1条,甘草6克。

方解：方中当归、生地黄、桃仁、红花、赤芍、川芎取桃红四物汤之意，以养血活血，化瘀通络；枳壳、柴胡疏肝理气解郁；韭菜子补肾壮阳，增强性功能；蜈蚣通络散结，通达精关；川牛膝活血通络，引药下行；甘草调和诸药。上药合用，具有活血化瘀，通达精关之功效。

注意：瘀血阻络型不射精以瘀血阻滞精道为主要发病机制，此类患者相当一部分是由外伤引起的，治疗应在活血化瘀、通达精关上下功夫，以使血活瘀祛，精道畅通，则病自愈。

(3)肾阴不足型

主症：阴茎易举，但不射精，头晕耳鸣，五心烦热，梦遗烦躁，便干尿赤，颧红盗汗，舌质红，苔薄少，脉细数。

治则：滋阴降火，疏通精道。

方药：知柏地黄汤加减。知母、黄柏、牡丹皮、泽泻、茯苓、熟地黄各12克，山茱萸10克，白芍、山药、龟甲各15克，全蝎5克，蜈蚣1条，甘草6克。

方解：方中知母、黄柏、山茱萸、熟地黄、山药、牡丹皮、泽泻、茯苓取知柏地黄汤之意，以滋补肝肾，滋阴降火；白芍滋阴柔肝；龟甲补肾阴，填精血，滋阴潜阳；全蝎、蜈蚣通络散结，疏通精道；甘草调和诸药。上药配合，具有滋阴降火，疏通精道之功效。

注意：中医具有丰富的治疗疾病的手段，采用针灸疗法治疗不射精有肯定的疗效，在根据中医辨证应用中药汤剂治疗的同时配合针灸疗法，有助于提高治疗不射精的临床疗效。

(4)肾阳虚衰型

主症：性欲低下，阴茎勃起不坚，无力排出精液，阴茎自萎,疲乏无力,面色㿠白,畏寒肢冷,腰酸腿软,小便频而清长,舌质淡或舌体胖嫩或舌边有齿痕,苔薄白,脉沉细无力。

治则:温补肾阳,益精通关。

方药:右归饮加味。枸杞子、山药、怀牛膝、龟甲各 15克,肉桂、制附子各 6克,蜈蚣 1条,陈皮、山茱萸、熟地黄、杜仲、炙甘草各 12克。

方解:方中熟地黄、山药、山茱萸、枸杞子、杜仲、肉桂、制附子、炙甘草取右归饮之意,以温补肾阳,益肾填精;龟甲补肾阴,填精血;陈皮理气和中;怀牛膝活血通络,引药下行;蜈蚣通络散结,疏通精关;炙甘草兼能调和诸药。上药合用,具有温补肾阳,益精通关之功效,切中肾阳虚衰型不射精之发病机制。

注意:不射精有虚实之分,肾阳虚衰型就属虚证,治疗宜在温补肾阳、益精补虚的基础上适当加用疏通精关之品,以使肾阳虚衰得到纠正,精液充而精道畅,射精功能自可恢复。

（5）湿热下注型

主症:阴茎勃起坚硬不易痿软,性交时不能射精,头晕身重,口苦烦躁,会阴部坠胀,梦遗频繁,少腹急满,小便短赤或黄,舌质红,苔黄腻,脉滑数。

治则:清热利湿,利窍通精。

方药:龙胆泻肝汤加减。龙胆草、泽泻、生地黄、当归、黄芩、栀子、石菖蒲、薏苡仁各 12克,车前子 15克,柴胡 10克,木通、甘草各 6克。

方解:方中龙胆草、黄芩、栀子、泽泻、木通、车前子、当归、生地黄、柴胡、甘草取龙胆泻肝汤之意,以泻肝胆实火,清下焦湿热;石菖蒲化湿开窍;薏苡仁健脾利水渗湿;甘草兼能调和诸药。上药配合,具有清热利湿,利窍通精之功效。

注意:湿热下注型不射精以肝胆湿热循经下注,壅阻精道为发病机制,发病与嗜食肥甘厚味、饮酒过度有关,在药物治疗的同时应注意饮食调养,不食辛辣肥腻食物,戒除饮酒。

18. 如何正确煎煮中药汤剂

汤药是临床最常采用的中药剂型,煎煮汤药的方法直接影响药物的疗效。为了保证临床用药能获得预期的疗效,煎煮汤药必须采用正确的方法。要正确煎煮中药,应注意以下几点。

(1)煎药器具的选择:煎煮中药最好选择砂锅、砂罐,因其不易与药物成分发生化学反应,并且导热均匀,传热较慢,保暖性能好,可慢慢提高温度,使药内有效成分充分释放到汤液中来。其次也可选用搪瓷制品。煎煮中药忌用铁、铜、铝等金属器具。

(2)煎药用水的选择:煎药用水必须无异味、洁净、澄清,含无机盐及杂质少,以免影响口味,引起中药成分的损失或变化。

(3)煎煮时加水量:煎药用水量应根据药物的性质、患者的年龄及用途而定。加水量应为饮片吸水量、煎煮过程中蒸发量及煎煮后所需药液量的总和。一般用水量为将饮片适当加压后,液面淹没过饮片约2厘米为宜。质地坚硬、黏稠或需要久煎的药物,加水量可比一般药物略多;质地疏松或有效成分容易挥发、煎煮时间较短的药物,则液面淹没药物即可。

(4)煎煮前如何浸泡:中药饮片煎前浸泡,既有利于有效成分的充分溶出,又可缩短煎煮时间。多数药物宜用冷水浸泡,一般药物可浸泡 20～30 分钟,以果实、种子为主的药可浸泡 1 小时左右。夏季气温较高时,浸泡的时间不宜过长,以免腐败变质。

（5）煎煮的火候和时间:煎煮中药的火候和时间应根据药物的性质和用途而定。煎一般药宜先大火后小火,即未沸前用大火,沸后用小火保持微沸状态。解表药及其他芳香性药物,一般用大火迅速煮沸,之后改用小火维持 10～15 分钟即可。有效成分不易煎出的矿物类、骨角类、贝壳类、甲壳类药及补益药,一般宜小火久煎,通常是沸后再煎 20～30 分钟,以使有效成分充分溶出。第二煎则通常较第一煎缩短 5～10 分钟。

（6）榨渣取汁:汤剂煎成后应榨渣取汁,因为一般药物加水煎煮后都会吸附一定的药液,同时已经溶入药液的有效成分可能被药渣再吸附。如药渣不经压榨取汁就抛弃,会造成有效成分的损失。

（7）煎煮的次数:煎药时药物有效成分首先会溶解进入药材组织的水溶液中,然后再扩散到药材外部的水溶液中,到药材内外溶液的浓度达到平衡时,因渗透压平衡,有效成分就不再溶出了,这时只有将药液滤出,重新加水煎煮,有效成分才能继续溶出。为了充分利用药材,避免浪费,使药物有效成分充分溶出,每剂中药不可煎一次就弃掉,最好是煎 2～3 次。

（8）入药方法:一般药物可以同时入煎,但部分药物因其性质、性能及临床用途的不同,所需煎煮的时间不同,所以煎煮中药汤剂还应讲究入药的方法,以保证药物应有的疗效。

入药方法有先煎、后下、包煎、另煎、烊化及冲服等。

①先煎。凡质地坚硬、在水里溶解度小的药物,如矿物类的磁石、寒水石,贝壳类的牡蛎、石决明等,应先入煎一段时间,再纳入其他药物同煎;川乌、附子等药,因其毒性经久煎可以降低,也应先煎,以确保用药安全。

②后下。凡因其有效成分煎煮时容易挥发、扩散或破坏而不耐煎煮者,如发汗药(薄荷、荆芥),芳香健胃药(白蔻仁、茴香),以及大黄、番泻叶等宜后下,待他药煎煮将成时投入,煎沸几分钟即可。大黄、番泻叶等药有时甚至可以直接用开水冲泡服用。

③包煎。凡药材质地过轻,煎煮时易漂浮在药液面上,或成糊状,不便于煎煮及服用者,如蒲黄、海金沙等,应用布包好入煎。药材较细,又含淀粉、黏液质较多的药,如车前子、葶苈子等,煎煮时容易粘锅、糊化、焦化,也应包煎。有些药材有毛,对咽喉有刺激性,如辛夷、旋覆花等,也要用纱布包裹入煎。

④另煎。人参等贵重药物宜另煎,以免煎出的有效成分被其他药渣吸附,造成浪费。

⑤烊化。有些药物,如阿胶、蜂蜜、饴糖等,容易黏附于其他药物的药渣中或锅底,既浪费药物,又容易焦煳,宜另行烊化后再与其他药汁兑服。

⑥冲服。入水即化的药,如竹沥等汁性药物,宜用煎好的其他药液或开水冲服。价格昂贵的药物,不易溶于水及加热易挥发的药物,如牛黄、朱砂、琥珀等,也宜冲服。

19. 治疗男性性功能障碍应该怎样谨慎合理地使用中草药

在选用中草药治疗男性性功能障碍时,要做到谨慎合理地使用,必须注意选择合适的药物,有明确的应用目的,同时还应做到组方精练,剂量科学。

(1)药物合适:在药物的选择上,不仅要考虑其性味归经、功能主治,还需要结合现代药理研究成果,做到中西合参,综合分析,合理选择。例如,中药山茱萸、枸杞子均具有较好的补肾、改善性功能作用,且无明显的不良反应,可广泛用于治疗男性性功能障碍。若从中医的角度考虑,山茱萸具有补益肝肾、收敛固涩之功效,枸杞子具有补肝肾、益精血之功能,均适宜于中医辨证属肝肾不足之男性性功能障碍患者,用于湿热下注引起者并不对证。又如,淫羊藿具有温肾壮阳之功效,对男性性功能障碍中医辨证属肾阳亏虚者较为适宜,若用于阴虚火旺之患者则药证不符。

(2)目的明确:辨证论治是中医的特色和优势,应用中药应以辨证为依据,这是常理,但也应注意结合现代医学对男性性功能障碍的认识,做到用药的目的明确,是单纯改善性功能、缓解自觉症状,还是要纠正精子的数量和质量等,必须要有明确的目标。经过一段时间的治疗,观察以上目标是否达到,如果没有达到,必须审查用药是否合理,及时调整用药,以期达到理想的疗效。

(3)组方精练:中医治病组方强调配伍,主、辅、佐、使目的明确,用药精练,毫无目的地杂药乱投,一开就是二十几味甚至几十味,这是绝对错误的。药物进入人体后,都要经代谢解毒,发挥其治疗作用,中药也是一样,在选用中药汤剂治疗男性性功能障碍时,组方用药要科学、精练,配伍要合理,每一味药都要有明确的目的,以期达成最佳配方。

(4)剂量科学:中药都有一定的用量范围,超长时间、超大剂量使用,是导致不良反应发生的主要原因,如长期使用木通容易引起肾衰竭和肝损害;桃仁、杏仁等含有氰苷,超剂量使用其中毒反应可以致命。在治疗男性性功能障碍时,必须严格掌握其常用剂量,不能随意加大剂量,也不可不加分析地长期使用,做到用药的剂量科学合理。药典所定的剂量具有法律效力,是法律和科学的结合,不可轻易突破。

20. 如何选用单方验方治疗男性性功能障碍

单方是指药味不多,取材便利,对某些病症具有独特疗效的方剂。单方治病在民间源远流长,享有盛誉,"单方治大病"之说几乎有口皆碑,深入人心,在长期的实践中,人们总结有众多的行之有效的治疗男性性功能障碍的单方,采用单方调治男性性功能障碍,方法简单易行,经济实惠,深受广大患者的欢迎。

验方是经验效方的简称。千方易得,一效难求,古今多少名医,毕其一生精力,在探求疾病的治疗中,反复尝试,反复验证,创造了一个个效验良方,此即验方。验方是医务界的同道在继承总结前人经验的基础上,融汇新知,不断创新,总结出的行之有效的经验新方。不断发掘整理名医专家治疗男性性功能障碍的经验效方,对于指导临床实践,提高治疗男性性功能障碍的临床疗效,无疑有举足轻重的作用。

单方验方治疗男性性功能障碍效果虽好,也只是中医调治男性性功能障碍诸多方法中的一种,若能与针灸按摩、饮食调养、起居调摄、心理疗法等其他治疗调养方法相互配合,采取综合性的治疗措施,其临床疗效可大为提高。需要说明的是,用于治疗男性性功能障碍的单方验方较多,它们各有其适用范围,由于患者个体差异和病情轻重不一,加之部分方剂还含有毒性药物,因此在应用单方验方时,一定要在有经验医师的指导下进行,做到根据病情辨病辨证选方用方,依单方验方的功效和适应证仔细分析,灵活运用,并注意随病情的变化及时调整用药,切忌死搬硬套。

21. 治疗男性性功能障碍常用的单方有哪些

处 方 1

处方:金樱子、芡实各等份。

用法:将金樱子、芡实共研为细末,炼蜜为丸,每丸重9克,每次1丸,每日2次,于饭前用淡盐水送服。

功效:补肾涩精。

主治:肾虚阴亏、精关不固之遗精。

处 方 2

处方:金樱子、萹蓄各30克。

用法:每日1剂,水煎取汁分早晚服。

功效:清热利湿,收敛固精。

主治:遗精。

处 方 3

处方:炒露蜂房60克,蜈蚣、水蛭各30克。

用法:炒露蜂房、蜈蚣、水蛭微火焙干,共研为细末,每次3克,温开水送服。

功效:益肾兴阳,祛瘀开窍。

主治:气滞血瘀型不射精。

处方 4

处方:制马钱子 0.3 克,蜈蚣 0.5 克,冰片 0.1 克。

用法:将马钱子、蜈蚣、冰片共研为细末,于每晚睡前吞服。因有毒,注意不可多服久服。

功效:通络开窍。

主治:不射精。

处方 5

处方:淫羊藿、酸枣仁各 30 克,茶叶 60 克。

用法:将淫羊藿、酸枣仁、茶叶共研为细末,每次 4～6 克,每日 2 次,温开水送服。

功效:清心提神,补肾益精。

主治:肾虚引起的不射精。

处方 6

处方:蚕蛾 25 克。

用法:将蚕蛾文火焙干,研为细粉,每次 3 克,每日 1 次,晚上服用。

功效:兴阳起痿。

主治:阳痿。

处方 7

处方:蛤蚧尾 10 克,鹿茸 5 克。

用法:将蛤蚧尾、鹿茸共研为细末,分成 20 包,每次 1 包,每次 1～2 次,空腹服。

功效:养精血,助肾阳。

主治:阳痿。

处 方 8

处方:蛤蚧 1 对,葱子、韭菜子各 6 克。

用法:将蛤蚧、葱子、韭菜子焙干,共研为细末,分成 12 包,每次性交前 2 小时用黄酒送服 1 包。

功效:补肺益肾壮阳。

主治:性欲低下。

处 方 9

处方:补骨脂(盐水炒)240 克,茯苓 120 克,韭菜子 60 克,醋适量。

用法:将上药浸入陈醋内,高过药成一指,煮干为末,再制成如梧桐子大小的药丸,每次 20 粒,每日服 2 次。

功效:补肾壮阳。

主治:性欲低下。

处 方 10

处方:仙茅 10 克,补骨脂 12 克,鹿角胶、肉苁蓉各 15 克,黄精 20 克。

用法:每日 1 剂,水煎取汁分早晚服。

功效:补肾益精壮阳。

主治:肾阳虚衰、阴精不足之性欲低下。

处 方 11

处方:当归 15 克,白芍 30 克,蜈蚣 3 条,甘草 10 克。

用法:将上药共研为细末,分成 6 份,每日 1 份,分早晚用开水冲服。

功效:滋阴养血,缓急通络,疏通肝经。

主治:阳痿。

处方 12

处方:地肤子、阳起石各等份。

用法:将地肤子、阳起石共研为细末,每次 6 克,每日 2 次,黄酒调服。

功效:清热利湿,温肾壮阳。

主治:命门火衰之阳痿。

处方 13

处方:肉桂、菟丝子各 90 克,柏子仁 150 克,鹿茸 60 克。

用法:将上药共研为细末,炼蜜为丸,春夏季每日 6 克,秋冬季每日 9 克,早晚用温黄酒调服。

功效:补肾兴阳。

主治:肾阳虚弱之阳痿。

处方 14

处方:蛇床子、菟丝子各 30 克,五味子 15 克。

用法:将上药共研为细末,每次 6 克,每日 2 次,黄酒为引服。

功效:温肾壮阳,滋肾涩精。

主治:阳痿。

处方 15

处方:巴戟天、淫羊藿各 20 克,肉桂、附子各 10 克。

用法:每日 1 剂,水煎取汁分早晚服。

功效:温肾壮阳。

主治:阳痿。

处方 16

处方:韭菜子、菟丝子各 12 克,牡蛎、龙骨各 6 克。

用法:将上药共研为细末,荷叶煎汤加丸,每次 9 克,每日 1～2 次,空腹淡盐汤送服。

功效:固涩精气。

主治:早泄。

处方 17

处方:肉苁蓉、五味子、菟丝子、远志、蛇床子各等份。

用法:将上药研为细末,每次 6 克,于晚睡前用黄酒送服。

功效:温肾助阳,安神敛精。

主治:早泄。

处方 18

处方:芡实 25 克,金樱子 20 克,菟丝子、车前子各15 克。

用法:每日 1 剂,水煎取汁分早晚服。

功效:补中益气,收敛固精。

主治:遗精。

处方 19

处方:刺猬皮、金樱子、芡实各等份。

用法:将上药共研为细末,每次 5 克,每日 2 次,淡盐水送服。

功效:益肾涩精止遗。

主治:遗精。

处方 20

处方:泽泻 12 克。

用法:每日 1 剂,水煎取汁分早晚服。

功效:泻肾与膀胱之热。

主治:相火妄动之遗精。

处方 21

处方:熟地黄、阳起石各 15 克,巴戟天、补骨脂、淫羊藿各 12 克。

用法:每日 1 剂,水煎分早晚服。

功效:温肾助阳。

主治:肾阳虚衰所致的性欲低下。

处方 22

处方:玄参、麦冬各 9 克,肉桂 0.9 克。

用法:将上药共研为粗末,每日 1 剂,水煎取汁分早晚服。

功效:滋阴清热。

主治:相火亢盛、肾阴亏损所致的阳强。

处方 23

处方:韭菜子、补骨脂各 30 克。

用法:将韭菜子、补骨脂共为细末,每次 9 克,每日 3 次,开水冲服。

功效:补肾壮阳,引火归原。

主治:肾阴肾阳不足、虚火妄动之阳强。

处方 24

处方:白芍 90 克,玄参 30 克,甘草 60 克。

用法:每日 1 剂,水煎分早晚服。

功效:滋阴清热,解痉缓急。

主治:阳强。

处方 25

处方:五倍子 250 克,龙骨 30 克,茯苓 60 克。

用法:将上药共研为细末,水糊为丸如梧桐子大,每次 6 克,每日 2 次,温开水送服。

功效:健脾益肾固精。

主治:早泄。

22. 治疗性欲低下常用的验方有哪些

(1)自拟春遥丹

药物组成:人参、麦冬、淫羊藿、肉苁蓉、五味子、菟丝子、蛇床子、续断各适量。

应用方法:将上药共研为细末,装入胶囊,每粒 0.5 克,每次 5 粒,每日 3 次,口服。

功能主治:补肾益精兴阳,催欲快活。主治性欲低下。

方剂来源:庞保珍,越焕云. 自拟春遥丹治疗性欲低下 176 例. 国医论坛,2004,19(2):17

(2)香到春生丹

药物组成:蚯蚓(韭菜地挖出者)7 条,檀香 6 克,凤仙子、苏合香、茶叶各 10 克,蝼蛄 7 个,榆树皮 36 克。

应用方法:将上药研为细末,用上好的香料制成香,候干备用。每欲行房时将香闻之即可。

功能主治:通络兴阳,醒神催欲。主治性欲低下。

方剂来源:庞保珍,越焕云. 香到春生丹治疗治疗性欲低下症 106 例. 河南中医,2004,24(2):10

(3)疏活补肾汤

药物组成:柴胡、红花、五味子各 6 克,当归、白芍、茯苓、桃仁、丹参、淫羊藿、巴戟天、肉苁蓉、枸杞子、女贞子各 10 克,黄芪 30 克。

应用方法:每日 1 剂,水煎取汁,早晚饭前 30 分钟温服。

功能主治:疏肝理脾,补肾益精,活血化瘀。主治性欲低下。

方剂来源:陈代忠,温泉盛.疏活补肾汤治疗性欲低下 60 例.浙江中医杂志,2006,41(7):418

(4)赞育丹加减方

药物组成:肉桂(后下)3 克,熟地黄、茯苓、泽泻、肉苁蓉、鹿角霜、锁阳各 10 克,怀山药、制附片各 15 克。

应用方法:每日 1 剂,水煎服。

功能主治:温肾壮阳。主治肾阳亏虚之性欲低下。

方剂来源:张春亭,刘建国,金保方.徐福松教授辨治性欲低下证经验.南京中医药大学学报,2009,25(2):143

(5)交泰丸加味方

药物组成:黄连、肉桂(后下)各 2 克,益智仁、熟地黄、杜仲、当归、枸杞子、山茱萸、鳖甲、龟甲、紫丹参、金樱子、沙苑子、何首乌各 10 克。

应用方法:每日 1 剂,水煎服。

功能主治:滋阴降火,引火归原,交通心肾。主治性欲低下。

方剂来源:张春亭,刘建国,金保方.徐福松教授辨治性欲低下证经验.南京中医药大学学报,2009,25(2):143

23. 治疗阳痿常用的验方有哪些

(1)驻春汤

药物组成:熟地黄、菟丝子、枸杞子各 30 克,淫羊藿 15 克,小茴香 10 克,蜈蚣 1 条。兼气血不足者,加当归、黄芪;失眠者,加炒酸枣仁、柏子仁;肝气郁结者,加柴胡、白芍;腰腿困痛者,加炒杜仲、鸡血藤;阳虚重者,加附子、肉桂。

应用方法:每日 1 剂,水煎分早晚服,1 周为 1 个疗程。同时嘱患者每日早晚用热手按摩小腹及揉搓睾丸各 20 分钟。

功能主治:温肾助阳,滋肾填精,通络散寒。主治阳痿。

方剂来源:戴双明,何元卓.驻春汤治疗阳痿 52 例.陕西中医,2000,21(3):112

(2)疏肝兴阳汤

药物组成:柴胡、香附各 10 克,当归、白芍、白蒺藜各 12 克,九香虫 6 克,蜈蚣 2 条。兼血瘀者,加川芎、桃仁、红花;兼湿热者,加龙胆草、山栀子、车前子;兼肾阴虚者,加熟地黄、山茱萸、枸杞子;兼肾阳虚者,加淫羊藿、菟丝子、巴戟天。

应用方法:每日 1 剂,水煎分早晚服,20 日为 1 个疗程,同时辅以心理治疗。

功能主治:理气活血,兴阳振痿。主治阳痿。

方剂来源:马祥生.疏肝兴阳汤治疗阳痿 54 例.四川中医,2001,19(4):33

(3)疏肝通络汤

药物组成:柴胡、白芍、淫羊藿、威灵仙各 15 克,当归、石菖蒲各 10 克,刺蒺藜 30 克,蜈蚣 2 条,水蛭(冲服)3 克,三七粉(冲服)1.5克,炙马钱子(冲服)0.3克。伴精神抑郁者,加郁金、合欢皮;急躁易怒者,加龙胆草、栀子;失眠多梦者,加生龙骨、生牡蛎;阴囊潮湿、尿频、尿道灼热者,加萆薢、车前子;腰膝酸软者,加鹿角胶、川续断、杜仲;腰腿怕冷者,加肉苁蓉、巴戟天。

应用方法:每日1剂,水煎分早晚服。

功能主治:疏肝通络,活血化瘀。主治阳痿。

方剂来源:贾玺.疏肝通络汤治疗阳痿43例.陕西中医,2003,24(10):901

(4)调肝益肾汤

药物组成:怀牛膝、丹参各30克,淫羊藿15克,当归、赤芍、白芍、青皮、山茱萸、红花、远志、九香虫各10克,龟甲胶7克,醋柴胡6克,鹿角胶3克,蜈蚣2条。疲乏无力、汗出多、睡眠差者,加黄芪30克,首乌藤、合欢皮各15克;腰膝酸软症状明显者,加巴戟天、狗脊各15克;伴湿热内蕴者,去鹿角胶、龟甲胶,加黄芩、龙胆草、车前子、栀子、泽泻各10克。

应用方法:每日1剂,水煎分早晚服。

功能主治:调补肝肾,养血活血。主治阳痿。

方剂来源:刘茂君.调肝补肾汤治疗阳痿.陕西中医,2004,25(8):698

(5)解郁起痿汤

药物组成:柴胡、郁金各10克,当归、白芍、蜂房、鹿衔草、韭菜子、白蒺藜各15克,淫羊藿、沙苑子各30克,蜈蚣2条。

应用方法:每日1剂,水煎分早晚服,1个月为1个疗程。同时向患者介绍关于性的一般知识,解除精神负担。

功能主治:疏肝解郁,益阳和阴,通络兴阳。主治心理性阳痿。

方剂来源:卢太坤,欧阳洪根.解郁起痿汤治疗心理性阳痿50例.中医研究,2005,18(10):33

(6)自拟强精汤

药物组成:黄芪、肉苁蓉各20克,当归、菟丝子、川牛膝各15克,熟地黄、何首乌、五味子、覆盆子、淫羊藿各10克,蜈蚣2条。

应用方法:每日1剂,水煎分早晚服,1个月为1个疗程。

功能主治:益气养血,补肾填精。主治肾精亏虚型阳痿。

方剂来源:段雪光,赵立国.自拟强精汤治疗阳痿36例临床观察.实用中医内科杂志,2008,22(6):92

(7)滋阴兴阳汤

药物组成:熟地黄、阳起石、钟乳石、石燕各30克,山茱萸、女贞子、墨旱莲各12克,枸杞子、当归各10克,山药、茯神、淫羊藿、蛇床子各15克,鹿茸5克,巴戟天20克。

应用方法:每日1剂,水煎分早晚服,10日为1个疗程,治疗观察2~3个疗程。

功能主治:滋阴补肾助阳。主治阳痿。

方剂来源:罗旭峰.滋阴兴阳汤治疗阳痿192例.社区中医药,2006,22(2):46

(8)达郁汤加味方

药物组成:柴胡、香附、升麻各8克,川芎、刺蒺藜、橘叶、远志、蜈蚣、蛇床子各10克,桑白皮12克。

应用方法:每日1剂,水煎分早晚服,15日为1个疗程。

功能主治:疏肝解郁兴阳。主治功能性阳痿。

方剂来源:许锐乾.达郁汤加味治疗功能性阳痿49例.江西中医药,2004,(1):52

(9)二仙活血利湿汤

药物组成:仙茅、淫羊藿(仙灵脾)、黄柏、桃仁、红花、甘草各10克,蜈蚣2条。肝郁气滞者,加柴胡、香附、枳壳各10克;失眠多梦者,加炒酸枣仁、石菖蒲、郁金各10克;痰浊阻络者,加半夏、瓜蒌各10克;湿热下注者,加苦参、虎杖各10克。

应用方法:每日1剂,水煎分早晚服,30日为1个疗程。

功能主治:助肾振阳,清热利湿活血。主治阳痿。

方剂来源:宣志华.自拟二仙活血利湿汤治疗阳痿48例临床观察.北京中医,2006,25(2):95

(10)金匮五子二仙汤

药物组成:熟地黄、阳起石、煅龙骨各20克,山药、菟丝子、金樱子、韭菜子、覆盆子、枸杞子、巴戟天、淫羊藿(仙灵脾)、仙茅各15克,山茱萸、牡丹皮、茯苓、泽泻、肉桂各10克。下阴、下肢发冷、阳虚偏重者,加附子6~9克;失眠健忘、神经衰弱者,加远志10克。

应用方法:每日1剂,水煎分早晚服,15日为1个疗程。休息3~5日继服第二个疗程,服用2~3个疗程后,若疗效较好可按上方改制成散剂,继续服用1~2个疗程,以巩固疗效。

功能主治:温阳益气,养阴填精。主治阳痿。

方剂来源:黄五臣.金匮五子二仙汤加减治疗阳痿139例临床观察.内蒙古中医药,2005,(6):7

24. 治疗早泄常用的验方有哪些

(1)固精煎

药物组成:党参、天冬、莲子、生地黄、芡实各 15 克,北黄芪、黄柏各 10 克,五味子、五倍子、砂仁、甘草各 6 克,煅龙骨、煅牡蛎各 30 克。

应用方法:每日 1 剂,水煎分早晚服,2 周为 1 个疗程。

功能主治:滋阴补肾,健脾益气,固涩止泄。主治早泄。

方剂来源:王桂如．固精煎治疗早泄 40 例．河南中医,2007,21(1):59

(2)滋肾固精汤

药物组成:巴戟天 10 克,韭菜子、制何首乌、熟地黄、桑螵蛸、煅龙骨各 15 克,菟丝子、当归各 12 克,白芍、枳壳各 9 克。早泄甚者,加金樱子、芡实、山茱萸各 15 克。

应用方法:每日 1 剂,水煎分早晚服。

功能主治:滋肾固精止泄。主治肾虚早泄。

方剂来源:欧春．滋肾固精汤治疗早泄 51 例．山西中医,1998,(3):15

(3)兴阳固精汤

药物组成:仙茅、菟丝子、沙苑子、桑螵蛸、蜂房、肉苁蓉、锁阳各 15 克,淫羊藿、金樱子、生龙骨各 30 克,蛇床子 12 克,蜈蚣 2 条,狗肾粉(吞)5 克。阳虚甚者,加炮附子 10 克,人参 3 克。

应用方法:每日 1 剂,水煎分早晚服。

功能主治:温肾助阳固精。主治肾阳虚衰型早泄。

方剂来源:汪明德．辨证论治早泄 118 例疗效观察．浙

江中医药大学学报,1998,(1):18

（4）逍遥固精汤

药物组成:柴胡、白芍、白术、沙苑子、益智仁、桑螵蛸各10克,薄荷6克,五味子10~15克,磁石、芡实各20~30克,莲子10枚。心烦口苦者,加黄连6克;夜寐难安者,加百合10克,合欢皮15克;腰痛甚者,加杜仲10克,川续断15克;气虚者,加黄芪、党参各20克;肾阳虚者,加淫羊藿、巴戟天各10克。

应用方法:每日1剂,水煎分早晚服,4周为1个疗程。

功能主治:疏肝补肾,固精止遗。主治心因性早泄。

方剂来源:陈成博,张胜.逍遥固精汤治疗心因性早泄68例临床观察.浙江中医杂志,2007,42(9):514

（5）封髓定志汤

药物组成:知母、黄柏、芡实、五味子各15克,茯苓、生龙骨、生牡蛎、金樱子各30克,炙远志、石菖蒲各10克。

应用方法:每日1剂,水煎分早晚服。

功能主治:滋阴降火,交通心肾,益肾固精。主治阴虚火旺、心肾不效型早泄。

方剂来源:汪明德.辨证论治早泄118例疗效观察.浙江中医药大学学报,1998,(1):18

（6）固精止泄汤

药物组成:决明子12克,莲须、熟地黄各15克,鱼鳔胶(冲服)、炒黄柏、知母、天冬、砂仁各10克,生龙骨、生牡各30克,炙甘草6克。

应用方法:每日1剂,水煎分早晚服。

功能主治:滋阴清热降火,益肾固精止泄。主治阴虚火旺之早泄。

方剂来源:王吉候.固精止泄汤治疗早泄56例.河北中医,1996,(8):53

(7)泻火益肾固精汤

药物组成:知母(盐炒)9克,黄柏(盐炒)6克,五味子12克,覆盆子、芡实、莲子、炒酸枣仁各15克,煅龙骨、煅牡蛎、珍珠母(先煎)各30克。肝火偏旺者,加龙胆草9克;肝经湿热下注者,配服龙胆泻肝丸(每次9克,每日2次);心火亢盛心烦者,加黄连6克,栀子9克;神不守舍、不寐者,加朱砂1克(研末冲服);食欲缺乏者,加焦麦芽24克,焦山楂15克。

应用方法:每日1剂,水煎分早晚空腹服。因疾病引起者积极治疗原发病,同时配合心理疗法,指导患者正确对待性爱,保持精神愉快,宜清心寡欲,节制房事,禁戒手淫,节醇酒厚味,加强体育锻炼。

功能主治:清泻相火,益肾固精。主治早泄。

方剂来源:张德修.泻火益肾固精汤治疗早泄.山东中医杂志,2006,25(6):368

(8)自拟分心清肝饮

药物组成:生地黄、黄连、栀子、芡实、车前子各10克,龙胆草、柴胡各6克,龙骨、莲子肉、刺蒺藜各15克,茯神30克。

应用方法:每日1剂,水煎分早晚服,1个月为1个疗程。

功能主治:清肝泻火,宁心安神,益肾固精。主治心肝火旺型早泄。

方剂来源:袁国辉.自拟分心清肝饮治疗早泄78例.四川中医,2003,(8):39

（9）自拟黄芪地黄汤

药物组成：生黄芪、金樱子、煅牡蛎各 30 克，沙苑子 15 克，生地黄 12 克，牡丹皮、泽泻、山药、茯苓、山茱萸、升麻、五味子各 10 克。

应用方法：每日 1 剂，水煎分早晚服，7 日为 1 个疗程，连服 2～3 个疗程。

功能主治：滋阴益肾，固精止泄。主治肾虚早泄。

方剂来源：叶炳亮．自拟黄芪地黄汤治疗早泄 55 例．江西中医药，1996，（2）：77

（10）七子鹿龙汤加味方

药物组成：菟丝子、枸杞子、金樱子、覆盆子、煅龙骨、煅牡蛎各 15 克，蛇床子、五味子各 10 克，沙苑子 12 克，鹿角霜 25 克（或鹿茸 3 克冲服）。偏肾气不固者，加山茱萸、淫羊藿；偏心脾虚损者，加人参、黄芪、芡实；有阴火征象者，加知母、黄柏。

应用方法：每日 1 剂，水煎分早晚空腹服，10 日为 1 个疗程。服药期间忌辛辣、烟、酒，注意休息。

功能主治：双补脾肾，益气固涩。主治中年继发性早泄。

方剂来源：王贻方．七子鹿龙汤加味治疗中年继发性早泄 38 例．中国中医药信息杂志，2001，8（11）：66

25. 治疗遗精常用的验方有哪些

（1）摄精汤

药物组成：金樱子、车前子、六一散、桑螵蛸、沙苑子、泽泻、山药各 10 克，芡实、龙骨各 15 克，生地黄 20 克。

应用方法：每日 1 剂，水煎分早晚服。

功能主治:清热利湿,摄精止遗。主治湿热下注型遗精。

方剂来源:周剑平．摄精汤治疗遗精．四川中医,1996,14(10):34

(2)六五延宗汤

药物组成:熟地黄、韭菜子、党参、黄芪各 15 克,山药、茯苓、山茱萸、牡丹皮、菟丝子、车前子、当归、炒白术、金樱子、芡实各 10 克,甘草 5 克。

应用方法:每日 1 剂,水煎分早晚服,1 个月为 1 个疗程。

功能主治:益气健脾补肾,固摄涩精止遗。主治脾肾两虚之遗精。

方剂来源:张淑亭．六五延宗汤治疗遗精 310 例观察．河北中医,1996,(1):13

(3)加味四妙汤

药物组成:苍术、黄柏、牛膝、草薢、白术各 15 克,薏苡仁、丹参各 30 克,车前子、石菖蒲各 12 克,草豆蔻 10 克,滑石、茯苓各 20 克。遗精频繁者,加金樱子 15 克,芡实 30 克;心烦少寐者,加莲子心 10 克,炒栀子 15 克。

应用方法:每日 1 剂,水煎分早晚服,1 个月为 1 个疗程。

功能主治:清热利湿,固涩摄精。主治遗精。

方剂来源:段登志．加味四妙汤治疗遗精 36 例疗效观察．云南中医中药杂志,2004,25(1):47

(4)固肾健中汤

药物组成:人参、熟地黄各 20 克,锁阳、芡实、桑螵蛸、金樱子各 15 克,生龙骨 30 克,茯神 10 克,远志 6 克。

应用方法:每日 1 剂,水煎分 3 次服,30 日为 1 个疗程,治疗 1~2 个疗程。

功能主治:固肾涩精,健脾和中。主治遗精。

方剂来源:张剑.固肾健中汤治疗遗精34例.四川中医,2005,23(1):61

(5)清心镇静汤

药物组成:黄连6克,麦冬12克,甘草10克,五味子、玄参、地龙、车前子各15克,煅龙骨25克,珍珠母、煅牡蛎各20克。

应用方法:每日1剂,水煎分早晚服,7剂为1个疗程,共服2个疗程。

功能主治:降火清心,交通心肾,摄精止遗。主治遗精。

方剂来源:陈和亮.清心镇静汤治疗遗精40例临床观察.上海中医药大学学报,2003,(1):12

(6)疏肝益肾汤

药物组成:柴胡12克,郁金15克,延胡索、制附片各9克,白术10克,白芍、山药、当归各20克,女贞子、墨旱莲、覆盆子各30克,佛手18克。

应用方法:每日1剂,水煎分早晚服,10日为1个疗程。

功能主治:疏肝解郁,益肾摄精止遗。主治肝郁肾虚型遗精。

方剂来源:刘革命.疏肝益肾汤治疗遗精症49例.四川中医,2000,18(10):26

(7)八子黄芪汤

药物组成:金樱子、女贞子、枸杞子各15克,莲子心、韭菜子、菟丝子、沙苑子、芡实各12克,黄芪20克。

应用方法:每日1剂,水煎分3次服,1个月为1个疗程。

功能主治:补肾摄精止遗。主治遗精。

方剂来源:姬云海．八子黄芪汤治疗遗精50例．江西中医药,1996,(6):13

(8)龙胆百合汤

药物组成:龙胆草、栀子、黄芩、泽泻、车前子(布包)、夜交藤、芡实各10克,柴胡、木通各6克,百合15克,生龙骨、生牡蛎、酸枣仁各30克。

应用方法:每日1剂,水煎分早晚服。

功能主治:镇心安神,补肾涩精。主治遗精。

方剂来源:李芳琴．龙胆百合汤治疗遗精102例小结．甘肃中医,2007,20(1):32

(9)桂枝汤加味方

药物组成:黄芪20克,桂枝、白芍、白术、煅龙骨、煅牡蛎、生姜各10克,炙甘草6克,大枣7枚。

应用方法:每日1剂,水煎分早晚服。

功能主治:健脾补气,温充肌腠,涩精止遗。主治遗精。

方剂来源:宋秀霞．桂枝汤加味治疗遗精50例．河南中医,2008,28(4):21

(10)知柏地黄汤加减方

药物组成:知母(盐炒)、黄柏(盐炒)各15克,山茱萸25克,熟地黄、山药各30克,牡丹皮、茯苓各9克,怀牛膝10克。夜寐差、心烦明显者,加合欢皮、首乌藤各30克;目眩、腰膝酸软重者,加枸杞子、菟丝子各10克;乏力明显者,加生黄芪30克,炙柴胡、炙升麻各10克;伴有形寒肢冷者,加制附子10克,肉桂5克。

应用方法:每日1剂,水煎分早晚服,15日为1个疗程。每个疗程后随症状进行药物加减,遗精次数控制在每2周少于 1 次(包括 1 次)后,再续服 1 个疗程以巩固疗效,病情稳定后,连续服用知柏地黄丸 3 个月。

功能主治:滋阴降火,固精止遗。主治遗精。

方剂来源:柴科远.知柏地黄汤加减治疗遗精 15 例.实用中医药杂志,2007,23(6):362

26. 治疗阳强常用的验方有哪些

(1)大补阴丸加味方

药物组成:黄柏、知母、鳖甲、赤芍各 10 克,熟地黄 20克,龟甲 15 克,牡蛎 30 克。

应用方法:每日 1 剂,水煎服。

功能主治:滋阴清热,潜阳软坚。主治阴虚火旺、火刑宗筋之阳强。

方剂来源:来叶根,来优鹏.阳强的治疗体会.中医杂志,2001,42(6):340

(2)六味地黄汤加味方

药物组成:熟地黄 24 克,黄柏、知母各 10 克,山药 12克,牡丹皮、山茱萸、茯苓各 9 克,龟甲、鳖甲各 15 克,牡蛎 30克,赤芍、丹参各 25 克。

应用方法:每日 1 剂,水煎服。

功能主治:滋阴清热,潜阳软坚。主治阴虚火旺、火刑宗筋之阳强。

方剂来源:何庆忠.六味地黄丸化裁在临床的应用.河北中医,2002,24(12):918

(3)丹栀逍遥散加减方

药物组成:柴胡 5 克,香附、当归、栀子、龙胆草、大黄、甘草各 10 克,白芍、牡丹皮、鳖甲各 15 克。

应用方法:每日 1 剂,水煎服。

功能主治:清肝泻火,滋阴软坚。主治肝火亢盛、宗筋被灼之阳强。

方剂来源:来叶根,来优鹏．阳强的治疗体会．中医杂志,2001,42(6):340

(4)龙胆泻肝汤加味方

药物组成:生地黄、川牛膝各 20 克,龙胆草、黄芩、黄柏、栀子、柴胡、大黄(后下,得泻则去)、当归各 15 克,泽泻、木通、车前子各 10 克,甘草 6 克。

应用方法:每日 1 剂,水煎分 3 次服。

功能主治:清肝火,泻湿热。主治肝经火盛、湿热毒邪壅滞阴络之阳强。

方剂来源:詹正明．龙胆泻肝汤治疗男科病 2 例体会．中国实用乡村医生杂志,2008,15(7):29

(5)桃仁承气汤加减方

药物组成:桃仁、芒硝、甘草、续断、穿山甲、杜仲各 10 克,大黄 15 克,炙水蛭粉 6 克。

应用方法:每日 1 剂,水煎服。

功能主治:活血化瘀,益肾通络。主治瘀血阻络、宗筋不收之阳强。

方剂来源:来叶根,来优鹏．阳强的治疗体会．中医杂志,2001,42(6):340

27. 治疗逆行射精常用的验方有哪些

（1）清热利湿化瘀方

药物组成：黄柏、鱼腥草、王不留行各15克，知母、赤芍、桃仁各12克，木通、车前子各9克。

应用方法：每日1剂，水煎服，15日为1个疗程。同时配合应用男性外生殖器治疗仪理疗，每日1次。

功能主治：清热利湿，活血化瘀。主治性病导致的逆行射精。

方剂来源：何玉章．性病导致逆行射精15例临床报道．新中医，1994，26（1）：45

（2）疏肝泻火通窍方

药物组成：醋柴胡6克，郁金、生地黄各12克，王不留行、三棱、莪术、泽泻、路路通各10克，炙鳖甲20克，龙胆草、石菖蒲、生甘草各3克，焦栀子7克，荔枝15克，麻黄9克。

应用方法：每日1剂，水煎服，同时忌酒及辛辣、葱、姜之物。

功能主治：疏肝泻火，活血通窍。主治逆行射精。

方剂来源：陆卫民．逆行射精证治．四川中医，1992，10（4）：34

（3）疏肝益肾通精汤

药物组成：柴胡、郁金各12克，木通、山茱萸各10克，王不留行25克，白芍20克，肉苁蓉18克，石菖蒲6克，甘草5克。阴虚精少者，加黄精、墨旱莲各15克；阳虚者，加淫羊藿18克。

应用方法：每日1剂，水煎服。同时配合针刺治疗：主穴选取太冲、三阴交,配穴选取次髎、太溪、秩边,视患者虚实情况行补泻或平补平泻手法,留针 20 分钟,每日治疗 1 次,15日为 1 个疗程。

功能主治:疏肝益肾,祛瘀通精。主治逆行射精。

方剂来源:肖远辉. 针刺配合中药治疗功能性逆行射精25 例疗效观察. 新中医,2001,33(3):48

(4)利湿益肾开窍方

药物组成:菟丝子、川牛膝、山药、金银花、丹参各 15 克,巴戟天、当归、红花、路路通各 10 克,川续断、土茯苓、沉香各12 克,杜仲 18 克,蒲公英 30 克。

应用方法:每日 1 剂,水煎服。

功能主治:清热利湿,益肾开窍。主治湿热瘀滞下焦、精路被阻、气机逆乱引起的逆行射精。

方剂来源:毛景生. 逆向射精症验案 1 例. 北京中医,1986,(6):47

(5)麻黄连翘赤小豆汤

药物组成:麻黄、甘草各 6 克,连翘 18 克,赤小豆 30 克,生姜、苦杏仁各 10 克,大枣 10 枚,桑白皮、王不留行、蜂房各12 克。湿热症候较重、小便黄赤、大便臭秽、舌苔厚腻者,重用连翘、赤小豆、生姜;病程较长、舌质紫暗、射精后小腹有隐痛感者,重用赤小豆、王不留行;有支原体、衣原体感染者,重用连翘、桑白皮、甘草。

应用方法:每日 1 剂,水煎服,10 日为 1 个疗程。治疗期间忌食辛辣刺激及酒类。

功能主治:清利湿热,辛散温宣,通利精窍。主治逆行射精。

方剂来源:王忠民．麻黄连翘赤小豆汤治疗逆行射精87例．新中医,2001,33(1):55

28. 治疗不射精常用的验方有哪些

(1)桃葛汤

药物组成:桃仁、黄芪、葛根、沙参、玄参各18克,丹参、郁金、酸枣仁各12克,泽兰10克,皂角刺30克。湿热偏甚者,加黄柏、土茯苓、虎杖;肝郁明显者,加柴胡、川楝子、白芍;瘀滞甚者,加路路通、土鳖虫、毛冬青;阴伤太过者,加熟地黄、黄精、枸杞子等。

应用方法:每日1剂,水煎分早晚服。同时,配合应用前列安栓(每日1枚,晚上睡前排便后经肛门塞入直肠,深6~8厘米,位于前列腺之后),连续应用10日为1个疗程,一般治疗2~3个疗程,疗程之间可间隔数日。

功能主治:养阴益气,开窍通精。主治慢性前列腺炎所致不射精。

方剂来源:邱云桥．桃葛汤配合前列安栓治疗慢性前列腺炎所致不射精37例．河南中医,2004,24(3):46

(2)通关精射汤

药物组成:枸杞子、菟丝子、桃仁、牛膝、山茱萸、白芍、车前子各15克,肉苁蓉、当归、沉香、柴胡各12克,石菖蒲10克,蜈蚣(研末、另吞)2条。

应用方法:每日1剂,水煎分早晚服,15日为1个疗程。服药期间禁烟酒、辛辣、煎炒、油腻之品,注意休息,辅以心理疏导。

功能主治:益肝肾,利气机,散瘀血。主治不射精。

方剂来源:舒光辉.通关精射汤治疗不射精症 45 例.江西中医药,2002,33(2):14

(3)加味四逆散

药物组成:柴胡、枳壳、白芍、甘草、郁金、香附各 10 克,石菖蒲、远志各 6 克,茯神、枸杞子、熟地黄各 12 克,丹参、王不留行各 15 克。射精无力者,加黄芪、党参;肾阴虚者,加山茱萸、桑葚;精液量少者,加菟丝子、女贞子、韭菜子;阳痿者,加仙茅、淫羊藿、巴戟天;睾丸胀痛者,加橘核、荔枝核;瘀阻甚者,加牛膝、三七;夹湿热者,加萆薢、黄柏;心神不宁、遗精者,加珍珠母、首乌藤、黄连、肉桂。

应用方法:每日 1 剂,水煎分早晚服,30 日为 1 个疗程。同时配合适宜的心理治疗。

功能主治:解郁活血,畅通精道。主治功能性不射精。

方剂来源:彭汉光.加味四逆散治疗功能性不射精症 38 例.湖北中医杂志,2004,26(12):36

(4)通络排精汤

药物组成:当归 12 克,生地黄 20 克,红花、牛膝、川楝子各 9 克,丹参 18 克,路路通、王不留行各 15 克,石菖蒲、五味子、甘草各 6 克,菟丝子、枸杞子各 30 克。面色萎黄,疲乏无力者,加黄芪 30 克,党参 12 克;腰膝酸软者,加续断 15 克,桑寄生 12 克。

应用方法:每日 1 剂,水煎分早晚服,30 日为 1 个疗程。

功能主治:滋补肝肾,通络排精。主治功能性不射精。

方剂来源:孙凤兰.通络排精汤治疗不射精症 39 例.山东中医杂志,2002,21(3):158

（5）益气通关射精汤

药物组成：当归、威灵仙、淫羊藿、牛膝各 15 克，白芍 20 克，黄芪 30 克，柴胡、露蜂房、急性子、王不留行、路路通、石菖蒲、车前子各 10 克，蜈蚣 2 条（研末分吞），水蛭（研末分吞）、甘草各 3 克，远志 12 克。肾阳虚衰者，加附子、肉桂、肉苁蓉、巴戟天；肾阴不足者，加知母、黄柏、枸杞子、山茱萸；瘀血内阻者，加桃仁经、红花、丹参、穿山甲；湿热下注者，加龙胆草、栀子、金银花、蒲公英。

应用方法：每日 1 剂，水煎分早晚服，10 剂为 1 个疗程。同时配合理疗和口服左旋多巴（每次 0.25 克，每日 3 次）。对性知识缺乏的夫妻双方进行性心理指导教育，以缓解其心理负担。

功能主治：益气养血，活血疏肝，通关射精。主治功能性不射精。

方剂来源：徐生荣．理疗加益气通关射精汤治疗功能性不射精症 36 例．河北中医，2001，23（2）：138

29. 如何选择治疗男性性功能障碍的中成药

用于治疗男性性功能障碍的中成药很多，各有不同的使用范围，临床上如何选择使用，直接关系到治疗效果。在选用中成药前，首先要仔细阅读说明书，了解其功效和主治，根据具体情况，有的放矢的使用。

（1）医生指导：虽然相对西药而言中成药的不良反应较少，但是由于中成药有其各自的功效、适应证，若药不对症，不仅无治疗作用，反而会加重病情，甚至引发其他不良反应，因此男性性功能障碍患者在选用中成药时,一定要请教医生,在医生的指导下选用。

(2)阅读标签:大凡中成药,在其外包装上都有标签,有的还有说明书,不论是标签还是说明书,其上面都能提供该药的功效、适应证、用法用量、注意事项等,仔细阅读中成药上面的标签和说明书,对正确选用中成药大有好处。

(3)辨病选药:即根据男性性功能障碍的诊断选药,这些药物一般无明显的寒热偏性,只要诊断为男性性功能障碍,辨明是阳痿、早泄,还是遗精、性欲低下,就可根据情况选择应用。

(4)辨证选药:即根据男性性功能障碍患者发病机制和临床表现的不同,通过辨证分型,确立相应的治则,之后根据治疗原则选取中成药。绝大多数中成药是针对不同证型而设的,只有用于适宜的证型才能发挥最好的疗效。要做到辨证选药,既要了解药性,也要清楚中成药的药物组成、功能主治,还要掌握辨证论治的方法。

(5)综合选药:即综合考虑男性性功能障碍患者的病、证、症来选择适宜的中成药。有时患者可表现为多种证型的复杂情况,且症状也较突出,故要选用两种或几种药物进行治疗。随着治疗的进展,证、症均会发生改变,治疗选药也要作相应的调整。

30. 治疗男性性功能障碍常用的片剂中成药有哪些

(1)健阳片

药物组成:蜈蚣粉、淫羊藿提取物粉、甘草提取物粉、蜂王浆。

功能主治:补肾益精,助阳兴痿。适用于阳痿,早泄,遗精,滑精,以及精冷不育等。

用法用量:每次4片,每日2次,黄酒送服。

注意事项:忌房事过度和饮食生冷。防止身体受寒及过度劳累,肝肾功能不全者慎用。

(2)健神片

药物组成:墨旱莲、鸡血藤、金樱子、艾叶、桑葚、菟丝子、仙鹤草、牡蛎、狗脊、女贞子、甘草、合欢皮、首乌藤、五味子。

功能主治:固肾涩精。适用于肾虚所致的男子遗精,四肢酸软等。

用法用量:每次3～4片,每日3次,温开水送服。

注意事项:感冒时应暂停服用。

(3)杞蓉片

药物组成:枸杞子、肉苁蓉、锁阳、蛇床子、女贞子、五味子、金樱子、淫羊藿、菟丝子。

功能主治:补肾固精,益智安神。适用于肾亏遗精,阳痿早泄,失眠健忘等。

用法用量:每次4～6片,每日3次,温开水送服。

注意事项:肾阴不足、阴虚火旺者不宜用。服药期间禁行房事,外感热病勿服。

(4)强肾片

药物组成:鹿茸、山药、山茱萸、熟地黄、枸杞子、丹参、补骨脂、牡丹皮、桑葚、益母草、茯苓、泽泻、杜仲、人参茎叶皂苷。

功能主治:补肾填精,益气壮阳,扶正固本。适用于肾虚水肿,腰痛,遗精,阳痿,早泄等;亦可用于肾虚型慢性肾炎和久治不愈的肾盂肾炎。

用法用量:每次 4～6 片,每日 3 次,淡盐水或温开水送服。

注意事项:阴虚火旺者不宜用。

(5)补肾宁片

药物组成:羊鞭、枸杞子、淫羊藿、肉苁蓉、人参、海马。

功能主治:温肾助阳,益气固本。适用于阳痿,早泄,遗精,滑精,以及精冷不育等。

用法用量:每次 3～5 片,每日 3 次,温开水送服。

注意事项:阴虚内热者慎用。

(6)补天灵片

药物组成:淫羊藿、狗鞭、仙茅、羊鞭、韭菜子、锁阳、驴鞭、海龙、牛鞭、牛膝、鹿茸、补骨脂、肉桂、枸杞子、红参、蛇床子。

功能主治:补肾壮阳,填精益髓。适用于阳痿,早泄,遗精,滑精,以及不育症等。

用法用量:每次 4 片,每日 2 次,温开水送服。

注意事项:阴虚火旺者忌服。

(7)蚕蛾公补片

药物组成:雄蚕蛾、人参、熟地黄、白术、当归、枸杞子、补骨脂、菟丝子、蛇床子、仙茅、肉苁蓉、淫羊藿。

功能主治:补肾壮阳,养血填精。适用于肾阳虚损,阳痿早泄,性功能减退等。

用法用量:每次 3～6 片,每日 3 次,温开水送服。

注意事项:感冒时应暂停服用。

(8)补肾斑龙片

药物组成:鹿茸、酸枣仁、鹿角胶、柏子仁霜、鹿角霜、黄芪、人参、当归、淫羊藿、附子、肉苁蓉、熟地黄、韭菜子。

功能主治:补肾壮阳,填精益髓。适用于阳痿,早泄,遗精,滑精,以及性欲减退等。

用法用量:每次4～6片,每日3次,温开水送服。

注意事项:高血压患者忌服。

31. 治疗男性性功能障碍常用的丸剂中成药有哪些

(1)麒麟丸

药物组成:制何首乌、墨旱莲、淫羊藿、菟丝子、锁阳、党参、郁金、枸杞子、覆盆子、山药、丹参、黄芪、白芍、青皮、桑葚。

功能主治:补肾填精,益气养血。适用于肾虚精亏,气血不足,腰膝酸软,倦怠乏力,面色不华,男子精液清稀,阳痿早泄,男子不育等。

用法用量:每次1丸,每日2～3次,温开水送服。

(2)萃仙丸

药物组成:莲须、续断、韭菜子、沙苑子、五味子、覆盆子、制何首乌、补骨脂、核桃仁、茯苓、鱼鳔、人参、枸杞子、莲子、牡蛎、鹿茸、芡实、山药、金樱子。

功能主治:补肾固精,益气健脾。适用于肾虚精亏,阳痿早泄,体弱乏力,腰酸膝软。

用法用量:每次3克,每日3次,温开水送服。

注意事项:本品用于纯虚之体,有实邪者勿用,感冒期间暂停服。

（3）补肾丸

药物组成：锁阳、龟甲、熟地黄、枸杞子、天冬、知母、白芍、干姜、黄柏、五味子。

功能主治：壮阳固精，滋阴补肾。适用于肾水不足所致的阴虚阳亢，头晕咳嗽，腰膝酸痛，梦遗滑精等。

用法用量：每次 6 克，每日 2 次，空腹淡盐水送服。

（4）大补阴丸

药物组成：熟地黄、知母、黄柏、龟甲、猪脊髓。

功能主治：滋阴降火。适用于阴虚火旺，潮热盗汗，咳嗽咯血，耳鸣遗精。

用法用量：每次 9 克，每日 2～3 次，淡盐水或温开水送服。

注意事项：忌食辛辣食物，脾胃虚弱、食少便溏者慎用。

（5）金锁固精丸

药物组成：沙苑子、芡实、龙骨、牡蛎、莲须、莲子。

功能主治：固肾涩精。适用于肾虚不固所致的遗精滑泄，神疲乏力，四肢酸软，腰痛耳鸣等。

用法用量：每次 9 克，每日 2 次，淡盐水送服。

注意事项：感冒发热勿服，心肝火旺、相火偏旺或下焦湿热所致之遗精者不宜用。

（6）六味地黄丸

药物组成：熟地黄、山茱萸、牡丹皮、山药、茯苓、泽泻。

功能主治：滋补肝肾。适用于肾阴亏损，头晕耳鸣，腰膝酸软，骨蒸潮热，盗汗遗精，消渴。

用法用量：每次 8 丸，每日 3 次，温开水送服。

注意事项:本方熟地黄滋腻滞脾,有碍消化,脾虚食少便溏者慎用。

(7)知柏地黄丸

药物组成:知母、黄柏、熟地黄、山茱萸、牡丹皮、山药、茯苓、泽泻。

功能主治:滋阴降火。适用于阴虚火旺,潮热盗汗,口干咽燥,耳鸣遗精,小便短赤。

用法用量:每次 8 丸,每日 3 次,淡盐汤或温开水送服。

注意事项:脾虚便溏、消化不良者不宜使用。

(8)敖东壮肾丸

药物组成:鹿角胶、枸杞子、鹿鞭、黄芪、狗肾、狗脊、驴肾、熟地黄、海马、肉苁蓉、牡蛎、韭菜子、大海米、锁阳、红参、补骨脂、淫羊藿、杜仲、肉桂、牛膝。

功能主治:补肾壮阳,益气养血。适用于阳痿,早泄,遗精,滑精,精冷不育等。

用法用量:每次 9 克,每日 2 次,淡盐汤或温开水送服。

注意事项:本品偏于补阳,阴虚火旺、五心烦热者忌用。本品有较多的动物药,注意防止有过敏的可能。本品较滋腻,易于碍胃,应注意健运脾胃。

(9)还原固精丸

药物组成:熟地黄、山药、牡丹皮、茯苓、龙骨、芡实、黄柏、金樱子、山茱萸、牡蛎、莲须、远志、知母、锁阳。

功能主治:滋阴,补肾,涩精。适用于肾阴虚损所致的梦遗滑精等。

用法用量:每次 6 克,每日 3 次,温开水送服。

(10)五子衍宗丸

药物组成:枸杞子、菟丝子、五味子、车前子、覆盆子。

功能主治:补肾益精。适用于肾虚腰痛,尿后余漓,遗精早泄,阳痿不育等。

用法用量:每次 9 克,每日 2 次,淡盐水或温开水送服。

(11)固精补肾丸

药物组成:熟地黄、山茱萸、枸杞子、五味子、覆盆子、石菖蒲、楮实子、山药、金樱子、茯苓、牛膝、小茴香、杜仲、巴戟天、肉苁蓉、远志、菟丝子、甘草。

功能主治:温补脾肾。适用于脾肾虚寒所致之食减神疲,腰酸体倦,早泄梦遗等。

用法用量:每次 6~9 克,每日 2 次,温开水送服。

(12)健肾壮腰丸

药物组成:女贞子、黄精、狗脊、金樱子、千斤拔、何首乌、熟地黄。

功能主治:健肾壮腰。适用于腰酸腿软,头晕耳鸣,眼花心悸,阳痿遗精等。

用法用量:每次 9 克,每日 2 次,温开水送服。

注意事项:感冒发热而周身疼痛者不宜用。

(13)海马多鞭丸

药物组成:海马、蛤蚧、韭菜子、锁阳、鹿茸、补骨脂、小茴香、菟丝子、沙苑子、山茱萸、白术、杜仲、红参、母丁香、牛膝、当归、茯苓、山药、黄芪、肉桂、枸杞子。

功能主治:补肾壮阳,添精增髓。适用于气血两亏,面黄肌瘦,梦遗滑精,阳痿早泄,腰腿酸痛等。

用法用量:每次 2 克,每日 2 次,黄酒或淡盐水送服。

注意事项:高血压慎用。

(14)水陆二仙丸

药物组成:芡实、金樱子。

功能主治:涩精止带。适用于肾虚精关不固所致男子滑精等。

用法用量:每次 9 克,每日 2 次,温开水送服。

注意事项:忌食刺激性食物,节房事。

(15)赞化鹿茸丸

药物组成:鹿茸、鹿角胶、当归、酸枣仁、肉苁蓉、鹿角霜、柏子仁、熟地黄、附子、黄芪。

功能主治:补气养血,扶肾壮阳,调经祛寒。适用于阳痿,早泄,遗精,滑精,以及精冷不育等。

用法用量:每次 9 克,每日 2 次,温开水送服。

注意事项:湿热所致阳痿(以有性欲而勃起困难,心烦口苦,小便黄,大便不畅,阴囊潮湿为主要见症)勿用。本品滋阴壮阳之力较强,易阻碍中焦脾胃的运化,可适当加健脾胃之药同服。对本品过敏者忌用。

(16)海马三肾丸

药物组成:海狗肾、驴肾、鹿肾、海马、核桃仁、人参、母丁香、韭菜子、枸杞子、仙茅、补骨脂、鹿茸、山药、肉桂、山茱萸、肉苁蓉、淫羊藿、八角茴香、蛇床子、小茴香、熟地黄、蛤蚧、附子、紫梢花、覆盆子、巴戟天、菟丝子、荜澄茄、桑螵蛸。

功能主治:补肾壮阳。适用于阳痿,早泄,遗精,滑精及精冷不育等。

用法用量:每次 10 克,每日 3 次,淡盐水送服。

注意事项:本品偏于补阳,阴虚火旺明显者不宜用。对本品过敏者忌用。本品易于碍胃,需时时健运中焦,以助运化。

(17)参茸强身丸

药物组成:红参、全鹿干、白术、白芍、肉苁蓉、锁阳、山药、甘草、覆盆子、陈皮、菟丝子、山茱萸、女贞子。

功能主治:滋补强身,益肾壮阳。适用于身体虚弱,精神不振,肾虚阳痿,腰背酸痛等。

用法用量:每次 3 克,每日 3 次,温开水送服。

注意事项:本品偏于补阳,阴虚火旺、五心烦热者忌用。

(18)巴戟补肾丸

药物组成:巴戟天、枸杞子、芡实、当归、制何首乌、牛膝、山药、泽泻,狗脊、菟丝子、党参、杜仲、甘草、韭菜子、肉苁蓉、天花粉、远志、白术、熟地黄。

功能主治:补肾填精,益气养血。适用于阳痿,早泄,遗精,滑精,精冷不育等。

用法用量:每次 9 克,每日 2 次,温开水送服。

注意事项:肾阴虚火旺者不宜用,湿热之体或伴有外感者不宜用。

(19)龟鹿二胶丸

药物组成:龟甲胶、鹿角胶、巴戟天、补骨脂、续断、杜仲、熟地黄、当归、白芍、枸杞子、五味子、山药、山茱萸、麦冬、芡实、肉桂、附子、牡丹皮、泽泻、茯苓。

功能主治:温补肾阳,填精益髓。适用于阳痿,早泄,遗精,滑精,以及不育症等。

用法用量:每次 9 克,每日 2 次,温开水送服。

注意事项:实证明显者不宜用,有明显阴虚火旺者慎用。

(20)三才封髓丸

药物组成:党参、砂仁、黄柏、肉苁蓉、天麦、甘草、熟地黄。

功能主治:益肾固精。适用于肾气虚弱所致的梦遗失精等。

用法用量:每次 9 克,每日 2 次,温开水送服。

(21)滋阴补肾丸

药物组成:生晒参、鹿茸、五味子、菟丝子、锁阳、远志、山药、熟地黄、生地黄、黄芪、巴戟天、山茱萸、龙骨、胡芦巴、马钱子。

功能主治:滋阴壮阳,益精填髓。适用于肾虚所致的腰膝酸痛,梦遗滑精,阳痿早泄等。

用法用量:每次 5 克,每日 2 次,淡盐水送服。

(22)鱼鳔补肾丸

药物组成:鱼鳔胶、枸杞子、莲须、肉苁蓉、巴戟天、杜仲、当归、菟丝子、补骨脂、茯苓、淫羊藿、肉桂、沙苑子、牛膝、附子。

功能主治:壮阳益精。适用于阳痿,早泄,遗精,滑精,以及不育等。

用法用量:每次 9 克,每日 2 次,温开水送服。

注意事项:湿热之体、伤风感冒者忌用。本品偏于补阳,阴虚火旺者不宜用。

(23)强阳保肾丸

药物组成:淫羊藿、阳起石、肉苁蓉、胡芦巴、补骨脂、五味子、沙苑子、蛇床子、覆盆子、韭菜子、芡实、肉桂、小茴香、茯苓、远志。

功能主治:补肾壮阳。适用于阳痿,早泄,遗精,滑精,以及不育症等。

用法用量:每次 6 克,每日 2 次,温开水送服。

注意事项:阴虚火旺者慎用。

(24)壮阳健威丸

药物组成:人参、肉苁蓉、鹿茸、鹿角胶、沉香、杜仲、茯苓、远志、肉桂、甘草、山药、枸杞子、锁阳、附子、制何首乌、黄狗肾。

功能主治:补肾壮阳,生精益髓。适用于阳痿,早泄,遗精,滑精,以及不育症等。

用法用量:每次 3 克,每日 1～2 次,温开水送服。

注意事项:阴虚火旺者慎用,外感实热、湿热之体者忌用。

(25)三鞭参茸固本丸

药物组成:鹿鞭、驴鞭、狗鞭、鹿茸、人参、淫羊藿、枸杞子、山茱萸、菟丝子、杜仲、女贞子、制何首乌、茯苓。

功能主治:补气养血,助阳填精,强筋壮骨。适用于阳痿,早泄,遗精,滑精不育等。

用法用量:每次 3 克,每日 2 次,淡盐水或温开水送服。

注意事项:本品偏于补益肾精,易于滋腻碍胃,需时时健运脾胃。有外感实热者忌用。

32. 治疗男性性功能障碍常用的药酒有哪些

(1)回春酒

药物组成:淫羊藿、当归、五加皮、茯苓、地骨皮、苍术、熟地黄、杜仲、生地黄、天冬、西红花、牛膝、肉苁蓉、附片、甘草、花椒、丁香、木香。

功能主治:滋阴补阳,培元固本,调养气血。适用于阳痿,早泄,遗精,滑精,精冷不育等。

用法用量:每次 10～30 毫升,每日 2 次,口服。

注意事项:对乙醇过敏及阳亢型高血压患者忌用。

(2)三鞭酒

药物组成:牛鞭、羊鞭、狗鞭、蜈蚣、当归、白芍、天花粉、甘草。

功能主治:补益肝肾,养血兴阳。适用于阳痿,早泄,遗精,滑精,精冷不育等。

用法用量:每次 12.5 毫升,每日 2 次,口服。10 日为 1 个疗程,前后疗程间隔 5～7 日。

注意事项:对乙醇过敏者忌用。本品偏于滋腻,应注意健运脾胃。

(3)一柱天酒

药物组成:蚕蛾、淫羊藿、巴戟天、熟地黄、山药、山茱萸、枸杞子、菟丝子、鹿茸、杜仲、当归、肉桂、附子、蜈蚣、天麻、人参、鹿鞭。

功能主治:温补肾阳,添精补血。适用于阳痿,早泄,遗精,滑精,以及不育等。

用法用量:每次 20～40 毫升,每日 2 次,口服。

注意事项:对乙醇过敏及阴虚火旺者忌用。

(4)西汉古酒

药物组成:鹿茸、蛤蚧、狗鞭、柏子仁、枸杞子、松子、黄精。

功能主治:补肾益精,强筋补髓。适用于阳痿,早泄,遗精,滑精,精冷不育等。

用法用量:每次 25～50 毫升,每日 2 次,口服。

注意事项:对本品过敏者忌用。本品以补脾肺肾为主,易于碍胃,应注意健脾胃,助中阳。

(5)淫羊藿酒

药物组成:淫羊藿。

功能主治:补肾阳,强筋骨,祛风湿。适用于阳痿不举,腰膝痿弱,四肢麻木,神疲健忘。

用法用量:每次 15 ～20 毫升,每日 1～2 次,口服。

注意事项:湿热下注,肝郁不疏者忌用。

(6)鹿鞭补酒

药物组成:鹿鞭、淫羊藿、驴肾、刺五加、沙苑子、补骨脂、何首乌、五味子、黄芪、菟丝子、熟地黄、枸杞子、红花、车前子、海龙、海马、覆盆子。

功能主治:补肾壮阳,益气补虚,填精益髓,健步轻身。适用于肾阳虚衰,腰膝冷痛,阳痿早泄,梦遗滑精,神疲气怯,四肢无力。

用法用量:每次 25～50 毫升,每日 2 次,口服。

注意事项:对乙醇过敏及阴虚火旺者忌用。

(7)鹿茸参鞭酒

药物组成:人参、鹿茸、当归、熟地黄、枸杞子、白芍、小茴香、鹿鞭、白术、黄芪、牛膝、桂皮、巴戟天、菟丝子、山药、茯苓、肉苁蓉、狗鞭、陈皮。

功能主治:补肾精,生气血。适用于阳痿,早泄,遗精,滑精,精冷不育等。

用法用量:每次 30 毫升,每日 3 次,口服。

注意事项:外感实热、湿热之体及乙醇过敏者忌用。

(8)壮元补身酒

药物组成:熟地黄、山茱萸、山药、枸杞子、菟丝子、女贞子、肉苁蓉、续断、狗肾、白芍。

功能主治:养阴助阳,益肾填精。适用于肾精不足,遗精滑精,阳痿,早泄等。

用法用量:每次 20~30 毫升,每日 1~2 次,口服。

注意事项:对乙醇过敏者忌用。

(9)龙燕补肾酒

药物组成:雄蚕蛾、地龙、海燕、花椒、甜叶菊。

功能主治:补肝益肾,除湿助阳,温脾助胃,益髓填精。适用于肾虚阳痿,性功能减退等。

用法用量:每次 10 毫升,每日 2 次,口服,1 个月为 1 个疗程。

注意事项:对乙醇过敏及阴虚火旺者忌用。

(10)温肾助阳药酒

药物组成:补骨脂、淫羊藿、制何首乌、熟地黄、山茱萸、枸杞子、巴戟天、菟丝子、肉苁蓉、葱子、韭菜子、蛤蚧、山药、阳起石、泽泻、牡丹皮、茯苓、蜂蜜。

功能主治:温肾助阳。适用于阳痿,早泄,遗精,滑精等。

用法用量:每次 10~20 毫升,每日 2 次,口服。1 个月为 1 个疗程,必要时可用 2 个疗程。

注意事项:对乙醇过敏者忌用。

33. 治疗男性性功能障碍常用的颗粒剂中成药有哪些

（1）遐龄颗粒

药物组成：三七、制何首乌、枸杞子、山楂、黄精、菟丝子、菊花、黑芝麻、楮实子、桑葚。

功能主治：滋补肝肾，生精益髓。适用于肝肾亏损，精血不足引起的神疲体倦，失眠健忘，阳痿早泄，腰膝酸软等。

用法用量：每次 10 克，每日 2～3 次，饭前开水冲服。

注意事项：虚中夹实及兼感外邪者不宜用。

（2）金樱子冲剂

药物组成：金樱子。

功能主治：补肾固精缩尿。适用于肾虚所致的梦遗滑精，小便失禁等。

用法用量：每次 13 克，每日 3 次，开水冲服。

注意事项：感冒时暂停服用，有湿热者慎服。

（3）沙苑子颗粒

药物组成：沙苑子。

功能主治：温补肝肾，固精缩尿，明目止泻。适用于肾虚腰痛，遗精早泄，白浊带下，小便余漓，眩晕目昏等。

用法用量：每次 10 克，每日 2 次，开水冲服。

注意事项：阴虚相火易动者忌用。

（4）益肾灵颗粒

药物组成：枸杞子、女贞子、沙苑子、芡实、车前子、覆盆子、五味子、桑葚、附子、韭菜子、淫羊藿、金樱子。

功能主治：益肾壮阳。适用于阳痿，早泄，遗精，滑精，精

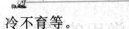

冷不育等。

用法用量:每次 20 克,每日 3 次,开水冲服。

注意事项:本品长于益肾固精,对于肝郁不疏引起的阳痿不宜用,湿热之体或外感热病者忌用。

(5)淫羊藿冲剂

药物组成:淫羊藿(仙灵脾)浸膏。

功能主治:补肾强心,壮阳通痹。适用于阳痿,早泄,遗精,滑精,精冷不育等。

用法用量:每次 10 克,每日 2～3 次,开水冲服。

注意事项:阴虚相火易动者忌用。

(6)古汉养生颗粒

药物组成:人参、黄芪、金樱子、枸杞子、女贞子、菟丝子、淫羊藿、白芍、甘草、麦芽、黄精、蜂蜜。

功能主治:滋肾益精,补脑安神。适用于头晕心悸,目眩耳鸣,健忘失眠,阳痿遗精,疲乏无力,病后虚弱等。

用法用量:每次 10～20 克,每日 2 次,开水冲服。

注意事项:感冒时暂停服用,有湿热者不宜用。

34. 治疗男性性功能障碍常用的胶囊剂中成药有哪些

(1)生力胶囊

药物组成:人参、肉苁蓉、熟地黄、淫羊藿、枸杞子、荔枝核、沙苑子、丁香、沉香、远志。

功能主治:益气壮阳,安神益智。适用于阳痿,早泄,性欲减退,遗精滑精等。

用法用量:每次 2～4 粒,每日 3 次,空腹服。

注意事项:内有郁热者慎服。

(2)男宝胶囊

药物组成:鹿茸、海马、阿胶、牡丹皮、黄芪、驴肾、狗肾、人参、当归、杜仲、肉桂、枸杞子、菟丝子、附子、巴戟天、肉苁蓉、熟地黄、茯苓、白术、山茱萸、淫羊藿、补骨脂、覆盆子、胡芦巴、麦冬、锁阳、仙茅、川续断、牛膝、玄参、甘草。

功能主治:补肾壮阳。适用于肾阳不足引起的性欲淡漠,阳痿滑泄,腰腿酸痛,阴囊湿冷,精神萎靡,食欲缺乏等。

用法用量:每次2~3粒,每日2次,温开水送服。

注意事项:阴虚火旺及湿热下注者忌用。

(3)颐和春胶囊

药物组成:人参、川牛膝、锁阳、附子、鹿茸、淫羊藿、沙参、覆盆子、蛇床子、熟地黄、韭菜子等。

功能主治:补肾壮阳,健脑强心。适用于肾阳虚衰引起的阳痿,遗精,精冷不育,腰膝酸软等。

用法用量:每次4~5粒,每日2次,温开水送服。

注意事项:阴虚发热,湿热证患者忌服。服药后可能出现口干口渴为正常现象。服药期间禁房事。

(4)仙乐雄胶囊

药物组成:人参、鹿茸、狗鞭、牛鞭、淫羊藿、熟地黄。

功能主治:温肾补气,益精助阳。适用于肾阳不足,精气亏损所致的头昏耳鸣,腰膝酸软,惊悸健忘,阳痿不举等。

用法用量:每次1~2粒,每日3次,温开水送服。

注意事项:湿热下注者忌用,阴虚者慎用。

(5)七鞭回春乐胶囊

药物组成:狗肾、山药、枸杞子、制何首乌、刺猬皮等。

功能主治:补肾壮阳。适用于肾虚阳痿,早泄,滑精,性功能减退等。

用法用量:每次3粒,每日2次,温开水送服。

注意事项:内有郁热者慎服。

(6)补肾康乐胶囊

药物组成:淫羊藿、制何首乌、花生仁、龟甲、山茱萸、肉桂、枸杞子、狗肾、熟地黄、黄柏、续断、五味子、紫河车、杜仲、人参、益智仁、海马。

功能主治:壮阳益肾,大补气血,添精生髓,强身健脑。适用于未老先衰,性功能减退,腰腿酸痛,疲乏无力,失眠健忘,精神恍惚等。

用法用量:每次3~4粒,每日3次,淡盐水送服。

注意事项:感冒期间停用。

(7)参茸三肾胶囊

药物组成:生晒参、黄毛鹿茸、牛肾、驴肾、狗肾。

功能主治:益气壮阳。适用于肾气虚弱所致的阳痿,早泄,遗精,滑精,精冷不育等。

用法用量:春夏季每次5粒,秋冬季每次10粒,每日1次,温开水送服。

注意事项:本品偏于填补肾精,性较滋腻,易于碍胃,应注意健运脾胃。阴虚火旺,外感实热者不宜用。

(8)益肾兴阳胶囊

药物组成:鹿茸、驴肾、狗肾、肉苁蓉、菟丝子、人参、黄芪、淫羊藿干膏粉、蚕蛾。

功能主治:补肾益气,壮阳固精。适用于阳痿,早泄,遗精,滑精,精冷不育等。

用法用量:每次 2 粒,每日 2 次,温开水送服。

注意事项:本品以温补肾阳、填精补髓为主,适用于肾精不足,阳气虚寒者,湿热、阴虚有火者忌用。本品有较多的补益药,应防止其过腻有碍中焦运化,注意随时健运脾胃。本品有较多的动物药,有致过敏的可能,需注意对本品过敏者忌用。

(9)强龙益肾胶囊

药物组成:牡蛎、龙骨、花椒目、丁香、黄芪、阳起石、防风、海螵蛸等。

功能主治:补肾壮阳,安神定志。适用于肾阳不足,阳痿早泄,腰腿酸痛,记忆力衰退等。

用法用量:每次 2～3 粒,每日 3 次,温开水送服。

注意事项:阴虚及阴虚阳亢者不宜用,服药期间禁行房事。本品中含有丁香,应避免与郁金或含有郁金的药物同用。

(10)补肾益脑胶囊

药物组成:人参、鹿茸、酸枣仁、熟地黄、茯苓、玄参、远志、麦冬、五味子、当归、川芎、牛膝、山药、补骨脂、枸杞子、朱砂。

功能主治:滋肾益气,补血生精。适用于气血两亏,阳虚气弱,心悸气短,失眠健忘,遗精盗汗,腰腿酸软,耳聋耳鸣。

用法用量:每次 3～4 粒,每日 2 次,温开水送服。

注意事项:感冒发热者勿服。

(11)海马巴戟胶囊

药物组成:海马、巴戟天、鹿茸、生晒参、补骨脂、蛇床子、淫羊藿、枸杞子、韭菜子、锁阳、蛤蟆油、山药、麻雀肉、黄芪、茯苓、甘草。

功能主治:温肾壮阳,填精益髓。适用于阳痿,早泄,遗精,滑精,精冷不育等。

用法用量:每次3粒,每日2次,早饭前及临睡前淡盐水或温开水送服。

注意事项:阴虚火旺者慎用。

(12)回春如意胶囊

药物组成:鹿茸、熟地黄、狗肾、锁阳、羊肾、菟丝子、山药、何首乌、槐米、巴戟天、枸杞子、肉苁蓉、黄精、黄芪、狗脊、补骨脂。

功能主治:补血养血,助肾壮阳,益精生髓,强筋健骨。适用于阳痿,早泄,遗精,滑精,不育等。

用法用量:每次2~3粒,每日2~3次,温开水送服。

注意事项:阴虚火旺者慎用。应注意健运脾胃。

35. 治疗男性性功能障碍常用的口服液类中成药有哪些

(1)蛮龙液

药物组成:雄蚕蛾、刺五加、菟丝子、淫羊藿、熟地黄、补骨脂。

功能主治:补肾壮阳,填精益髓。适用于肾虚精亏,阳痿早泄,梦遗滑精,腰膝酸痛,小便频数。

用法用量:每次30~40毫升,每日2次,口服。

注意事项:阴虚火旺、湿热之体者忌用。

(2)肾宝合剂

药物组成:蛇床子、川芎、菟丝子、补骨脂、茯苓、红参、小茴香、五味子、金樱子、白术、当归、覆盆子、制何首乌、车前子、熟地黄、枸杞子、山药、淫羊藿、胡芦巴、黄芪、肉苁蓉、炙甘草。

功能主治:调和阴阳,温阳补肾,安神固精,扶正固本。适用于阳痿,遗精,腰腿酸痛,精神不振,夜尿频数,畏寒肢冷等。

用法用量:每次 10～20 毫升,每日 3 次,口服。

注意事项:感冒发热期间停服。

(3)阳春玉液

药物组成:鹿茸、鹿角胶、龟甲、党参、淫羊藿、黄芪、巴戟天、枸杞子、天冬、蛇床子、熟地黄。

功能主治:滋肾壮阳,填精补髓。适用于阳痿,早泄,遗精,滑精,精冷不育症等。

用法用量:每次 10 毫升,每日 3 次,饭前空腹服。

注意事项:有外感及湿热者忌用。

(4)阳春口服液

药物组成:人参、鹿茸、淫羊藿、山茱萸、菟丝子、乌鸡、阳起石。

功能主治:补肾壮阳,生精益髓。适用于阳痿,早泄,遗精,滑精,精冷不育等。

用法用量:每次 10 毫升,每日 3 次,口服。

注意事项:阴虚火旺、湿热之体者忌用。

(5)参茸强肾口服液

药物组成:人参、鹿茸、鹿肾、牛肾、海狗肾、黄芪、当归、肉苁蓉、阳起石、枸杞子、杜仲、附片、菟丝子、熟地黄、淫羊藿、韭菜子。

功能主治:补肾壮阳,填精益髓。适用于肾阳不足,精血亏损所致的肢倦神疲,眩晕健忘,阳痿,早泄,不育症等。

用法用量:每次 10 毫升,每日 2 次,口服。

注意事项:阴虚火旺、湿热之体者忌用。

(6)仙茸壮阳口服液

药物组成:鹿茸、仙茅、淫羊藿、巴戟天、肉苁蓉、枸杞子、刺五加浸膏、何首乌。

功能主治:补肾壮阳。适用于阳痿,早泄,遗精,滑精,精冷不育等。

用法用量:每次 100 毫升,每日 2 次,口服。

注意事项:对本品过敏者勿用。湿热之体、阴虚有火者慎用,外感热病者忌用。

(7)海龙蛤蚧口服液

药物组成:海龙、蛤蚧、人参、羊鞭、羊肾、黄芩、熟地黄、菟丝子、何首乌、陈皮、当归、黄芪、锁阳、鹿茸、肉桂、淫羊藿、肉苁蓉、枸杞子、阳起石、川芎、乌豆蔻、莲须、甘草。

功能主治:温肾壮阳,补益精血。适用于腰膝酸软,面色㿠白,阳痿,遗精,头目眩晕等。

用法用量:每次 10~30 毫升,每日 2 次,口服。

注意事项:伤风感冒、发热咽痛时忌服。

36. 怎样根据辨证分型选用治疗性欲低下的中成药

根据辨证分型选用治疗性欲低下的中成药,宜依性欲低下患者发病机制和临床表现的不同,通过辨证分型,确立相应的治则,之后根据治则选取中成药。

（1）命门火衰型：主要表现为性欲低下或无性欲，可有阳痿，早泄，面色㿠白，腰膝酸软，畏寒肢冷，排尿清长，神疲乏力，舌质淡体胖，苔薄白，脉沉迟无力。治宜温补命门。可选用右归丸、益肾灵颗粒、补天灵片等。

（2）肾精亏虚型：性欲淡漠，精神疲惫，头晕耳鸣，腰膝酸软，动作迟缓，失眠健忘，五心烦热，舌质红，苔薄少，脉沉细。治宜益肾填精。可选用左归丸、杞蓉片、麒麟丸等。

（3）肝气郁结型：性欲低下，性感不足，情绪低落，精神抑郁，胸闷不舒，善叹息，烦躁易怒，纳差口苦，舌质淡，苔薄少，脉弦细。治宜疏肝解郁。可选用逍遥丸、越鞠丸、柴胡疏肝散等。

（4）心虚胆怯型：主要表现为性欲低下，精神恍惚，畏惧房事，心悸不宁，善惊易恐，怕闻声响，气短神疲，少寐多梦而易惊醒，舌质淡，苔薄白，脉弦细或细弱。治宜益气安神，补肾养肝，镇惊定志。可选用定志丸、壮元丸、养心宁神片等。

（5）气血亏虚型：性欲低下，性交无快感，面色萎黄，唇甲色淡，气短乏力，头晕目眩，心悸健忘，纳呆便溏，舌质淡，苔薄白，脉沉细弱。治宜益气养血。可选用归脾丸、当归补血颗粒、加味归芪片等。

（6）痰湿壅滞型：性欲低下，远避房帏，形体肥胖，动则气促，易倦嗜睡，胸闷纳少，肢体困重，腹胀脘痞，舌质淡，苔腻，脉弦滑。治宜健脾祛湿，理气化痰，温肾启阳。可选用导痰丸、半夏天麻丸等。

37. 怎样根据辨证分型选用治疗阳痿的中成药

（1）命门火衰型：阳事不举，精薄清冷，头晕耳鸣，面色㿠白,精神萎靡不振,腰膝酸软,畏寒肢冷,舌质淡,苔薄白,脉沉细。治宜温补下元,兴阳起痿。可选用赞育丹、龟龄集、苁蓉补肾丸等。

(2)心脾受损型:阳事不举,精神不振,夜寐不安,胃纳不佳,面色不华,失眠健忘,心悸自汗,舌质淡,苔薄腻,脉细弱。治宜补益心脾,安神定志。可选用归脾丸、柏子养心丸、天王补心丹等。

(3)恐惧伤肾型:阳痿不振,举而不坚,头晕耳鸣,胆怯多疑,失眠多梦,心悸易惊,腰酸尿频,舌质淡,苔薄白或薄腻,脉弦细。治宜安神定志,益肾固精。可选用大补元煎、龙牡固精丸、金锁固精丸等。

(4)肝郁不疏型:常因情志不畅而发病。表现为阳痿不举,情绪抑郁或烦躁易怒,胸胁满闷,上腹饱胀,善太息,食少便溏,舌质淡,苔薄白,脉弦或弦滑。治宜疏肝解郁,理气活血。可选用逍遥丸、柴胡疏肝散等。

(5)湿热下注型:阴茎痿软不举,阴囊潮湿,下肢酸困,小便黄赤或涩滞不利,或小便后有白色分泌物,舌质红,苔黄腻,脉濡数。治宜清热化湿,兴阳起痿。可选用龙胆泻肝丸、八正合剂等。

38. 怎样根据辨证分型选用治疗早泄的中成药

(1)相火亢盛型:早泄,性欲亢进,腰膝酸软,五心烦热,眩晕头痛,目赤耳鸣,面部烘热,舌质红,苔薄少或黄,脉弦数或细数。治宜滋阴降火。可选用知柏地黄丸、大补阴丸等。

(2)肾气不固型:早泄,性欲减退,腰膝酸软,面色晦暗,小便频数,甚则不禁,舌质淡,苔薄少,脉细弱。治宜益肾固精。可选用锁阳固精丸、五子衍宗丸等。

(3)心脾亏虚型:早泄,气短乏力,面色无华,心悸怔忡,腹胀便溏,少寐多梦,食少纳呆,头晕健忘,舌质淡,苔薄白,脉细弱。治宜补益心脾,固涩精气。可选用归脾丸、人参养荣丸等。

(4)肝经湿热型:早泄,阴茎易举,口苦纳呆,胸闷胁痛,阴囊热痒,小便黄赤,舌质红,苔黄腻,脉弦滑而数。治宜清泻湿热。可选用龙胆泻肝丸、甘露消毒丹等。

(5)肝气郁结型:早泄,精神抑郁,胁肋及少腹胀痛,胸闷善太息,少寐多梦,舌质淡,苔薄白,脉弦。治宜疏肝解郁。可选用舒肝丸、逍遥丸等。

39. 怎样根据辨证分型选用治疗遗精的中成药

(1)君相火动、心肾不交型:少寐多梦,梦则遗精,伴有心中烦热,头晕目眩,精神不振,倦怠乏力,心悸不宁,善恐健忘,口干,小便短赤,舌质红,脉细数。治宜清心安神,滋阴清热。可选用朱砂安神丸、麦味地黄丸等。

(2)湿热下注、扰动精室型:遗精频作,或尿时少量精液外流,小便热赤浑浊,或尿涩不爽,口苦或渴,心烦少寐,口舌生疮,大便溏臭,或见脘腹痞闷,恶心,舌苔黄腻,脉濡数。治宜清热利湿。可选用龙胆泻肝丸、二妙丸等。

(3)劳伤心脾、气不摄精型:劳则遗精,心悸怔忡,失眠健忘,面色萎黄,四肢困倦,食少便溏,舌质淡,苔薄白,脉细弱。治宜调补心脾,益气摄精。可选用河车大造丸、柏子养心丸等。

（4）肾虚滑脱、精关不固型：梦遗频作，甚至滑精，腰膝酸软，咽干，心烦，眩晕，耳鸣，健忘，失眠，低热，颧红，形瘦盗汗，发落齿摇，舌质红少苔，脉细数。治宜补益肾精，固涩止遗。可选用金锁固精丸、锁阳固精丸等。

40. 怎样根据辨证分型选用治疗阳强的中成药

（1）肝火盛实型：阴茎无故勃起坚硬，久而不软，面红目赤，烦躁易怒，头晕头痛，口苦咽干，舌质红，苔黄而干，脉弦有力。治宜清肝泻火，滋阴软坚。可选用当归龙荟丸、栀子金花丸等。

（2）肝经湿热型：阴茎强硬不衰，茎中疼痛，阴囊潮湿，口干口苦，腹满恶心，尿色黄赤，舌质红，苔黄腻，脉滑数或弦数。治宜清热利湿，软坚通结。可选用龙胆泻肝丸、泻青丸等。

（3）阴虚阳亢型：阴茎易举难倒，流精不止，五心烦热，口干盗汗，腰膝酸软，头晕耳鸣，舌质红，苔黄而薄，脉细数。治宜滋阴清热，潜阳软坚。可选用一贯煎丸、知柏地黄丸等。

（4）瘀阻络滞型：阴茎强硬，久久不软，皮肿色紫而暗、疼痛，头晕头胀，尿少而赤，小腹拘急，舌质暗赤或有瘀斑，脉弦涩而数。治宜化瘀通络，消肿止痛。可选用血竭散、大黄䗪虫丸等。

（5）败精阻窍型：阳强不倒，阴茎睾丸胀痛，排尿赤涩疼痛频数，小腹拘急，阴囊湿热，或见尿中白浊，尿后余漓不尽，舌质红，苔白厚腻，脉沉弦滑。治宜通窍活络，祛除败精。可选用草薢分清丸、癃清片等。

41. 怎样根据辨证分型选用治疗逆行射精的中成药

(1)肾气虚衰型:有射精感觉而不射精,房事后第一次尿液呈白浊,性欲低下,阴茎勃起而不硬,腰酸膝软,肢冷畏寒,舌质淡,苔薄少或薄白,脉沉细无力。治宜益肾壮阳,增精利窍。可选用金匮肾气丸、男宝胶囊等。

(2)肾阴不足型:有射精感觉而不射精,口干咽燥,性欲亢进,五心烦热,心悸失眠,阴茎勃起时间短,神疲乏力,腰膝酸软,舌质红,苔薄少,脉细或细数。治宜滋阴降火,增精利窍。可选用知柏地黄丸、通关丸等。

(3)瘀血阻滞型:有射精感觉而不射精,小便细而不畅,夜尿多,烦躁易怒,时有胁痛,沉默少言,或伴有外伤史,舌质暗紫或有瘀点瘀斑,脉沉涩。治宜活血化瘀,益肾通窍。可选用血竭散、通窍活血口服液等。

(4)湿热瘀阻型:有射精感觉而不射精,排尿短赤,尿后白浊,余沥不尽,腰膝酸软,口干咽燥,头晕身重乏力,舌质红,苔腻或黄腻,脉滑数或濡数。治宜清热利湿泻火,益肾化瘀通关。可选用八正散、龙胆泻肝丸等。

(5)中气下陷型:有射精感觉而不射精,神疲乏力,气短懒言,肢体倦怠,头晕目眩,胃脘不适,肛门坠胀,甚则脱肛,查舌质淡,苔薄白,脉细弱。治宜补中益气,益肾利窍。可选用补中益气丸、六君子丸等。

42. 怎样根据辨证分型选用治疗不射精的中成药

(1)肝气郁结型:阳事勃起坚硬,同房时间较长,无性高潮,不射精,少腹坠胀,胸胁胀满,烦躁易怒,时欲叹息,纳呆嗳气,舌质红,苔薄白,脉弦。治宜疏肝解郁,开启精关。可选用柴胡疏肝散、开郁顺气丸等。

(2)瘀血阻络型:性交时阴茎勃起坚硬,不射精,阴茎疼痛,可有睾丸坠胀,甚至牵连至少腹,胸闷不舒,沉默易怒,舌质紫暗,苔薄白,脉细涩。治宜活血化瘀,通达精关。可选用通窍活血口服液、大黄䗪虫丸等。

(3)肾阴不足型:阴茎易举,但不射精,头晕耳鸣,五心烦热,梦遗烦躁,便干尿赤,颧红盗汗,舌质红,苔薄少,脉细数。治宜滋阴降火,疏通精道。可选用知柏地黄丸、通关丸等。

(4)肾阳虚衰型:性欲低下,阴茎勃起不坚,无力排出精液,阴茎自痿,疲乏无力,面色㿠白,畏寒肢冷,腰酸腿软,小便频而清长,舌质淡边有齿痕,苔薄白,脉沉细无力。治宜温补肾阳,益精通关。可选用金匮肾气丸、肉苁蓉丸等。

(5)湿热下注型:阴茎勃起坚硬不易痿软,性交时不能射精,头晕身重,口苦烦躁,会阴部坠胀,梦遗频繁,少腹急满,小便短赤或黄,舌质红,苔黄腻,脉滑数。治宜清热利湿,利窍通精。可选用龙胆泻肝丸、二妙丸等。

43. 男性性功能障碍患者能否长期服用六味地黄丸

六味地黄丸出自宋代名医钱乙所著的《小儿药证直诀》,是在东汉医圣张仲景金匮肾气丸的基础上演化而来的。六味地黄丸由熟地黄、山茱萸、山药、泽泻、牡丹皮、茯苓六味中药组成,方中以熟地黄滋肾填精为主药,辅以山茱萸养肝肾而涩精,山药补益脾阴而固精,三药合用,以达到三阴并补之功,这是补的一面;又配茯苓淡渗脾湿,以助山药益脾,泽泻清泄肾火,并防熟地黄之滋腻,牡丹皮清泄肝火,并制山茱萸之温,共为佐使药,这是泄的一面。各药合用,使之滋补而不留邪,降泄而不伤正,补中有泄,寓泄于补,相辅相成,是通补开合的方剂。

人们似乎都有这样的认识,男性性功能障碍总因肾虚,六味地黄丸是补肾虚之名方,治男性性功能障碍必用六味地黄丸,患者可长期服用六味地黄丸,其实这种观点是错误的。六味地黄丸是临床常用的最著名的中成药,具有滋阴补肾,兼补肝脾之阴的作用,而男性性功能障碍患者有相当一部分有肝肾阴虚、阴津亏损的发病机制存在,所以六味地黄丸是治疗调养男性性功能障碍最常用的中成药。并不是所有的患者都适合服用六味地黄丸,男性性功能障碍患者也不能长期服用六味地黄丸。

男性性功能障碍有性欲低下、阳痿、早泄、遗精、阳强、逆行射精、不射精等多种情况存在,其发病机制并不是单纯肾虚那样简单,如性欲低下就有命门火衰型、肾精亏虚型、肝气郁结型、心虚胆怯型、气血亏虚型、痰湿壅滞型6种证型,阳痿有命门火衰型、心脾受损型、恐惧伤肾型、肝郁不舒型、湿热下注型5种证型,阳强有肝火盛实证、肝经湿热证、阴虚阳亢证、瘀阻络滞证、败精阻窍证5种证型,其治疗原则是各不一样的,单纯补肾有时可能适得其反。如痰湿壅滞型性欲低下,其治疗宜以健脾祛湿,理气化痰,温肾启阳为原则,如果不加分析地服用六味地黄丸,不仅达不到治疗性欲低下的目的,还会使痰湿更重,损伤脾胃,出现厌食、腹胀、腹泻等症状,病情加重。即使药证相符,长期服用同一种药物,也容易引发新的阴阳平衡失调。因此,六味地黄丸虽是好药,但并不是所有的男性性功能障碍患者都适用,也必须是在专业医生的指导下辨证应用,即使辨证准确,也应注意根据用药后的病情变化及时调整治法用药,做到"观其脉证,知犯何逆,随证治之"。

44. 针灸治疗男性性功能障碍有何作用

针灸治疗男性性功能障碍有肯定的疗效,主要作用体现在调和阴阳、扶正祛邪和疏通经络等方面。

(1)调和阴阳:阴阳平衡是机体保持正常生理状态的根本保证,如果机体阴阳平衡失调,脏腑功能紊乱,如出现肝肾阴虚、肾虚精亏、精关不固、肾阳虚衰、心肾不交、命门火衰、湿热下注、恐惧伤肾等,则可罹患男性性功能障碍。针灸治疗男性性功能障碍的关键,就在于根据辨证结果的不同来调节阴阳的偏盛偏衰,使机体阴阳归于新的平衡,达到"阴平阳秘",恢复其正常的生理功能的目的。

(2)扶正祛邪:扶正就是扶助正气,增强抗病能力;祛邪就是祛除致病的因素。男性性功能障碍的发生、发展,通常是正邪相争的过程,针灸可以扶正祛邪,可收到补肾健脾、滋阴助阳、益肾填精、清热利湿、固肾涩精、疏肝解郁等多种功效,能解除阳痿、早泄、遗精、不射精、逆行射精,以及性欲低下等各种男性性功能障碍,恢复男性正常的性功能。大凡针刺补法和艾灸皆有扶正之作用,针刺泻法和放血有祛邪的作用。当然,临证时必须结合腧穴的特殊性来考虑,只有根据病情恰当取穴,才能达到应有的治疗效果。

(3)疏通经络:人体的经络"内属于脏腑,外络于肢节",

十二经的分布,阳经在四肢之表,属于六腑,阴经在四肢之里,属于五脏,并通过十五络的联系,沟通表里,组成气血循环的通路,维持着人体正常的生理功能。经络和气血及脏腑之间有密切的联系,男性性功能障碍的发生与气血失和、脏腑失调有关,这些病理特征可以反映在经络上,并可以通过针灸调节经络与脏腑气血的平衡,从而达到解除各种男性性功能障碍,恢复男性正常性功能的目的。

45. 针刺治疗男性性功能障碍应注意哪些事项

为了保证针刺治疗男性性功能障碍安全有效,避免不良反应发生,应注意以下几点。

(1)注意进行严格消毒:采用针刺治疗男性性功能障碍时,应注意对所用的针具、施针处皮肤,以及施术者的双手进行常规消毒,以预防交叉感染及局部感染的发生。

(2)注意针刺的禁忌证:要注意针刺治疗的适应证,严防用针刺治疗有禁忌证的男性性功能障碍患者。患有出血性疾病、贫血者,局部皮肤有感染、溃疡、冻伤者,以及体质虚弱、过于饥饿、精神高度紧张者等,均不宜进行针刺治疗。

(3)恰当选用针刺穴位:以中医基本理论为指导,根据男性性功能障碍患者之性欲低下、阳痿、早泄、遗精、阳强、逆行射精、不射精等具体情况的不同,结合穴位的功用主治,恰当选用针刺治疗的穴位,穴位的选取宜少而精。

(4)掌握正确针刺方法:要掌握正确的针刺方法,严格按照操作规程针刺,针刺的角度、方向和深度要正确,对风池、风府、哑门等接近延髓等重要部位的穴位,以及胸背部穴位尤应注意,以防意外情况发生。

(5)针前注意检查针具:针前应注意检查针具,严防应用不合格的针具进行针刺治疗。进针时体外应留有适当的针体,以防针体折断。针刺治疗时应注意选择适当的体位,以有利于正确取穴和施术,并注意防止晕针、滞针和弯针等现象发生。

(6)注意预防处理晕针:应注意预防晕针发生,不要在劳累、饥饿,以及精神紧张时针刺,一旦出现晕针现象,应立即让患者平卧,进行相应的处理。

(7)注意与其他疗法配合:针刺治疗男性性功能障碍的作用有限,临床中应注意与药物治疗、饮食调养、情志调节等其他治疗调养方法配合应用,以发挥综合治疗的优势,提高临床疗效。

46. 艾灸治疗男性性功能障碍应注意哪些事项

(1)以中医理论为指导,根据男性性功能障碍患者病情和体质的不同选择合适的穴位和艾灸方法,严防有艾灸禁忌证的患者用艾灸治疗。艾灸疗法常用于"虚证"患者,对中医辨证属"实证"者应谨慎用之。施灸时取穴要准确,灸穴不宜过多,火力要均匀,切忌乱灸、暴灸。同时要注意严格消毒,防止感染发生。

(2)施灸的顺序,一般是从上至下,先背部、后腹部,先头部、后四肢,先灸阳经、后灸阴经,在特殊情况下则可灵活运用,不必拘泥。对皮肤感觉迟钝的患者,施治过程中要不时用手指置于施灸部位,以测知患者局部皮肤的受热程度,便于随时调节施灸的距离,避免烫伤。

(3)施灸过程中,要严防艾火滚落烧伤皮肤或烧坏衣服、被褥等,施灸完毕必须把艾条、艾炷之火熄灭,以防复燃发生火灾。施灸后还要做好灸后处理,如果因施灸时间过长局部出现小水疱者,注意不要擦破,可任其自然吸收;如果水疱较大,可局部消毒后用毫针刺破水疱放出疱液,或用注射器抽出疱液,再涂以甲紫,并用纱布包敷,以避免感染等不良反应发生。

(4)艾灸治疗男性性功能障碍的作用有限,临床中应注意与药物治疗、饮食调养、情志调节、针刺疗法等其他治疗调养方法配合应用,以发挥综合治疗的优势,提高临床疗效。

47. 治疗性欲低下常用的针灸处方有哪些

处方1

取穴:中极、次髎(穴位的选取参见附录人体常用穴位示意图,下同)。

操作:患者取适当的体位,局部常规消毒后,进行针刺治疗。先针中极穴,直刺 0.5～1 寸,使针感传至前阴,再针次髎穴,直刺 1.5～2 寸,使有较强的胀感。为了提高疗效,可根据病情辨证选取适当的配穴,配穴均用平补平泻手法。每日或隔日治疗 1 次,每次留针 20 分钟左右,留针期间行针 2～3 遍,5～10 次为 1 个疗程,疗程间休息 3 日。

适应证:性欲低下。

处方2

取穴:肾俞、关元、归来、气海、三阴交、太溪。

操作:患者取适当的体位,局部常规消毒后,用补法进行针刺治疗。针刺得气后,留针 20～30 分钟,留针期间行针 2～3 遍,每日或隔日 1 次,10 次为 1 个疗程。

适应证:肾精不足型性欲低下。

处 方 3

取穴:第一组取肾俞、太溪、次髎、命门,第二组取曲骨、关元、三阴交、足三里。

操作:患者取适当的体位,局部常规消毒后,用毫针针刺加灸的方法进行治疗。每次取一组穴位,两组穴位交替使用,每次留针 30 分钟,灸 10 分钟,行针 1 遍,每日 1 次,5～10 次为 1 个疗程。

适应证:性欲低下。

处 方 4

取穴:肾俞、关元、气海、三阴交、命门、腰阳关。

操作:患者取适当的体位,局部常规消毒后,用补法进行针刺治疗。针刺得气后,留针 20～30 分钟,同时可针上加灸,每日或隔日 1 次,10 次为 1 个疗程。

适应证:肾阳虚衰型性欲低下。

处 方 5

取穴:肾俞、神门、关元、气海、三阴交、脾俞。

操作:患者取适当的体位,局部常规消毒后,用补法进行针刺治疗。针刺得气后,留针 20～30 分钟,同时可针上加灸,每日或隔日 1 次,10 次为 1 个疗程。

适应证:气血不足型性欲低下。

处 方 6

取穴:肾俞、中脘、关元、上脘、气海、三阴交、中都。

操作:患者取适当的体位,局部常规消毒后,用泻法进行针刺治疗。针刺得气后,留针 20～30 分钟,留针期间行针 2～3 遍,每日或隔日 1 次,10 次为 1 个疗程。

适应证:痰湿阻滞型性欲低下。

48. 治疗阳痿常用的针灸处方有哪些

处 方 1

取穴:神阙、气海、关元、肾俞、命门、百会、太溪、足三里。

操作:患者取适当的体位,局部常规消毒后,用针制和艾灸结合的方法进行治疗。神阙、气海、关元用艾条温和灸,每穴灸5～10 分钟,其他穴位用针刺施以补法,得气后留针20～30 分钟,使腹部穴热感传至阴部。每日 1 次,5～10 次为 1 个疗程。

适应证:命门火衰型阳痿。

处 方 2

取穴:肾俞、心俞、命门、三阴交、神门、劳宫、太冲。

操作:患者取适当的体位,局部常规消毒后,用平补平泻手法进行针刺治疗。针刺得气后,留针 15 分钟,每日 1 次,10 次为 1 个疗程。

适应证:惊恐伤肾型阳痿。

处 方 3

取穴:神门、心俞、三阴交、内关、足三里、中脘。

操作:患者取适当的体位,局部常规消毒后,用补法进行针刺治疗。针刺得气后,留针 20 分钟,每日 1 次,10 次为 1 个疗程。

适应证:心脾两虚型阳痿。

处 方 4

取穴:大赫、志室、复溜、三阴交、肾俞。

操作:患者取适当的体位,局部常规消毒后,用平补平泻手法进行针刺治疗。针刺得气后,留针 30 分钟,每日 1 次,5～10 次为 1 个疗程。

适应证:阴虚火旺型阳痿。

处 方 5

取穴:会阴、长强、曲骨、三阴交、曲泉、然谷。

操作:患者取适当的体位,局部常规消毒后,用补法进行针刺治疗。会阴、长强、曲骨穴针刺得气后行左右交叉捻转,用补法持续 30 秒钟即出针;三阴交、曲泉、然谷穴针刺得气后行左右交叉捻转用补法,留针 5 分钟。隔日 1 次,7 次为 1 个疗程。

适应证:肾精、肾气不足之阳痿。

处 方 6

取穴:关元、气海、中极、三阴交、肾俞、命门、腰阳关、会阴、太溪、曲骨。

操作:患者取适当的体位,采用艾条温和灸的方法进行治疗。每次选取 3～5 个穴位,每次每穴熏灸 10～15 分钟,每日或隔日 1 次,7～10 日为 1 个疗程。

适应证:命门火衰型阳痿。

处 方 7

取穴:太冲、三阴交、外关、阳陵泉、内关、肝俞。

操作:患者取适当的体位,局部常规消毒后,用泻法进行针刺治疗。针刺得气后,留针 10～20 分钟,每日 1 次,10 次为 1 个疗程。

适应证:肝气郁结型阳痿。

处方 8

取穴:长强、神门、巨阙、肾俞、胆俞、阳陵泉。

操作:患者取适当的体位,局部常规消毒后,用针刺和艾灸结合的方法进行治疗。胆俞、肾俞用艾条温和灸,每穴灸 5~10 分钟,其他穴位用针刺法,长强穴刺痛即出针,神门、巨阙穴针刺得气后捻转行补法,留针 5 分钟,阳陵泉深刺捻转行泻法,留针 10 分钟。隔日 1 次,7 次为 1 个疗程。

适应证:心胆气虚型、恐惧伤肾型阳痿。

49. 治疗早泄常用的针灸处方有哪些

处 方 1

取穴:肾俞、太溪、太冲、内关。

操作:患者取适当的体位,局部常规消毒后,用平补平泻手法进行针刺治疗。针刺得气后,留针 30 分钟,每日 1 次,10 次为 1 个疗程。

适应证:阴虚火旺型早泄。

处 方 2

取穴:心俞、脾俞、阳陵泉、三阴交、少海。

操作:患者取适当的体位,局部常规消毒后,用针刺补法加艾灸法进行治疗。隔日 1 次,7 次为 1 个疗程。

适应证:心脾两虚型早泄。

处 方 3

取穴:肾俞、志室、命门。

操作:患者取适当的体位,局部常规消毒后,用平补平泻手法进行针刺治疗。每日1次,10次为1个疗程。

适应证:早泄。

处 方 4

取穴:心俞、肾俞、内关、关元、脾俞、足三里。

操作:患者取适当的体位,局部常规消毒后,用补法进行针刺治疗。隔日1次,10次为1个疗程。

适应证:心脾两虚型早泄。

处 方 5

取穴:中极、肾俞、关元。

操作:患者取适当的体位,局部常规消毒后,用针制和艾灸结合的方法进行治疗。中极穴用艾条温和灸5分钟,肾俞、关元用补法进行针刺,得气后留针30分钟。隔日1次,10次为1个疗程。

适应证:肾气虚损型早泄。

处 方 6

取穴:心俞、肾俞、然谷。

操作:患者取适当的体位,局部常规消毒后,用泻法进行针刺治疗。针刺得气后,留针20分钟,每日1次,10次为1个疗程。

适应证:心肾不交型早泄。

处 方 7

取穴:肝俞、行间、丰隆。

操作:患者取适当的体位,局部常规消毒后,用泻法进行针刺治疗。针刺得气后,留针20分钟,每日1次,10次为1

个疗程。

适应证:湿热下注型早泄。

处方 8

取穴:气海、命门、阴谷、肾俞、京门。

操作:患者取适当的体位,局部常规消毒后,用补法针刺或用艾条温和灸法进行治疗。隔日 1 次,7 次为 1 个疗程。

适应证:肾气不足型早泄。

50. 治疗遗精常用的针灸处方有哪些

处 方 1

取穴:心俞、肾俞、神门、太溪。

操作:患者取适当的体位,局部常规消毒后,进行针刺治疗。心俞、神门穴行泻法,不留针,肾俞、太溪穴行补法,留针15 分钟。每日 1 次,10 次为 1 个疗程。

适应证:心肾不交型遗精。

处 方 2

取穴:三阴交、太溪、志室、大赫、太冲、肾俞。

操作:患者取适当的体位,局部常规消毒后,用平补平泻手法进行针刺治疗。针刺得气后,留针 20 分钟,每日 1 次,10 次为 1 个疗程。

适应证:阴虚火旺型遗精。

处 方 3

取穴:三阴交、神门、内关、足三里、关元。

操作:患者取适当的体位,局部常规消毒后,用针刺补法加艾灸法进行治疗。每日 1 次,10 次为 1 个疗程。

适应证:心脾两虚型遗精。

处 方 4

取穴:心俞、白环俞、膏肓俞、肾俞、中极、关元。

操作:患者取适当的体位,局部常规消毒后,用平补平泻手法进行针刺治疗。针刺得气后,留针 20 分钟,每日 1 次,10 次为 1 个疗程。

适应证:心肾不交型遗精。

处 方 5

取穴:心俞、肾俞、神门、内关、关元、志室。

操作:患者取适当的体位,局部常规消毒后,用平补平泻手法进行针刺治疗。针刺得气后,留针 20 分钟,每日 1 次,10 次为 1 个疗程。

适应证:心肾不交型遗精。

处 方 6

取穴:心俞、肝俞、太冲、三阴交。

操作:患者取适当的体位,局部常规消毒后,进行针刺治疗。心俞、肝俞穴行补法,太冲、三阴交穴行泻法,不留针。隔日 1 次,7 次为 1 个疗程。

适应证:心虚肝郁型遗精、滑精。

处 方 7

取穴:心俞、神门、关元、太冲、肾俞。

操作:患者取适当的体位,局部常规消毒后,进行针刺治疗。心俞、神门、太冲穴行泻法,不留针,肾俞、关元穴行补法,留针 15 分钟,隔日 1 次,7 次为 1 个疗程。

适应证:君相火旺型遗精。

处方8

取穴:太冲、三阴交、阴陵泉、蠡沟、肾俞。

操作:患者取适当的体位,局部常规消毒后,用泻法进行针刺治疗。针刺得气后,留针10分钟,每日1次,7次为1个疗程。

适应证:湿热下注型遗精。

51. 治疗阳强常用的针灸处方有哪些

处方1

取穴:太溪、气海、照海、行间。

操作:患者取适当的体位,局部常规消毒后,用平补平泻手法进行针刺治疗。针刺得气后,留针30分钟,每日1次,10次为1个疗程。

适应证:阴精亏少肾火亢盛之阳强。

处方2

取穴:秩边、三阴交。

操作:患者取适当的体位,局部常规消毒后,用泻法进行针刺治疗。针刺得气后,留针30分钟,留针期间每隔5分钟行针1遍,每日1次,10日为1个疗程。

适应证:瘀血阻滞型阳强。

处方3

取穴:太溪、行间、太冲、中极、曲骨。

操作:患者取适当的体位,局部常规消毒后,用平补平泻手法进行针刺治疗。针刺得气后,留针30分钟,每日1次,10次为1个疗程。

适应证:阴虚阳亢型阳强。

处 方 4

取穴:太冲、三阴交、行间、肝俞、胆俞。

操作:患者取适当的体位,局部常规消毒后,用泻法进行针刺治疗。针刺得气后,留针30分钟,留针期间每隔5分钟行针1遍,每日1次,10日为1个疗程。

适应证:肝经实热、相火亢盛之阳强。

处 方 5

取穴:大敦。

操作:患者取适当的体位,局部常规消毒后,用点刺出血的方法进行治疗。通常1次即可见效,必要时可再行治疗。

适应证:阳强。

处 方 6

取穴:太冲、太溪。

操作:患者取适当的体位,局部常规消毒后,用强刺激手法进行针刺治疗,不留针。通常1次即可见效,必要时可再行针刺。

适应证:阳强。

处 方 7

取穴:行间、太冲、膀胱俞、三阴交、阳陵泉。

操作:患者取适当的体位,局部常规消毒后,用泻法进行针刺治疗。针刺得气后,留针30分钟,留针期间每隔5分钟行针1遍,每日1次,10日为1个疗程。

适应证:肝胆湿热型阳强。

处 方 8

取穴:肝俞、太冲、少府、内庭、神门。

操作:患者取适当的体位,局部常规消毒后,用泻法进行针刺治疗。针刺得气后,留针 30 分钟,每日 1 次,10 次为 1 个疗程。

适应证:肝胆实火所致之阳强。

52. 治疗逆行射精常用的针灸处方有哪些

处 方 1

取穴:曲泉、秩边、次髎。

操作:患者取适当的体位,局部常规消毒后,用泻法进行针刺治疗。针刺得气后,留针 20 分钟,留针期间每 5 分钟运针 1 遍,隔日 1 次,7 日为 1 个疗程。

适应证:瘀血阻滞型逆行射精。

处 方 2

取穴:三阴交、阴陵泉、中极。

操作:患者取适当的体位,局部常规消毒后,用泻法进行针刺治疗。针刺得气后,留针 20 分钟,留针期间每 5 分钟运针 1 遍,隔日 1 次,7 日为 1 个疗程。

适应证:湿热下注型逆行射精。

处 方 3

取穴:三阴交、太溪、中极。

操作:患者取适当的体位,局部常规消毒后,用补法进行针刺治疗。针刺得气后,留针 30 分钟,每日 1 次,10 次为 1 个疗程。

适应证:肾阴不足型逆行射精。

处 方 4

取穴:气海、关元、太溪、足三里。

操作:患者取适当的体位,局部常规消毒后,用补手法进行针刺治疗。针刺得气后,留针 30 分钟,每日 1 次,10 次为1 个疗程。

适应证:肾阳虚衰型逆行射精。

53. 治疗不射精常用的针灸处方有哪些

处 方 1

取穴:八髎、太溪、中极、太冲。

操作:患者取适当的体位,局部常规消毒后,用平补平泻手法进行针刺治疗。针刺得气后,留针 20 分钟,每日 1 次,7次为 1 个疗程。

适应证:阴虚火旺型不射精。

处 方 2

取穴:肝俞、血海、中极、曲骨。

操作:患者取适当的体位,局部常规消毒后,用泻法进行针刺治疗。针刺得气后,留针 20 分钟,留针期间每 5 分钟运针 1 遍,隔日 1 次,7 日为 1 个疗程。

适应证:瘀血阻滞型不射精。

处 方 3

取穴:气海、关元、中极、足三里、三阴交、曲池。

操作:患者取适当的体位,局部常规消毒后,用泻法(适宜于实证)或补法(适宜于虚证)进行针刺治疗。针刺得气后,留针 20 分钟,每日 1 次,10 次为 1 个疗程。

适应证:不射精。

处方4

取穴:肾俞、关元、气海、曲骨、八髎。

操作:患者取适当的体位,局部常规消毒后,用补法进行针刺治疗。针刺得气后,留针30分钟,隔日1次,10次为1个疗程。

适应证:命门火衰型不射精。

处方5

取穴:期门、支沟、阳陵泉、内关、太冲。

操作:患者取适当的体位,局部常规消毒后,用泻法进行针刺治疗。针刺得气后,留针20分钟,隔日1次,10次为1个疗程。

适应证:肝气郁结型不射精。

处方6

取穴:期门、阳陵泉、曲骨、行间。

操作:患者取适当的体位,局部常规消毒后,用平补平泻手法进行针刺治疗。针刺得气后,留针10分钟,运针1分钟,隔日1次,10次为1个疗程。

适应证:肝气郁结型不射精。

54. 治疗男性性功能障碍穴位注射处方有哪些

处方1

取穴:长强。

用药:胎盘组织液。

操作:患者取适当的体位,局部常规消毒后,用穴位注射疗法进行治疗。治疗时用5毫升一次性注射器抽取胎盘组织液,先将针头刺入长强穴,待得气后回抽无回血,缓慢注入胎盘组织液2毫升,隔日治疗1次,5次为1个疗程。

适应证:遗精。

处方2

取穴:曲骨。

用药:硝酸士的宁注射液。

操作:患者取适当的体位,局部常规消毒后,用穴位注射疗法进行治疗。治疗时用5毫升一次性注射器抽取硝酸士的宁注射液,先将针头刺入曲骨穴,待得气后回抽无回血,缓慢注入硝酸士的宁注射液2毫升,5日治疗1次,1个月为1个疗程。

适应证:不射精。

处方3

取穴:关元、中极、肾俞。

用药:维生素 B_1 注射液。

操作:患者取适当的体位,局部常规消毒后,用穴位注射疗法进行治疗。治疗时用5毫升一次性注射器抽取维生素 B_1 注射液,先将针头刺入选定的穴位,待得气后回抽无回血即可将药液缓慢注入。每次每穴注入维生素 B_1 注射液1毫升(50毫克),隔日治疗1次,10次为1个疗程。

适应证:阳痿。

处方4

取穴:第一组取肾俞、气海;第二组取小肠俞、关元;第三组取膀胱俞、中极。

用药:胎盘组织液。

操作:患者取适当的体位,局部常规消毒后,用穴位注射疗法进行治疗。治疗时用 5 毫升一次性注射器抽取胎盘组织液,先将针头刺入选定的穴位,待得气后回抽无回血即可将药液缓慢注入。每次选取一组穴位,每次每穴注入胎盘组织液 1 毫升,上述三组穴位交替使用,10 次为 1 个疗程。

适应证:阳痿。

处 方 5

取穴:肾俞、命门、膀胱俞。

用药:硝酸士的宁注射液、注射用水。

操作:患者取适当的体位,局部常规消毒后,用穴位注射疗法进行治疗。治疗时用 10 毫升一次性注射器抽取硝酸士的宁注射液 2 毫升,再加抽注射用水至 10 毫升,先将针头刺入选定的穴位,待得气后回抽无回血即可将药液缓慢注入。每次每穴注入硝酸士的宁注射液和注射用水的混合液 2 毫升,3 日治疗 1 次。

适应证:不射精。

处 方 6

取穴:肾俞、三阴交。

用药:维生素 B_6 注射液。

操作:患者取适当的体位,局部常规消毒后,用穴位注射疗法进行治疗。治疗时用 5 毫升一次性注射器抽取维生素 B_6 注射液,先将针头刺入选定的穴位,待得气后回抽无回血即可将药液缓慢注入。每次每穴注入维生素 B_6 注射液 1 毫升(100 毫克),3 日治疗 1 次,6 次为 1 个疗程。

适应证:遗精。

处 方 7

取穴:关元、肾俞。

用药:胎盘组织液。

操作:患者取适当的体位,局部常规消毒后,用穴位注射疗法进行治疗。治疗时用5毫升一次性注射器抽取胎盘组织液,先将针头刺入选定的穴位,待得气后回抽无回血即可将药液缓慢注入。每次每穴注入胎盘组织液1毫升,2～3日治疗1次,5次为1个疗程。

适应证:性欲低下。

处 方 8

取穴:关元、中极。

用药:维生素 B_2 注射液。

操作:患者取适当的体位,局部常规消毒后,用穴位注射疗法进行治疗。治疗时用5毫升一次性注射器抽取维生素 B_2 注射液,先将针头刺入选定的穴位,待得气针感传向前阴时,回抽无回血即可将药液缓慢注入。每次每穴注入维生素 B_2 注射液1毫升(5毫克),隔日治疗1次,10次为1个疗程。

适应证:遗精。

55. 耳穴疗法能调治男性性功能障碍吗

耳为宗脉之所聚,十二经脉皆上通于耳,全身各脏腑也都与耳有紧密的联系,当人体内脏或躯体发生病变时,在耳郭相应的部位常出现"阳性反应点",这些反应点又叫刺激点、压痛点、敏感点等,针灸学称之为"耳穴"。

耳穴在耳郭上的分布,恰似子宫内一个倒置的胎儿,头部向下,臀部向上,其分布规律是与头部相应的穴位在耳垂或耳垂附近,与上肢相应的穴位在耳舟部,与躯干或下肢相应的穴位在对耳轮或对耳轮的上下角,与内脏相应的穴位多集中在耳甲艇或耳甲腔,与消化道相应的穴位则在耳轮脚周围环形排列。耳穴不仅可以作为诊断疾病的方法,还可以通过对耳穴的刺激达到治疗疾病的目的。通过刺激耳穴以治疗疾病的方法称之为耳穴疗法。耳穴疗法的种类较多,有耳穴按摩、耳穴针刺、耳穴贴压、耳穴温灸等,其中尤以耳穴针刺(简称耳针)和耳穴贴压(简称耳压)应用较为普遍。

耳穴疗法确实能调治男性性功能障碍。患者通过选择性地针刺或贴压耳部穴位,能疏通经络气血,改善脏腑功能,恢复机体阴阳平衡,达到有效解除各种男性性功能障碍,恢复男性正常性功能的目的。

56. 如何进行耳针治疗操作

熟练掌握耳针治疗的操作方法,是运用耳针疗法调治男性性功能障碍,提高临床疗效的关键一环。耳针治疗操作包括寻找耳穴、常规消毒、针刺方法、留针出针等,下面予以介绍。

(1)寻找耳穴:根据病情的需要确定耳穴处方手,在选用的穴区内寻找反应点(耳穴)。寻找的方法,可用探针、火柴头、针柄按压,其有压痛部位即是所要找的耳穴。也可用测定耳郭皮肤电阻(耳穴探测仪)的方法,其皮肤电阻降低,导电量明显增高者即为所要针刺的耳穴。

(2)常规消毒:在进行耳针治疗前,应对耳部皮肤、所有治疗用具,以及施术者的双手进行常规消毒,以预防交叉感染及耳部感染的发生。可用 75％乙醇消毒,也可碘伏等消毒。

(3)针刺方法:根据需要选用 0.5 寸短柄毫针进行针刺,进针时以左手固定耳部,右手进针。进针深度以穿破软骨但不透过对侧皮肤为度。多数患者针刺后局部有疼痛或热胀感,亦有少数患者有酸、重感受,甚至有特殊之凉、麻、热等感觉沿着经络路线放射传导,一般有这些感觉者疗效较好。除用短毫针针刺治疗外,也可结合应用电针或用特定之图钉形揿针进行埋针治疗。

(4)留针出针:毫针一般留针 20～30 分钟,留针期间可间隔捻针。出针后用消毒干棉球压迫针孔,防止出血,并注意再涂乙醇或碘伏消毒,以预防感染。

(5)针刺疗程:一般每日或隔日治疗 1 次,连续治疗 7～10 次为 1 个疗程,然后休息数日,再进行下一个疗程。

57. 如何进行耳压治疗

采用耳压疗法调治男性性功能障碍,应正确掌握其操作方法,耳压治疗包括选取压料、贴前准备,以及将压料贴于耳穴上 3 个步骤。

(1)选取压料:在进行耳穴贴压前,应先选取好耳穴贴压的材料。耳穴贴压的材料包括压穴材料,75％乙醇或碘伏棉球,消毒干棉球,无钩镊,探棒,胶布,贴穴板等。常用的压穴材料有王不留行、绿豆、白芥子、油菜子、冰片、决明子、菟丝子、磁珠等,临床中可根据具体情况选择应用。

(2)贴前准备:首先选择好压穴的材料,如果选用的是植物种子,应先洗净、晒干后,置于瓶中备用。用时将植物种子或药丸置于贴穴板各小方格中央凹陷内,平盖上胶布贴紧,再用刀片沿格间沟将胶布切割成果 0.5 厘米×0.5 厘米的小方块备用。也可直接将压丸置于剪好的 0.5～0.8 厘米大小的小方块胶布的正中。

(3)操作方法:先用 75％乙醇或碘伏棉球擦洗耳郭以消毒,再用消毒棉球擦干,继而在耳郭前面、背面,自上而下全面按揉 3～5 次(注意操作者的双手也应消毒),以疏通耳郭腧穴经气。接着寻找出所需要的耳穴,寻找的方法可用探针、火柴头、针柄按压,也可用耳穴探测仪检测。穴位选好后,用小镊子夹起粘有压丸的胶布,贴于选定的耳穴处,四周粘紧,也可在耳郭背部相应部位对贴。通常每次贴压保留 3～7 日,贴压期间每日按压 3～5 次,每次按压 3～5 分钟,每次每穴按压 10～15 下,按压时以出现局部酸、胀、麻、痛感为宜。

58. 调治男性性功能障碍常用的耳针耳压处方有哪些

处 方 1

取穴:内分泌、神门、肾、皮质下(耳穴的定位参照附录中的常用耳穴示意图,下同)。

操作:按照常用耳穴示意图,找到所选取的耳穴内分泌、神门、肾、皮质下的位置,耳部常规消毒后,用 0.5 厘米×0.5 厘米大小的胶布,把王不留行分别贴压于上述耳穴上。两耳穴位交替贴压,3 日更换 1 次。贴压期间每日自行揉捏穴位 3～5 遍,每次以使耳穴局部有酸胀感为度。

适应证:遗精。

处 方 2

取穴:外生殖器、神门、内分泌、皮质下、子宫、肾、肝。

操作:按照常用耳穴示意图,找到所选取的耳穴外生殖器、神门、内分泌、皮质下、子宫、肾、肝的位置,常规消毒后,左手固定耳郭,右手持0.5寸短柄毫针进行针刺,深度以穿破软骨但不透过对侧皮肤为度,针刺得气后留针10~20分钟。每日或隔日针刺1次,两耳穴位轮换针刺。

适应证:不射精。

处 方 3

取穴:内分泌、外生殖器。

操作:按照常用耳穴示意图,找到所选取的耳穴内分泌、外生殖器的位置,常规消毒后,左手固定耳郭,右手持0.5寸短柄毫针进行针刺,深度以穿破软骨但不透过对侧皮肤为度,针刺得气后留针10~20分钟。每日或隔日针刺1次,两耳穴位轮换针刺。

适应证:阳痿。

处 方 4

取穴:内分泌、神门、肝、肾。

操作:按照常用耳穴示意图,找到所选取的耳穴内分泌、神门、肝、肾的位置,常规消毒后,左手固定耳郭,右手持0.5寸短柄毫针进行针刺,深度以穿破软骨但不透过对侧皮肤为度,针刺得气后留针10~20分钟。每日或隔日针刺1次,两耳穴位轮换针刺。

适应证:遗精。

处 方 5

取穴:皮质下、心、枕、神门。

操作:按照常用耳穴示意图,找到所选取的耳穴皮质下、心、枕、神门的位置,耳部常规消毒后,用0.5厘米×0.5厘米大小的胶布,把王不留行分别贴压于上述耳穴上。两耳穴位交替贴压,3日换贴1次。贴压期间每日自行揉捏穴位3～5遍,以使耳穴局部有酸胀感为度,同时嘱患者在每晚入睡前用艾条温灸照海和涌泉穴10分钟。

适应证:阳痿。

处 方 6

取穴:肾、皮质下、外生殖器。

操作:按照常用耳穴示意图,找到所选取的耳穴肾、皮质下、外生殖器的位置,耳部常规消毒后,用0.5厘米×0.5厘米大小的胶布,把王不留行分别贴压于上述耳穴上。两耳穴位交替贴压,3日更换1次。贴压期间每日自行揉捏穴位3～5遍,以使耳穴局部有酸胀感为度。

适应证:阳痿。

处 方 7

取穴:肾、内分泌、心、肝、脾。

操作:按照常用耳穴示意图,找到所选取的耳穴肾、内分泌、心、肝、脾的位置,耳部常规消毒后,用0.5厘米×0.5厘米大小的胶布,把王不留行分别贴压于上述耳穴上。两耳穴位交替贴压,3日更换1次。贴压期间每日自行揉捏穴位3～5遍,以使耳穴局部有酸胀感为度。

适应证:性欲低下。

处 方 8

取穴:肾、心、皮质下、肝、神门、枕。

操作:按照常用耳穴示意图,找到所选取的耳穴肾、心、皮质下、肝、神门、枕的位置,常规消毒后,左手固定耳郭,右手持 0.5 寸短柄毫针进行针刺,深度以穿破软骨但不透过对侧皮肤为度,针刺得气后留针 10~20 分钟。每日或隔日针刺 1 次,两耳穴位轮换针刺。

适应证:遗精。

处方 9

取穴:内分泌、肾、皮质下、外生殖器、脑点、神门。

操作:按照常用耳穴示意图,找到所选取的耳穴内分泌、肾、皮质下、外生殖器、脑点、神门的位置,常规消毒后,左手固定耳郭,右手持 0.5 寸短柄毫针进行针刺,深度以穿破软骨但不透过对侧皮肤为度,针刺得气后留针 10~20 分钟。每日或隔日针刺 1 次,两耳穴位轮换针刺。

适应证:性欲低下。

处方 10

取穴:肾、膀胱、内分泌、神门、尿道、盆腔。

操作:按照常用耳穴示意图,找到所选取的耳穴肾、膀胱、内分泌、神门、尿道、盆腔的位置,耳部常规消毒后,用 0.5 厘米×0.5 厘米大小的胶布,把王不留行分别贴压于上述耳穴上。两耳穴位交替贴压,3 日更换 1 次。贴压期间每日自行揉捏穴位 3~5 遍,以使耳穴局部有酸胀感为度。

适应证:遗精。

59. 耳针耳压法调治男性性功能障碍应注意什么

为了保证耳针耳压调治男性性功能障碍安全有效,避免不良反应发生,应注意以下几点。

(1)注意常规清洁消毒:在进行耳针耳压治疗时,应对耳郭皮肤、所用治疗针具、压料,以及施术者的双手进行常规消毒,以预防交叉感染及耳部感染的发生。如耳部出现感染者,应及时进行对症处理。

(2)恰当选取耳部穴位:应用耳针耳压疗法调治男性性功能障碍时,要结合耳穴的功能及主治病症等,选择适当的耳穴进行针刺或贴压治疗。在耳穴处方确定后,可用探针、火柴头、针柄等,在选用的穴区内寻找反应点(压痛点)。

(3)注意耳穴治疗禁忌:耳针耳压疗法安全有效,并无绝对禁忌证,但对过度疲劳、衰弱,极度紧张、敏感,老年体弱者等,禁用耳针耳压疗法。耳部有炎症及冬季有冻疮者,均不宜采用耳针耳压疗法。对胶布、麝香止痛膏等贴用材料过敏者也不宜用耳针耳压疗法。

(4)耳压者宜定时刺激:应用耳压疗法治疗者,在贴压耳穴期间应每日定时按压耳穴,要求手法轻柔、适度,节律均匀,按压后以有酸、麻、胀、痛、灼热的感觉为宜,严防手法力度过重损伤耳部皮肤。

(5)耳针者注意防晕针:耳针疗法虽然刺激较轻,但也可发生晕针,所以应注意晕针的预防和处理。初次接受耳针治疗和精神紧张者,应先做好思想工作,消除顾虑,正确选择舒适持久的体位(尽可能采取卧位),取穴不宜太多,手法不宜过重,过度饥饿、疲劳者不予针刺,一旦出现晕针,应及早进行处理。

(6)注意配合其他疗法:耳针耳压疗法调治男性性功能障碍的作用有限,单独应用有时难以获得满意的疗效,临床中应注意与药物治疗、饮食调理、心理疗法等其他治疗调养方法配合应用，以提高临床疗效。

60. 药物敷贴法能调治男性性功能障碍吗

药物敷贴法又称药敷疗法，是把中草药药物经加工处理，在人体体表某一部位外敷或贴穴，使外敷药物通过肌肤吸收或借助对穴位、经络的刺激作用来治疗疾病的一种外治方法。药物敷贴法历史悠久，在远古时代人们就已应用泥土、草根、树皮等外敷伤口。春秋战国时期的《周礼·天官》就记载了运用外敷药物治疗疮疡的方法，《五十二病方》则记载有多种外敷方剂治疗创伤、外病等。时至清代，吴师机的《理瀹骈文》则集敷贴疗法之大成，标志着药物敷贴法的临床应用达到了较为完善的水平。现今药物敷贴法更是广泛应用于内、外、妇、儿、五官、伤科等的许多疾病中，敷贴的方法也由单纯的天然药物外敷，发展为离子导入、与磁电结合等方法，加强了药物敷贴法的治疗效果。

药物敷贴法以取材简单、方便实用、价格低廉、不良反应较少、适应证广泛而著称，不仅可治疗所敷部位的病变，而且可以通过经络"内属脏腑，外络肢节，沟通表里，贯通上下"的作用，选择针对疾病的经络穴位，治疗全身性疾病。药物敷贴法确实能调治男性性功能障碍，通过适当药物外敷相关的穴位，可调整脏腑功能，调和阴阳气血，收到补肾健脾、滋阴助阳、滋阴降火、交通心肾、益肾填精、清热利湿、固肾涩精、疏肝解郁等多种功效，有助于解除各种男性性功能障碍，恢复男性正常性功能。

61. 药物敷贴法调治男性性功能障碍应注意什么

为了保证药物敷贴法调治男性性功能障碍安全有效,避免不良反应发生,应注意以下几点。

(1)注意局部消毒:敷药局部要注意进行清洁消毒,可用75%乙醇作局部皮肤擦拭,也可用其他消毒液洗净局部皮肤,然后敷药,以免发生感染。

(2)做到辨证选药:外敷药和内服药一样,也应根据病情的不同辨证选药,抓着疾病的本质用药,方能取得好的治疗疗效,切不可不加分析地乱用。药物敷贴法必须在医生的指导下,掌握操作要领和注意事项,根据药物敷贴法的适应证选择患者,严禁有敷贴禁忌证者进行药物敷贴治疗。

(3)正确选穴敷药:在应用穴位敷药时,所取穴位不宜过多,每穴用药量宜小,贴敷面积不宜过大,时间不宜过久。要注意外敷药物的干湿度,过湿容易使药糊外溢,太干又容易脱落,一般以药糊为稠厚状有一定的黏性为度。

(4)重视不良反应:一些刺激性较大或辛辣性的药物对皮肤有一定的刺激作用,可引起局部皮肤红肿、发痒、疼痛、起疱等不良反应;有些患者敷药后还可出现皮肤过敏等现象,还有些患者对胶布或伤湿止痛膏过敏。对这些患者应及时予以对症处理,或改用其他治疗方法。敷贴部位皮肤有破损者及伴有其他严重疾病者,不宜采用药物敷贴法。

(5)注意配合他法:药物敷贴疗法调治男性性功能障碍的作用有限,临床中应注意与药物治疗、饮食调理、起居调摄、情志调节等其他治疗调养方法配合应用,以发挥综合治疗的优势,提高疗效。

62. 调治男性性功能障碍常用的药物敷贴处方有哪些

处 方 1

配方:甘遂、甘草各3克。

用法:将甘遂、甘草共研为细末,于每晚睡时取药末1克,纳入神阙穴中,用胶布覆盖固定,晨起时去掉,连用5次。

适应证:相火妄动之遗精。

处 方 2

配方:五灵脂、白芷、青盐、生硫黄各6克,麝香0.3克,荞麦面适量。

用法:将五灵脂、白芷、青盐、生硫黄、麝香共研为细末,加荞麦面适量混匀,用水调制成饼,敷贴于脐部,外用胶布固定,再用热水袋熨15～30分钟,3日换药1次。

适应证:肾阳不足之性欲低下。

处 方 3

配方:王不留行30克,干地龙15克,冰片5克,米醋适量。

用法:将上药共研为细末,贮瓶备用。用时每次取药末10克,用米醋调成糊,分成3份,敷贴于双涌泉穴和神阙穴,外用麝香止痛膏固定。每日换药1次,10次为1个疗程。

适应证:不射精。

处 方 4

配方:葱白10根。

用法:将葱白打碎,分别敷于神阙及关元穴,用纱布覆盖,胶布固定。每日早晚各换药1次,7～10日为1个疗程。

适应证:阳痿。

处 方 5

配方:五倍子150克,煅龙骨、煅牡蛎、淫羊藿、熟地黄、蛇床子、肉桂各50克,丁香、细辛、当归各30克,食醋适量。

用法:将上药共研为细末,贮瓶备用。用时嘱患者仰卧床上,脐部用75%乙醇常规消毒后,根据脐部凹陷深浅大小不同,取药末5～8克,用食醋调成糊,敷贴于神阙穴,用纱布覆盖,胶布固定。24小时换药1次,10次为1个疗程,治疗2个疗程。

适应证:早泄。

处 方 6

配方:仙茅、淫羊藿、五倍子各30克,果糖适量。

用法:将仙茅、淫羊藿、五倍子共研为细末,贮瓶备用。用时每次取药末20克,用果糖适量调成糊状分敷于双侧涌泉穴,用纱布覆盖,胶布固定。每日换药1次,5次为1个疗程。

适应证:早泄。

处 方 7

配方:麻黄50克,蜈蚣2条,冰片5克,米醋适量。

用法:将麻黄、蜈蚣、冰片共研为细末,贮瓶备用。用时每次取药末15克,用米醋调成糊,分别敷贴于双侧涌泉穴和神阙穴,外用麝香止痛膏固定。每日换药1次,10次为1个疗程。

适应证:不射精。

处 方 8

配方:麻黄、米醋各适量。

用法:将麻黄研为细末,用米醋调成糊,敷贴于神阙穴,用纱布覆盖,胶布固定。每日换药1次,连用7~10日。

适应证:不射精。

处 方 9

配方:五倍子、煅龙骨、益智仁各15克,菟丝子30克,陈醋适量。

用法:将五倍子、煅龙骨、益智仁、菟丝子共研为细末,贮瓶备用。用时取药末30克,用陈醋调成膏,分敷于双侧涌泉穴,用纱布覆盖,胶布固定。每日换药1次,5~10次为1个疗程。

适应证:肾虚精关不固之遗精。

处 方 10

配方:刺猬皮20克,白酒适量。

用法:将刺猬皮焙干,研成细粉末,加白酒适量调成糊,敷贴于神阙穴,用纱布覆盖,胶布固定。隔日换药1次,15日次为1个疗程。

适应证:肾气不固型遗精。

处 方 11

配方:小茴香、炮姜各5克,食盐、人乳汁各少许。

用法:将小茴香、炮姜共研为细末,加食盐少许搅匀,用少许人乳汁(也可用蜂蜜或鸡血代替)调和成糊,敷贴于神阙穴,用纱布覆盖,胶布固定,5~7日后弃去。

适应证:阳痿。

处方 12

配方:蛇床子、菟丝子各 15 克,白酒适量。

用法:将蛇床子、菟丝子共研为细末,用白酒调成糊,敷涂于曲骨穴,用纱布覆盖,胶布固定。每日换药 1 次,5～7次为 1 个疗程。

适应证:阳痿。

处方 13

配方:硫黄、蛇床子、仙茅、韭菜子各 30 克,枸杞子、当归各 15 克,蜈蚣 4 条,蜂蜜或黄酒适量。

用法:将硫黄、蛇床子、仙茅、韭菜子、枸杞子、当归、蜈蚣共研为细末,贮瓶备用。用时取药末 30 克,用蜂蜜或黄酒调成膏,敷贴于双侧涌泉穴和神阙穴,用纱布覆盖,胶布固定。每日换药 1 次,10 次为 1 个疗程。

适应证:阳痿。

处方 14

配方:露蜂房、白芷各 10 克,食醋适量。

用法:将露蜂房、白芷烘干发脆,共研为细末,用食醋调成膏,敷贴于神阙穴,用纱布覆盖,胶布固定。每日换药 1次,连用 3～5 次为 1 个疗程。

适应证:早泄。

处方 15

配方:五倍子、黄连、肉桂各 10 克,食盐 3 克,食醋适量。

用法:将五倍子、黄连、肉桂、食盐共研为细末,每次取药末适量,用食醋调成糊,敷贴于神阙穴,用纱布覆盖,胶布固定。每日换药1次,10次为1个疗程。

适应证:遗精。

63. 熏洗疗法能调治男性性功能障碍吗

熏洗疗法是指利用中药在煎煮过程中产生的蒸气,或煎煮得到的药液,熏、蒸、洗患处肌肤,以达到治病保健目的的一种外治方法。熏洗疗法历史悠久,自有草药煎剂内服治病的方法时就有了煎剂外洗的方法,现存最早的中医学著作《黄帝内经》中所说:"其有邪者,渍形以为汗",指的就是早期的熏洗疗法。熏洗疗法通过皮肤、黏膜中丰富的血管网络,借助药力和热力的作用,共同调节机体的生理、病理过程,改善局部营养,促进新陈代谢,疏通经络气血,使人体腠理疏通、脉络调和、气血流畅,达到治疗疾病的目的。

熏洗疗法以其操作简便、适应证广泛、疗效独特而著称,在民间广为流传,不失为一种家庭施治的良法。熏洗疗法确实能调治男性性功能障碍,熏洗的药物可发挥疏通经络、活血化瘀、调和阴阳气血、调整脏腑功能等作用,能补肾健脾、滋阴助阳、益肾填精、清热利湿、固肾涩精、疏肝解郁。用药煎液在会阴及阴茎局部进行熏洗,因温热的作用,可使血管扩张,促进血液循环,改善局部的血液供应,从而发挥药物和热力的协同作用,有利于调整、改善神经系统功能,解除各种男性性功能障碍,恢复男性正常性功能。

熏洗疗法是调治男性性功能障碍行之有效的方法之一,患者可在医生的指导下,根据病情的不同选择适宜的药物进行熏洗调治。

64. 熏洗疗法调治男性性功能障碍应注意什么

为了保证熏洗疗法调治男性性功能障碍安全有效,避免不良事件发生,应注意以下几点。

(1)熏洗应在医生的指导下进行:根据熏洗疗法的适应证和禁忌证选择患者,切忌有禁忌证者用熏洗法治疗。熏洗疗法对病情较轻的阳痿、早泄、遗精、不射精等患者均较适宜,但对病情较重的患者尤其是阳强患者应慎用熏洗疗法。有皮肤过敏史、皮肤破损者,以及伴有出血倾向疾病者等,均不宜使用熏洗疗法。要在医生的指导下根据不同的病情选取与之相适应的药物,在明白注意事项后,再进行熏洗治疗。

(2)掌握好药液温度和熏蒸距离:在使用熏蒸法时,体表与药液的距离要适当控制,过近易烫伤皮肤,过远则热力不够,可采用先远后近或不断移动调节的方法进行熏蒸。在浸洗时,药液的温度要适当,不宜过热或过凉,药液过凉时可适当再加温。

(3)注意药液保管及熏洗后避风:要注意药液保管及熏洗后避风,熏洗药1剂可使用2~3次,但夏季应当日煎药当日用,药液应存放于低温处,以免变质。熏洗后要及时擦干皮肤,注意避风防凉,并适当卧床休息。

(4)注意与其他治疗方法相配合:熏洗疗法调治男性性功能障碍的作用有限,临床中单独应用者少见,临床中应注意与药物治疗、针灸疗法、饮食调养、情志调节、起居调摄等其他治疗调养方法配合应用,以发挥综合治疗的优势,提高临床疗效。

65. 调治男性性功能障碍常用的熏洗处方有哪些

处方 1

配方:淫羊藿、巴戟天、泽泻、胡芦巴、石菖蒲、柴胡各 20 克,茯神、山茱萸各 30 克,附子、肉桂各 10 克。

用法:上药放入砂锅中,加入清水 2 000 毫升,大火煮沸后,改用小火再煎 30 分钟,使药物的气味尽出,去渣取药液约 1 500 毫升,把药汁倒入浴盆中,趁热擦洗小腹部,每次 30 分钟,每日 2 次。

功效:温肾壮阳。

适应证:阳痿。

处方 2

配方:巴戟天、淫羊藿、金樱子、胡芦巴各 20 克,阳起石 25 克,柴胡 15 克。

用法:先将阳起石放入砂锅中,加入适量清水煎煮 30 分钟,去渣后再加入其余 5 味药,继续煎煮 30 分钟,去渣取药,把药汁倒入浴盆中,趁热擦洗小腹部,每次 20 分钟,每日 2 次。

功效:温肾壮阳。

适应证:阳痿。

处方 3

配方:蛇床子、细辛、石榴皮各 10 克,菊花 5 克。

用法:上药放入砂锅中,加入清水适量,浸泡 5～10 分钟,水煎去渣取汁,把药汁倒入浴盆中,趁热先熏龟头部位,待温度降至 40℃ 左右时,再将龟头浸泡药液中 5～10 分钟,余药液加温水适量进行足浴。每晚熏洗龟头、足浴各 1 次,15～20 日为 1 个疗程,连续应用 1～2 个疗程。

功效:温阳止泄。

适应证:早泄。

处 方 4

配方:细辛、淫羊藿各 20 克,五倍子 30 克。

用法:上药放入砂锅中,加入清水适量,大火煮沸后,改用小火再煎 20～30 分钟,使药物的气味尽出,取出药渣,把药汁倒入盆中,趁热熏洗会阴部 15～20 分钟,每日 1 次,连续熏洗 1 周。

功效:温肾壮阳固精,散寒活络通窍。

适应证:不射精。

处 方 5

配方:菟丝子、蛇床子、韭菜子、仙茅、淫羊藿、巴戟天、棉花子、阳起石、补骨脂、大茴香、小茴香各 10 克。

用法:上药放入砂锅中,加入清水适量,大火煮沸后,改用小火再煎 20～30 分钟,使药物的气味尽出,取出药渣,把药汁倒入盆中,趁热熏洗会阴部及阴囊、阴茎。每日晚饭后熏洗 1 次,同时配合临睡前用药液浸洗双足。

功效:温肾兴阳。

适应证:性欲低下属肾阳虚者。

处 方 6

配方:淫羊藿 50 克,川芎 20 克,菟丝子 10 克,蛇床子 50～100 克。

用法:上药放入砂锅中,加入清水适量,大火煮沸后,改用小火再煎30分钟,使药物的气味尽出,取出药渣,把药汁倒入盆中,趁热以毛巾蘸药液清洗阴囊、阴茎10分钟,并在小腹部、双侧腹股沟由前向后到肛门来回蘸药液涂擦各90次,药液凉时可再加温或加热水。每日浸洗1次,7～10日为1个疗程。

功效:补肾壮阳活血,改善阴茎勃起功能。

适应证:性欲低下。

处 方 7

配方:熟地黄、山药、芡实、沙苑子、枸杞子、杜仲、肉桂、金樱子、锁阳、菟丝子各15克。

用法:上药放入砂锅中,加入清水适量,浸泡5～10分钟,水煎去渣取汁,把药汁倒入浴盆中,趁热先熏洗阴部,待药液温度不烫皮肤时坐浴。每次熏洗20～30分钟,每周2～3次,4周为1个疗程。

功效:补肾固涩止遗。

适应证:肾气不固所致的遗精。

处 方 8

配方:苦参、蛇床子、乳香、没药、赤芍、龙胆草、栀子、车前子、木通各15克。

用法:上药放入砂锅中,加入清水适量,浸泡5～10分钟,水煎去渣取汁,把药汁倒入浴盆中,趁热先熏蒸阴部15～20分钟,待温度降至40℃左右时,再坐浴20～30分钟。每日熏洗1次,10次为1个疗程。

功效:清热利湿止遗。

适应证:湿热下注所致的遗精。

处方 9

配方:玄参、刺猬皮各30克,五倍子15克。

用法:上药放入砂锅中,加入清水1 000毫升,浸泡5～10分钟,水煎去渣取汁,把药汁倒入浴盆中,待药液温度适宜时浸浴双足30分钟。每晚浸浴1次,10次为1个疗程。

功效:清热泻火止遗。

适应证:热扰精室之遗精。

处方 10

配方:杜仲50克,桑寄生、枸杞子、锁阳、桂枝各30克。

用法:上药放入砂锅中,加入清水适量,大火煮沸后,改用小火再煎20～30分钟,使药物的气味尽出,取出药渣,把药汁倒入浴盆中,待药液温度适宜时浸浴双足。每晚洗浴1次,每剂中药可用2日,连续应用5～10剂。

功效:温补肾阳,填充精血。

适应证:阳痿。

处方 11

配方:五倍子20克。

用法:将五倍子放入砂锅中,加入清水适量,浸泡5～10分钟,水煎去渣取汁,把药汁倒入浴盆中,趁热先熏龟头部位,待温度降至40℃左右时,再将龟头浸泡药液中5～10分钟,余药液加温水适量进行足浴。每晚熏洗龟头、足浴各1次,15～20日为1个疗程,连续应用1～2个疗程。

功效:收敛止泄。

适应证:早泄。

处方 12

配方:枸杞子、仙茅、蛇床子、五倍子各15克。

用法:上药放入砂锅中,加入清水1000毫升,大火煮沸后,改用小火再煎10~20分钟,使药物的气味尽出,取出药渣,把药汁倒入浴盆中,待药液温度适宜时浸浴双足。每日浸浴1~2次,5~10日为1个疗程。

功效:补肾收敛止泄。

适应证:早泄。

处方 13

配方:五不留行50克,冰片5克,麻黄9克。

用法:上药放入砂锅中,加入清水500~1000毫升,浸泡5~10分钟,大火煮沸后,改用小火再煎5分钟,去渣取汁,把药汁倒入浴盆中,待药液温度适宜时浸浴双足30分钟。每晚浸浴1次,每剂中药可用2次,连续应用7~10剂。

功效:温经散寒,活血通经利窍。

适应证:不射精。

处方 14

配方:牡蛎粉、蛇床子、干荷叶、浮萍各30克。

用法:将上药共研为细末,每次取20克,加水1000毫升,煎3~5沸,去渣取药汁,把药汁倒入浴盆中,待药液温度适宜时淋洗阴茎、阴囊。每次淋洗20分钟,每日2次,7日为1个疗程。

功效:潜阳固涩,温阳通脉。

适应证:肾阳虚型阳痿。

处方 15

配方:龙骨30克,五倍子、银杏叶各15克。

用法:将龙骨打碎,与五倍子、银杏叶一同放入砂锅中,加入清水适量,浸泡 5～10 分钟,水煎去渣取汁,把药汁倒入浴盆中,待药液温度适宜时浸浴双足。每晚浸浴 1 次,一剂中药可用 2 次,连续应用 7～10 剂。

功效:固涩止遗。

适应证:遗精。

66. 按摩法调治男性性功能障碍应注意什么

按摩治病在我国已有悠久的历史,由于其方法简便,行之有效,适应证广泛,不需要耗费过度的精力,不增加患者的经济负担,也不会产生明显的不良反应,可随时随地来做,老少皆宜,所以深受人们的欢迎。现今,按摩不仅是中医调治疾病的常用方法,也是现代家庭用以解除疲劳、缓解病痛和保健强身的重要手段,更是一种享受。

按摩疗法确实能调治男性性功能障碍,患者通过适宜的按摩,能疏通经络,活血化瘀,调整脏腑功能,恢复机体阴阳平衡,达到有效解除阳痿、早泄、遗精、不射精、逆行射精,以及性欲低下等各种男性性功能障碍,恢复男性正常性功能的目的,患者可在医生的指导下进行自我按摩调养。

为了保证按摩疗法安全有效,避免不良事件发生,应注意以下几点。

(1)选择适宜环境和体位:在实施按摩疗法时,应选择在安静、幽雅、空气清新的环境中进行,要保持心平气和,采取放松舒适的体位。寒冷季节按摩时,应注意室内温度,以防受凉感冒。

(2)注意采用适宜手法:应用按摩疗法调治男性性功能

障碍应根据病情辨证论治,按补泻的不同正确施用手法,切不可不加分析地乱用。要根据不同的要求选用不同的手法,同时手法应力求轻柔和缓,动作宜轻、慢,节律要均匀,保持适宜的用力强度,用力不宜过大,切忌用重力或蛮力。自我按摩应在医生的指导下,在了解注意事项并掌握操作要领后进行。

(3)注意按摩的禁忌证:对一般的男性性功能障碍患者而言,均可采用按摩疗法进行调治,但按摩也有其禁忌证。通常情况下,严重内科疾病,如有严重心、脑、肺疾病等,应慎用或禁用按摩疗法;传染病(如肝炎、结核等),或某些感染性疾病(如丹毒、骨髓炎等),禁用按摩疗法;恶性肿瘤、伴有出血倾向的血液病患者也禁用按摩治疗;皮肤病患者也不宜应用按摩疗法。此外,年老体弱、久病体虚,以及过饥过饱、酒醉之后均不宜用按摩疗法。

(4)按摩做到持之以恒:按摩疗法调治男性性功能障碍起效较慢,所以按摩要做到持之以恒,保证按摩治疗的连续性,切忌三天打鱼,两天晒网。只有坚持不懈地治疗,才能逐步达到有效解除各种男性性功能障碍,恢复男性正常性功能的目的。

(5)注意与其他疗法配合:按摩疗法虽然安全有效,但其作用有限,取效较慢,在应用按摩疗法调治的同时,还应注意与药物治疗、针灸疗法、心理疗法,以及饮食调养等其他治疗调养方法配合,以充分发挥综合治疗的优势,提高临床疗效。

67. 调治性欲低下常用的按摩方法有哪些

方 法 1

选穴:第一组取太溪、复溜、然谷、失眠,第二组取昆仑、仆参、涌泉、失眠。

操作:患者取俯卧位或半坐靠背位,将足放在操作者膝上,令患者情绪放松,操作者分别按摩第一组的每个穴位,按摩时首先行向心方向推揉3～5分钟,再进行按揉,按揉由轻而重,至患者能耐受为度。每日按摩1次,两组穴位交替按摩。

适应证:性欲低下。

方 法 2

选穴:选取日月、太冲穴。

操作:用指压法,一面缓缓吐气,一面强力按压6秒钟,如此重复进行。日月穴按压30遍,太冲穴按压10遍,每日1次。

适应证:性欲低下。

方 法 3

选穴:选取肩井、手三里、身柱、命门、委中穴。

操作:全身放松,用指压法,一面缓缓吐气,一面强力按压6秒钟,如此重复进行。肩井穴按压10遍,手三里穴按压30遍,身柱穴按压10遍,命门穴按压30遍,委中穴按压6遍。每日1次。

适应证:性欲低下。

方 法 4

选穴:第2～4腰椎。

操作:取站立姿势,双手拇指紧按第二腰椎两侧,小幅度快速转动腰部并向左、右弯腰,同时用手指按摩刺激第2～4腰椎,每次按摩5分钟,每日2～3次。

适应证:性欲低下。

方 法 5

选穴:选取仙骨穴(位于尾骨上方 3 厘米处两旁)。

操作:用指压法,一面缓缓吐气,一面强力按压仙骨穴 6 秒钟,如此重复 30 遍,每日 1 次。

适应证:性欲低下。

方 法 6

操作:先捻搓睾丸,坐、卧、立位均可,左右手交替捻睾丸,如数念珠一样,每次 100～200 遍,每日早晚各 1 次。再牵拉阴囊,用手将阴囊及阴茎一起抓起握住,向下牵拉100～300 遍,以局部微胀及少腹有牵拉感为度,每日早晚各 1 次。

适应证:性欲低下。

68. 调治阳痿常用的按摩方法有哪些

方 法 1

选穴:选取脾俞、曲泉、明俞、关元、阴陵泉、阳陵泉、三阴交、悬钟,以及小腹部、腰骶部为治疗部位。

操作:按揉脾俞、曲泉穴各 3 分钟;擦小腹部 5 分钟;按、擦肾俞穴 5 分钟;重擦腰骶部 3～4 遍;揉关元穴 5 分钟;拿阴陵泉、阳陵泉穴各 2 分钟;拿三阴交、悬钟穴各 2～3 分钟。每日 1～2 次。

适应证:阳痿。

方 法 2

选穴:选取关元、中极、肾俞、命门、三阴交、次髎穴。

操作:用按、揉、捏法进行按摩治疗。先用拇指揉按关元、中极穴各3～5分钟,用力中等,以局部有胀热感为止,再用拇指扣按肾俞穴,用重力扣按,每隔20秒放松1次,反复扣按3～5分钟,以局部有明显酸胀感为止。接着用中指指腹轻轻揉按命门穴2～3分钟,以局部有胀热感为止,继而拇指用重力捏按三阴交穴,每隔10秒钟放松1次,反复捏按2～3分钟,中指指腹用重力扣按次髎穴,每隔10秒钟放松1次,反复扣按3～5分钟,均以局部有明显酸胀感为宜。

适应证:阳痿。

方法3

选穴:选取肾俞、八髎、关元、神门、太冲、三阴交、命门、涌泉、太溪、足三里穴。

操作:用点、擦、揉、按、擦、摩、推法进行按摩治疗。先擦点腰骶部八髎穴5～10分钟,点揉肾俞、命门穴50～100遍,擦热腰骶部;之后摩揉关元穴5分钟左右,用食指和中指夹住阴茎根部,有意识向腹内推进行10～20遍。接着一手握着阴茎向上提拉10～20遍,再双手掌心握搓睾丸20～30遍,拿点神门穴50～100遍。然后按揉太溪、太冲、三阴交、足三里穴各30～50遍,擦涌泉穴200遍左右。每日1次,1个月为1个疗程;如有效必须重复2～3个疗程,以巩固疗效。

适应证:阳痿。

方法4

选穴:选取肾俞、命门、关元、气海、三阴交、阴谷、涌泉、足三里、中极、天枢、会阴等穴。

操作:以下手法治疗最好由患者配偶进行。

①患者取俯卧位,术者立于一侧,两手拇指从骶尾部开始,沿脊柱两侧向上推按至大杼穴,重点揉按肾俞、命门、关

元、气海穴，共3分钟。

②患者取俯卧位，术者坐于一侧，用右手掌抚推小腹，从耻骨联合而上至脐，并重点抚按中极、关元、气海及天枢穴，共5分钟。

③患者取俯卧位分腿，术者中指、食指并拢，揉按会阴穴3～5分钟，至阴茎根部有酸胀感和发热感为止。

④患者取俯卧位，术者用手掌从下而上将阴囊、睾丸向上托起轻提30～50次，动作宜轻柔，用力要均匀。

⑤患者取俯卧位，术者用拇指与其他4指相对，沿下肢内后侧揉捏至足底部，重点点按阴谷、三阴交、涌泉穴。

适应证：阳痿。

方 法 5

选穴：选腹股沟、精索、睾丸、阴茎、阴囊等。

操作：患者取坐位或半卧位，采取按摩腹股沟、捻动精索、搓揉睾丸，以及牵拉阴茎及阴囊的方法进行自我按摩。

①按摩腹股沟。用双手拇指、食指和中指指腹向阴茎根部方向自外而内对称按摩两侧腹股沟，按摩之力以轻柔舒适不痛为宜，左右各50次。

②捻动精索：以双手拇指、食指和中指对称捻动阴茎根部、阴囊上方之精索，其力以出现轻度酸胀或舒适感为宜，左右各50次。

③搓揉睾丸：以双手的食指、中指托住同侧睾丸的下面，再用拇指按压其上，如数念珠一样轻轻搓揉两侧睾丸，其压力以睾丸不痛或微酸胀为宜，左右各150～200次。

④牵拉阴茎及阴囊：用右手或左手把阴茎及阴囊一同握于掌心，轻轻往下牵拉150～200次，其拉力以阴茎与睾丸有微酸胀或小腹两侧有轻度牵拉感为宜。

适应证:阳痿。

方 法 6

选穴:选取肾俞、关元、曲骨、三阴交、会阴、催欲穴等。

操作:采取按足心、按穴位、擦腰骶、摩丹田、按会阴、按催欲穴的方法进行自我按摩。

①按足心。用左手心按摩右足脚心 100 下,右手心按摩左足脚心 100 下,动作要和缓、连贯,轻重适宜,每日起床和晚上临睡前各按摩 1 次。

②按穴位。先俯卧位,用两手拇指按揉两侧肾俞穴各 1 分钟,再仰卧位,用中指尖按揉关元、曲骨穴各 1 分钟,最后分别在两侧三阴交穴上按揉 2～3 分钟。

③擦腰骶。取俯卧位或坐位,将中指放在食指背上,两食指并拢紧贴腰骶正中,从长强穴擦至命门穴处,反复操作80～100 次,以腰骶部发热为度。

④摩丹田。选取端坐位或仰卧位,先把两手相对搓热,左手紧托阴囊,右手掌心在脐下丹田处做顺时针方向按摩,力量由轻渐重,一般按摩 2～5 分钟为宜。

⑤按会阴。搓热手指,用温暖的中指揉按肛门与前阴之间的会阴穴,揉按 100 次为度。

⑥按催欲穴。选取阴茎根部上旁开 1 厘米处的催欲穴,在方便的时候不拘次数进行点按,用力要适度。

适应证:阳痿。

69. 如何用辨证分型点穴法调治阳痿

(1)命门火衰型

主症:阳事不举,精薄清冷,头晕耳鸣,面色㿠白,精神萎靡不振,腰膝酸软,畏寒肢冷,舌质淡,苔薄白,脉沉细。

取穴:肾俞、腰阳关、命门、关元、会阴。

手法:运用点按法、摩法、揉搓法进行按摩治疗,每穴1~3分钟。

说明:点按肾俞、腰阳关,横搓命门,以腹部有温热感为度,有补益肾阳,温壮元阳之功效;点按关元,以温补下元,固摄精气;揉摩会阴可使气血聚于阴部,有兴阳起痿之功。

(2)心脾受损型

主症:阳事不举,精神不振,夜寐不安,胃纳不佳,面色不华,失眠健忘,心悸自汗,舌质淡,苔薄腻,脉细弱。

取穴:心俞、脾俞、关元、气海、足三里。

手法:运用点按法、揉法进行按摩治疗。每穴1~3分钟。

说明:点按心俞、脾俞以促生化之源;按揉关元、气海以补益下焦元气;按揉足三里能调和营血,补中益气。

(3)恐惧伤肾型

主症:阳痿不振,举而不坚,头晕耳鸣,胆怯多疑,失眠多梦,心悸易惊,腰酸尿频,舌质淡,苔薄白或薄腻,脉弦细。

取穴:肾俞、内关、大陵、少府、神门、太冲、太溪。

手法:运用点按法、揉法进行按摩治疗。每穴1~3分钟。

说明:点按肾俞以滋补肾阳;点按内关、大陵、少府、神门以宁心安神;点揉肝经之太冲穴能使阴茎硬度足;点揉肾经之太溪穴可益肾固精。

(4)湿热下注型

主症:阴茎痿软不举,阴囊潮湿,下肢酸困,小便黄赤或涩滞不利,或小便后有白色分泌物,舌质红,苔黄腻,脉濡数。

取穴:大肠俞、膀胱俞、胆俞、天枢、中极、关元、丰隆、足三里。

手法:运用点按法、揉法、提拿法进行按摩治疗,每穴1~3分钟。

说明:点按大肠俞、膀胱俞、胆俞以通调脏腑,泻热除湿;按揉天枢、中极、关元以调和肠胃,有利三焦气机升降;提拿丰隆、足三里可清利湿浊,健脾养胃,使水湿得以正常运化。

70. 调治早泄常用的按摩方法有哪些

方法 1

选穴:三焦俞、关元俞穴。

操作:用指压法进行按摩治疗。按摩时用双拇指指腹强压三焦俞、关元俞穴,一面缓缓吐气,一面强压6秒钟,如此重复20遍,每日1次。

适应证:早泄。

方法 2

选穴:大肠俞、小肠俞穴。

操作:用指压法进行按摩治疗。按摩时用双拇指指腹强压大肠俞、小肠俞穴,一面缓缓吐气,一面强压6秒钟,如此重复20遍,每日1次。

适应证:早泄。

方法 3

选穴:取气海、关元、中极穴。

操作:用按任脉的方法进行按摩治疗。按摩时选取任脉自脐至耻骨联合上沿处,分别采用推、揉、点、按、搓等手法进行按摩,尤其是气海、关元、中极等穴位重点进行施术,感觉脐下有热感或向会阴部放散为宜。每日 1 次,10 次为 1 个疗程。

适应证:早泄。

方法 4

选穴:关元、中极、肾俞、志室、三阴交、八髎、心俞、内关穴。

操作:用点、按、揉、擦、捏法进行按摩治疗。先用拇指指端点揉关元、中极穴各 50～100 下,按揉心俞、肾俞、志室穴各 3～5 分钟;再擦点八髎穴各 2～3 分钟,并擦热腰骶部;然后捏按内关、三阴交穴各 100 下。每日早晚(临睡前)各按摩 1 次,10 日为 1 个疗程。

适应证:早泄。

方法 5

选穴:关元、内关、太冲、三阴交、涌泉穴。

操作:用按、揉、捏法进行按摩治疗。先用拇指指腹轻轻揉按关元穴 3～5 分钟,以局部有酸胀感为宜,再用食指指端用较重力捏按内关穴,每隔 10 秒钟放松 1 次,反复捏按 2～3 分钟,以局部有较强烈酸胀感为度。然后用拇指指端用重力捏按太冲、三阴交、涌泉穴,每隔 10 秒钟放松 1 次,每穴反复捏按 3～5 分钟,以局部有较强烈酸胀感为宜。每日 1～2 次,10 日为 1 个疗程。

适应证:早泄。

71. 捏挤法治疗早泄如何操作

捏挤法可以提高男性的射精刺激阈值,缓解射精的紧迫感,增强性的兴奋性,故能改善射精的反射状态,重建或恢复正常的射精时间。捏挤法治疗早泄的效果显著,如能坚持 2 周至半年时间,治愈率在 95.1%～97.3%。由此可见,捏挤法是一种简单方便、行之有效的治疗早泄的方法。当然,捏挤法只适用于单纯早泄者,对伴发有其他疾病或因其他疾病引起者,则非捏挤法所适宜。

捏挤法由配偶操作比男方自己操作效果要好,捏挤的具体方法有两种,即阴茎头部捏挤法和阴茎根部捏挤法。运用阴茎头部捏挤法进行治疗时,用拇指放在阴茎系带的部位,食指、中指放在阴茎冠状沟缘上下方,轻轻捏挤 4 秒钟,然后突然放松,即为 1 次捏挤,施加压力的方向应从前向后,不要压向两侧。运用阴茎根部捏挤法进行治疗时,配偶用拇指、食指、中指捏挤阴茎根部,捏挤时要用指头的腹面稳压、捏挤阴茎根部,手法要轻柔。

为了保证安全有效,避免不良反应发生,在运用捏挤法治疗早泄时,应注意以下几个方面:捏挤时,压力要适当,以男方不感到疼痛为宜;根据勃起程度来调整捏挤力的大小,勃起坚、性感强者可稍用力捏挤(重法),勃起不坚或松软者以稳压力捏挤(轻法);方向应正确,是从前向后,而不是压向两侧,否则不能达到应有的效果;避免用指甲捏挤或搔刮,要用指腹的稳压力作用于阴茎头部;捏挤可引起阴茎勃起硬度暂时性减退,但并不意味捏挤方法不正确;经捏挤治疗几日后,如果不存在其他性问题,且男方自信心增强时,则应把此方法转用到性交。对男方来说,阴茎在阴道内摩擦或置于阴道内其感觉与未性交时的性活动是明显不同的,很可能头一二次将很快射精,但这并不影响预后,患者在思想上不要紧张。

72. 调治遗精常用的按摩方法有哪些

方法 1

选穴：肾俞、关元俞、三阴交穴。

操作：用揉压法进行按摩治疗。按摩时以双拇指指腹揉压肾俞、关元俞、三阴交穴各 3～5 分钟，先揉后压，指力适度。每日按摩 1 次，5 次为 1 个疗程。

适应证：遗精，兼治阳痿、遗尿。

方法 2

选穴：志室、气海俞、八髎穴。

操作：用揉压法、推压法进行按摩治疗。按摩时以拇指指腹揉压双侧志室、气海俞(也可加肾俞)3～5 分钟，再自上至下推压八髎穴 10～15 遍，指力适度，不可用力过大、过猛。每日 1 次。

适应证：遗精。

方法 3

选穴：会阴、百会、印堂、神门、肾俞、命门、三阴交、太溪、太冲、涌泉穴。

操作：用点、按、揉、拿、擦法进行按摩治疗。按摩时先用拇指指端点按会阴穴 100 遍，点揉印堂穴 100 遍、百会穴 100 遍，再拿点神门穴 50～100 遍，按揉肾俞、命门穴各 100 遍，并擦热腰骶部。然后按揉三阴交、太溪、太冲穴各 30 遍，擦涌泉穴 200 遍。每日按摩 1 次，10 次为 1 个疗程，连续按摩 3～4 个疗程，待症状改善后，可改为隔日按摩 1 次，再坚持按摩 1～2 个疗程，以巩固疗效。

适应证:遗精。

方 法 4

选穴:丹田、会阴、塞海底、睾丸、涌泉。

操作:取适当的体位,采取擦丹田、按会阴、塞海底、旋睾丸、搓涌泉的方法进行自我按摩。

①擦丹田。先将两手掌搓热,然后以左手紧托阴囊,右手掌擦小腹丹田穴处100次,右手擦毕,改用左手轮换进行。

②按会阴。以中指端按压会阴穴上,同时收缩肛门,提吸小腹,一松一紧地按压50次。

③塞海底。于肛门前有一小坎,用手指触之即得,每日早晚用手指在小坎中向后推100次。

④旋睾丸。单手掌托按睾丸,旋转揉按,左右交替,方向相反,早晚各1次,每次10分钟。

⑤搓涌泉。双手搓热后,分别搓双涌泉穴100次。

适应证:遗精。

方 法 5

选穴:风池、大椎、心俞、神道、命门、肾俞、志室、四满、大赫、气海、关元、横骨、神门、太溪、涌泉、足三里等穴。

操作:以推、捏、抚为主要手法,用以下方法进行按摩治疗。

①患者取坐位。术者立其前,一手置脑后固定头部,另一手手指分开,从前发际向后反复摩擦头皮并点按风池穴3~5分钟。

②患者取俯卧位。术者从骶尾部开始沿脊柱两侧向上推按至大椎穴3~5分钟。梦遗者,重点按心俞、神道、命门3~5分钟;滑精者,加点按肾俞、志室穴3~5分钟。

③患者仰卧。术者坐一侧,右手掌从耻骨联合处向上揉抚小腹,并点按四满、大赫、气海、关元、横骨穴 3～5 次,点按时用力要适中,以有酸胀感为度。

④患者取坐位或卧位。前臂伸直,掌心向上,术者一手握其肘部,另一手拇指与其他 4 指相对向远端推按,经内关至掌心劳宫穴,并用拇指点按神门穴 3～5 分钟。

⑤患者取卧位。术者揉按双足趾、足底、足跟、踝及小腿肌肉,重点点按太溪、涌泉、足三里穴。

适应证:遗精。

方法 6

选穴:膻中、气海、关元、会阴、心俞、膈俞、胃俞、内肾、劳宫、足三里。

操作:取适当的体位,采取按揉膻中穴,摩腹,点按气海、关元穴,按会阴,揉心俞、膈俞、脾俞、胃俞穴,摩内肾,揉劳宫穴,按揉足三里穴的方法,进行按摩治疗。

①按揉膻中穴。以食指、中指、无名指并拢的指端按揉膻中穴 3～5 分钟,或以掌根按揉,以增强疗效。

②摩腹。将双掌搓热后,重叠放在脐下腹部,按顺、逆时针方向按摩 3～5 分钟,使腹部温热,注意虚象明显者只宜按逆时针方向按摩多次。

③点按气海、关元穴。拇指和食指端用力,同时点按气海、关元穴 3～5 分钟,先轻后重,逐渐用力。

④按会阴。以中指端一松一紧地按压会阴穴 80～100次,同时要求患者收缩肛门,提吸小腹。

⑤揉心俞、膈俞、脾俞、胃俞穴。双手拇指或食指端置于脊柱两侧,分别揉心俞、膈俞、脾俞、胃俞穴 5～8 分钟,使局

部产生明显的酸胀感,并传至胸腹部。

⑥摩内肾。两掌置于腰部肾区,轻轻按摩 5～8 分钟,使温热感透达肾部。

⑦揉劳宫穴。两手拇指分别置于双手劳宫穴,按顺、逆时针方向揉动 3～5 分钟。

⑧按揉足三里穴。以拇指端用力按揉两侧足三里穴3～5 分钟,使酸胀感沿小腿上下传导。

适应证:思虑过度引发的遗精。

73. 调治不射精常用的按摩方法有哪些

方法 1

选穴:三阴交、足三里、肾俞、关元、气海等穴。

操作:用以下方法进行按摩治疗。

①按揉三阴交、足三里、肾俞穴,每次 10～15 分钟,双侧交替,每日按摩 2～3 次。

②按摩关元、气海穴,顺、逆时针方向各 120 次,每日按摩 2～3 次。

③患者取仰卧位,用双手轻挤睾丸,前后搓动,每天早晨起床前及夜晚睡觉前各做 5 分钟。

④每晚睡觉前用热水洗脚后,以手掌摩擦双足心之涌泉穴,以发热为度。

适应证:不射精。

方法 2

选穴:膻中、中极、环跳、秩边、丰隆。

操作:患者取适当的体位,采取揉膻中、摩乳房乳根、抖腹肌、点按中极、按揉环跳、揉秩边、按压丰隆的方法进行按摩治疗。

①揉膻中。以掌根按揉膻中穴3～5分钟,按时用力稍重,揉时按顺、逆时针方向转动。

②摩乳房乳根。以并拢的食指、中指、无名指指尖摩动乳旁穴、乳根穴3～5分钟,两侧交替进行,用力稍重,以微酸胀为佳。

③抖腹肌。双手用力捏起腹部肌肉,顺势抖动3～5分钟,从两侧向中间进行。

④点按中极。食指或中指点按中极穴1～3分钟,用力稍重。

⑤按揉环跳。两手相握,屈肘,以肘尖分别按揉双侧环跳穴3～5分钟。

⑥揉秩边。以拇指分别按揉双侧秩边穴5～8分钟,使局部产生较强烈的酸胀或胀麻感。

⑦按压丰隆。以拇或食指按压双侧丰隆穴1～3分钟,手法稍重,逐渐加力。

适应证:过食肥甘厚味引起的不射精。

方 法 3

选穴:风池、肩井、渊腋、合谷、太冲。

操作:取点按风池、拿肩井、按揉渊腋、擦腹股沟、挤捏龟头、掐揉合谷、点揉太冲的方法进行按摩治疗。

①按风池。拇指点按两侧风池穴1～3分钟,以酸痛为度。

②拿肩井。双手拇指与食指、中指、无名指相对用力提捏肩井穴3～5分钟,以肩背上肢酸胀或麻为度。

③按揉渊腋。以食指或中指分别按揉两侧渊腋穴5～8

分钟,力度适中。

④擦腹股沟。以双手小鱼际肌自脐平面至耻骨联合与腹股沟往返擦动 100 次。

⑤挤捏龟头。以拇指、食指握住龟头,每隔数秒钟用力挤捏 1 次,操作 3~5 分钟,以产生射精感为度。

⑥掐揉合谷。拇指分别掐揉双侧合谷穴 3~5 分钟,掐时力重,揉时力轻。

⑦点揉太冲。拇指或食指分别点揉双侧太冲穴 3~5 分钟,以有胀感为佳。

适应证:精神过度紧张引起的不射精。

方 法 4

选穴:中脘、天枢、气海、足三里、三阴交。

操作:患者取适当的体位,采取分推上腹、揉中脘、揉天枢、摩气海和关元、搓睾丸、按揉足三里、点按三阴交的方法进行按摩治疗。

①分推上腹。两手掌平放在剑突处,沿两侧肋弓同时向胁肋部分推 5~8 分钟,动作协调,用力均匀。

②揉中脘。用食指、中指、无名指按顺、逆时针方向揉动中脘 50~100 次。

③揉天枢。食指或中指揉两侧天枢穴 3~5 分钟,要求带动深部组织运动。

④摩气海和关元。食指、中指、无名指并拢,置于气海、关元两穴之间,按顺、逆时针方向轻轻按摩 5~10 分钟。

⑤搓睾丸。双手托住睾丸并轻轻挤压,前后搓动,使其发热,时间控制在 3~5 分钟,操作时动作要轻柔和缓。

⑥按揉足三里。拇指或食指轻轻按揉足三里穴 5~8

分钟。

⑦点按三阴交。食指或中指分别点按双侧三阴交穴3~5分钟,以酸胀为度。

适应证:病后体质虚弱引起的不射精。

74. 如何应用电动按摩器调治不射精

应用电动按摩器调治不射精,市面出售的各种型号的电动保健按摩器均可选用。按摩前让患者排空尿液,按摩初始用慢挡,然后逐渐用快挡,将按摩器头置于阴茎背部冠状沟,然后着重按摩阴茎系带,因该处是引起性兴奋处,也可沿阴茎干上下移动。可由本人做,也可由妻子做(妻子做效果更好)。

在充分的爱抚动作之后,令妻子左手握阴茎,右手持电动按摩器,这种人工诱发的射精可使患者意识到射精的感觉,有助于建立正常的射精反射。若1次按摩时射精,则应连续3日进行按摩,以逐步建立好射精反射,这样同房时射精才能成功。一旦用电动按摩器诱导射精成功,最好有一个稳定阶段,使患者逐渐过渡到同房时的正常射精。

电动按摩器法调治不射精对于因手淫而致性交不射精者显得更为重要,因为有手淫史的患者性交时阴道内摩擦刺激往往没有手淫强烈,故电动按摩器法对这类患者的治疗容易成功。

在应用电动按摩器调治不射精时,按摩时可能先有尿液引出,但不射精,应嘱患者排完后继续按摩,能排尿说明是排精的预兆,医生要用鼓励的话语去激发患者。一旦成功将意味着永久改变射精障碍。电动按摩对于调治功能性不射精患者疗效较好,对器质性损伤患者也有一定效果,但高位脊髓损伤患者可能有血压升高等并发症,应引起注意。

75. 男性性功能障碍患者应怎样配合心理治疗

心理疗法是指利用语言、表情、姿势、态度和行为,影响或改变患者的感受、认识、情感、态度和行为,减轻或消除使患者痛苦的各种情绪、行为及躯体症状,以达到恢复健康的目的。"心病还需心药医",心理因素在男性性功能障碍的发病和治疗康复过程中占有极其重要的地位,治疗男性性功能障碍必须重视心理疗法的作用,让患者树立战胜疾病的信心。要做好心理治疗,必须有患者的密切配合,否则是徒劳无功的。

(1)患者对医生要有充分的信任,这是心理治疗的基础。缺乏信任,患者就不可能向医生敞开心扉,真诚坦率地暴露自己的一切。医生也无法全面地了解疾病的心理症结,问题搞不清楚,治疗的针对性不强,效果肯定好不了。

(2)在回顾和叙述自己起病的原因和发展过程时,必定会涉及家庭矛盾、社会人际关系、思想认识问题、个性人格缺陷、情绪行为弱点等,不要顾虑迟疑、吞吞吐吐、欲言又止,要敢于正视现实,将心里话一吐为快,让医生能充分地认识你的精神世界,以便分析心理因素与疾病的关系。

(3)许多患者都期望着通过心理治疗能轻松地解除自己心头的忧虑和烦恼,等待医生授以妙计来改变自己的现实困境,其实心理治疗是一种医患互动的治疗方式,患者必须积极主动地参与。不仅要主动地尽快让医生了解自己,而且要在医生的启发诱导下,认真地与医生一起分析探讨问题的症结所在,共同寻找科学合理的解决方法,并且坚定不移、循序渐进地去实施已确立的方案。

(4)心理治疗经常要与自身的心理弱点做斗争,势必会有痛苦,一个人的心理特征是在长期的生活中逐步形成的,要改变也非一朝一夕之功,波动反复是在所难免的。所以接受心理治疗要有战胜自我的信心,并有不畏艰辛曲折、坚持到底的恒心。心理治疗的成功与否,大半决定于患者本人,医生给你根拐杖,路还得你自己走。

76. 暗示治疗对男性性功能障碍有何作用

暗示是人类一项非常奇特的心理功能,表现为不通过思维理念,盲目地、无意识地接受某种观念的影响。暗示治疗是施治医生利用医生的特殊地位、简短有力的语言,结合生动和有吸引力的动作姿势或某种药物,支配患者的意志,使患者被动地接受这种治疗的影响。如给患者一种安慰剂,这种药物实际上对本病并无明显治疗作用或完全无治疗作用,但通过医生语言的提示,告诉患者这种药物的"作用特点",可达到治疗的目的。例如,10%葡萄糖酸钙注射液静脉注射治疗阳痿和不射精,注入药物时患者的感受,加以医生语言强化暗示,患者的阳痿果真好了,性交时能正常射精了,这种效果不是药物的作用,而是由暗示产生的效果。

暗示对阳痿、早泄、遗精、不射精等男性性功能障碍有肯定的治疗效果。男性性功能障碍患者的心理暗示作用都比较强,尤其在自身症状体验和接受治疗的效果上,容易受到心理暗示的影响。在性生活前服用1片药,再三强调该药治疗阳痿的作用如何好,价格如何贵等,结果效果奇佳,实际上该药毫无治疗阳痿的作用,只是语言暗示收到的心理效果。男性性功能障碍患者一般是不愿意承认自己有心理暗示作用的,误认为承认了心理暗示作用就是承认自己的疾病是不存在的,甚至是装出来的,这极不光彩。其实心理暗示作用是人类所共有的,只是强弱有异罢了。我们应该客观地认识心理暗示作用,掌握其规律,因势利导,利用疾病必能治愈的强烈自信心,发挥积极的心理暗示作用来促进疾病康复。要多作理性思考,减少盲目感情用事,以避免或消除心理暗示作用的负面影响。男性性功能障碍患者常呈现这样的情况,越往坏处想,越觉得不行,就真不行,阳痿、早泄、性欲低下的情况越严重;越不把它当回事,认为没有问题,阳痿、早泄等情况也就在不知不觉中消失了,性功能很快恢复正常了。暗示治疗作用的大小取决于个人接受暗示的程度,以及信任度,所谓"诚则灵"就是这个道理。

77. 精神心理因素引起的阳痿运用心理疗法应注意哪些

真正因为某些疾病引起的阳痿并不多见,而因情绪不佳、心理创伤等精神心理因素引发的阳痿却屡见不鲜。对于因精神心理因素引起的阳痿,必须重视运用心理疗法进行调治。在运用心理疗法调治精神心理因素引起的阳痿时,应注意以下具体问题。

(1)对精神心理因素引起的阳痿患者的治疗,实际上应包括患者及其妻子双方,因为妻子在治疗中的合作对治疗效果是一个不容忽视的重要因素。

(2)必须使阳痿患者认识到靠意志是不可能促使阴茎勃起的,因为阴茎勃起是一种反射性的性反应。许多患者根据自己的切身体会很容易从道理上理解到这一点。

(3)一个紧密相关的问题是,许多阳痿患者一旦出现阴茎勃起,就急于同房,担心很快将会失去这种勃起同房的良机。由于焦虑再次出现,从而使阴茎勃起很快消失。

(4)性生活是夫妻双方共同进行的性行为,因此在进行性生活时,不应责怪任何一方。

(5)当暂时性的房事不能满足时,可以加强其他方面的行为,如爱抚、语言等刺激,使双方从中得到乐趣,不要勉强进行性交。

(6)一过性勃起障碍是常见的现象,决不意味着治愈无望,消除思想上的忧虑,才能有助于精神心理因素引起的阳痿患者顺利康复。

78. 早泄患者常有哪些心理症结,如何进行心理呵护

由于心理因素引起的早泄占早泄患者的绝大多数,消除意识中的"心理创伤",解除心理创伤对性生活的干扰,是治疗早泄的重要一环。每当过性生活的时候,无意识中的各种心理症结就会自动出来干扰正常的性生活,而早泄又可使情绪紧张、焦虑加重。把早泄患者的心理症结归纳起来,主要有急于成功的心理、经常自责的心理、担心害怕的心理,以及手足无措的心理。

(1)心理症结

①急于成功的心理。多数早泄者都有"期待性焦虑",急

于性交成功,夫妻准备过性生活时就担心早泄,或是过性生活时尽力去快点完事,结果适得其反。

②经常自责的心理。有些人因为一次失败后,感到内疚自责,常常像放电影一样,在脑子里反复重演失败事件。早泄突出表现为夫妻性高潮不能充分实现,女方性要求屡次失败,作为丈夫觉得自己对不起妻子,为此大为伤感而内疚、自责,或误认为自己的性功能本身就不如别人,感到自己失去了男子气。

③担心害怕的心理。早泄会使心情焦虑,焦虑的集中点是担心是否会进一步发展为阳痿,为此一些患者忧心忡忡,无精打采,有的开始回避性生活,而这些心理负担恰好是导致阳痿的主要因素。还有一些早泄患者担心自己身体某一脏器出现了问题,认为是"肾虚"而大进补剂,结果补得鼻孔出血、牙龈红肿,出现了"上火"现象。

④手足无措的心理。有的人心理素质较差,偶尔出现一次早泄后,不能做出正确的反应,往往感到手足无措,不知如何是好,以致思前想后,始终处于焦急状态而影响正常的性生活。

(2)心理呵护:对早泄患者进行心理呵护是治疗早泄的一个重要方面。

①要向患者讲清早泄绝大多数是精神心理因素引起的,帮助患者进行心理分析,解除期望过于迫切、性生活前缺乏精神准备、性交时紧张等潜意识的影响。

②要向患者讲清楚早泄是可以治愈的,早泄并不是一定会发展为阳痿,偶尔早泄不是自己的性功能比别人差,这些问题是暂时的,是通过努力可以克服的。

③要努力消除患者急于成功的心理、经常自责的心理、担心害怕的心理,以及手足无措的心理。

④妻子应理解和鼓励丈夫面对现实,让丈夫打消内疚自责的心理,当好丈夫的良医,配合丈夫解决早泄问题。

⑤只要夫妻有健康的心态,有正确的性知识,就一定能获得美满和谐的性生活。

79. 如何运用暗示疗法调治不射精

暗示疗法是一种特殊的精神治疗,对调治精神紧张引起的不射精有肯定的疗效。运用暗示疗法调治不射精,即可选用他暗示法,也可选用自暗示法。

(1)他暗示法:他暗示法是指将某种观念给予患者,使患者的情绪、意志发挥作用。该法由医生做,亦可由他人做。权威是一种重要的暗示手段,在治疗时医生必须取得患者的高度信任,医生通过了解病史和做必要的检查,如认为该病治愈的可能性大,那么在讲话时应当果断,充分发挥语言的暗示作用,用一种有很大把握、有信心的态度去感染患者,使患者自信疾病一定能治愈。亦可请已经治愈的患者现身说法,使患者消除疑虑,树立起战胜疾病的决心和信念。

(2)自暗示法:自暗示法是指患者把某种观念暗示给自己,发挥情感与意志的作用。例如说,"我的病一定能治好""精液一定能排出来""我这次的性生活一定很注意"等。在同房时,亦可用默念的方式,随着性交频率的增快,可默念"射—精,射—精",或重复默念"1、2、3、4……"以简单、精练有意义的词语,促使精液排出。

80. 音乐疗法和环境疗法能调治不射精吗

音乐与人的生活息息相关,优美动听的音乐,不但能陶冶人的性情,而且也是使人保持良好情绪,防治疾病和增进健康的"良药"。音乐疗法就是通过欣赏音乐或参与音乐的学习、排练和表达,以调节人的形神,使人心情舒畅,促使病体顺利康复的一种治疗方法。

音乐疗法确实能调治不射精。悦耳动听的音乐,通过人的听觉器官的感受,传入大脑皮质,对神经系统是一个良好的刺激,借以调节血流和神经传导。同房时妻子配合默契,再听听轻柔的音乐,能使丈夫心情舒畅,精神饱满。有人建议,不射精患者在准备同房时听探戈舞曲、华尔兹(快三步);同房时听快四步乐曲,如《尼罗河上的歌声》等。音乐的意境能赋予爱意情绵的感觉,优美的乐曲使夫妻双方感到如痴如醉,沉湎于神奇的气氛之中,容易形成性欲高潮,激发射精反射,促使精神紧张引起的不射精患者顺利射精。建议不射精患者;尤其是精神紧张引起的不射精患者不妨试一试音乐疗法。

环境不良不仅是导致性生活不满意,引发阳痿、早泄、不射精等男性性功能障碍的重要因素,居住环境的好坏也直接影响着男性性功能障碍的治疗和康复。环境疗法也能调治不射精,不射精患者应重视环境对疾病的影响,充分利用环境疗法进行调治。为了有利于不射精患者的治疗康复,必须改善其居住条件,努力创造一个整洁美观、温馨舒适、幽雅安静的居住环境。要改变居室内那种陈旧的环境,保持空气流通、新鲜,室内应有合适的温度与湿度,光线要柔和,室内要安静,防止嘈杂的声音给人带来烦恼和精神紧张。居室要具有清新的气息,如放置盆花、常洒香水或张贴美丽的画片,通过人体的感觉,调整和改善机体的各种功能,使紧张的神经得以松弛。同时妻子的服装、发型要得体,这样能增强夫妻间的感情,双方互敬互爱,情意绵绵,创造一个相互理解的气氛和心情愉快的环境,容易使丈夫的大脑皮质兴奋,改善性功能。

三、饮食调养

1. 饮食疗法能调治男性性功能障碍吗

饮食疗法又称"饮食调养""食物疗法",简称"食疗",是通过改善饮食习惯,调整饮食结构,采用具有治疗作用的某些食物(疗效食品)或适当配合中药(即药膳),来达到治疗疾病、促进健康、增强体质目的的一种防病治病方法。

人们常说"民以食为天",粮油米面,瓜果蔬菜,盐酱醋茶,我们每天都要与之打交道。饮食在人类生活中占有非常重要的地位,食物是人体生命活动的物质基础,可改善人体各器官的功能,维持正常的生理平衡,调整有病的机体。我国自古以来就有"药食同源"之说,中医学十分重视饮食调养,早在《黄帝内经》中就有"五谷为养,五果为助,五畜为益,五菜为充"的记载,提出合理的配膳内容有利人体的健康。唐代伟大的医学家孙思邈在《千金方》中说:"凡欲治疗,先以食疗,既食疗不愈,后乃用药尔。"清代医家王孟英说:"以食物作药物,性最平和,味不恶劣,易办易服"。这些都说明了饮食调养对人体的健康、疾病的治疗具有特别重要的作用。食疗可以排内邪,安脏腑,清神志,资血气。了解食物的基本营养成分和性味作用,用食平疴,怡情遣病,是自我调养中最高明的"医道"。

饮食疗法确实能调治男性性功能障碍。遵循饮食宜忌而调理之,是调养男性性功能障碍,增强机体抗病能力,恢复机体正常的生理功能,解除各种男性性功能障碍的重要措施。饮食疗法有治疗效果而无明显不良反应,并且取材方便,经济实用,容易被人们所接受,所以男性性功能障碍患者必须重视饮食调养,注意选用饮食药膳进行调治。

2. 男性性功能障碍患者的饮食调养原则是什么

(1)根据中医辨证对症进食:食物有寒、热、温、凉四性和辛、甘、酸、苦、咸五味,其性能和作用是各不相同的,因此男性性功能障碍患者在进行饮食调养时,必须以中医理论为指导,根据不同的病情特点,在辨证的基础上立法、配方、制膳,以满足所需的食疗、食补及营养的不同要求,做到合理搭配,对症进食,切勿盲目乱用。

(2)做到饮食有度防止偏食:美味佳肴固然于身体有益,但不一定就等于无害。饮食虽然可以调养疾病,但若食之过量,甚至偏食,则会导致阴阳失调、脏腑功能紊乱,而诱发新的病症。因此,饮食要有节制,不能一见所喜,就啖饮无度。早、中、晚三餐是人类在长期的历史进程中自然形成的一种最适宜人体需要的饮食规律,过量或不足的饮食对身体都是不利的,也不利于男性性功能障碍患者的治疗和康复,一般来说,饮食的基本原则应是早吃好、午吃饱、晚吃少,每餐进食以微饱即可。食疗也要讲究疗程,不宜长时间单纯食用某一种或某一类食物,要防止食疗过程中的偏食。

(3)注意配合其他治疗方法:饮食调养既不同于单纯的食物,也不同于治病的药物,故在应用过程中需要根据病情全面考虑。一般来讲,食疗的作用较弱,只能作为一种辅助调治手段,应注意与药物治疗、起居调摄、情志调节等其他治疗调养方法配合应用,以发挥综合治疗的效能,提高临床疗效。

3. 有益于男性性功能障碍患者的常用食物有哪些

(1)狗肉:中医学认为,狗肉味甘、咸,性温。具有补中益气,调理脾胃,温肾助阳之功效。常食狗肉能调补身体虚弱、腰膝酸软,胸腹胀满,阳痿,遗精,水肿,贫血等。狗肉是食疗中较为常用之食品,用黑豆炖狗肉,食肉,喝汤,可调治阳痿,早泄,遗精,性欲低下等。狗肉性温热,多食可上火,凡阳盛火旺者不宜食用。

(2)蜂蜜:中医学认为,蜂蜜味甘,性平。具有滋养补中,润肺止咳,清热解毒,健脾益胃,养血护肝,润肠通便,缓急止痛,益寿养颜,强壮身体等功效,是男女老幼皆宜的优良食品和良药。蜂蜜中含有大量的植物性雄激素,并含有一种与人体垂体激素相仿的化学物质,具有明显的活跃性腺的功能,男性性功能障碍患者,以及因体弱、年高而性功能有所减退者,可适当多食蜂蜜及其制品。

(3)甲鱼:中医学认为,甲鱼味甘,性平。具有补骨髓,滋肝阴,消痞块,养筋活血,滋阴凉血,补虚调中之功效。适宜于骨蒸劳热,头晕目眩,腰膝酸软,肺虚咳嗽,阳痿,遗精,性欲低下等患者食用。

(4)鸽肉:鸽肉味甘、咸,性平。营养丰富,含有较高的蛋白质。具有益气滋肾、祛风解毒之功效,也是人们推崇的滋补品。鸽子的繁殖力很强,性欲旺盛,雌雄交配频繁,这是由于鸽子的性激素分泌特别旺盛所致,所以人们把鸽子肉作为扶助阳气和强身的妙品,具有补益肾气、增强性功能的作用,常食鸽子有助于改善性功能,调治性功能障碍。

(5)韭菜:韭菜是人们常食之蔬菜,除含有较多的纤维素、维生素外,还含有挥发油及含硫化合物等。《本草拾遗》中说"韭菜温中下气,补虚,调和脏腑,令人能食,益阳"。中医学认为,韭菜为辛温补阳之品,能温补肝肾,故又称之为起阳草。韭菜具有固精、助阳、补肾、治带、暖腰膝等作用,很适合阳痿、遗精、多尿等患者食用,也是肾阳不足型男性性功能障碍患者的疗效食品。

(6)荔枝:荔枝果肉中含有葡萄糖、蔗糖、蛋白质、脂肪、色氨酸,以及维生素 B_1、维生素 B_2、钙、磷、铁等,是具有较高营养价值的珍贵果品,被誉为"果中之王"。中医学认为,荔枝味甘、酸,性温。具有填精髓,养肝血,益气养心,健脾止泻,理气止痛,以及止烦渴、益颜色的功效。适宜于身体虚弱,病后津液不足,胃痛,牙痛,头晕,心悸,失眠者食用。荔枝还能改善人的性功能,故常用于调治阳痿、遗精、早泄、性欲低下等。

(7)鸡蛋:鸡蛋味甘,性平。具有滋阴润燥、滋补强壮、养血安神,补脾和胃的功效。鸡蛋含有蛋白质、氨基酸、维生素、无机盐等营养成分,鸡蛋的蛋白质是食物中质量、种类、组成平衡中最优良的理想蛋白质,含有所有的人体必需氨基酸,乃大众化的廉价滋补品。鸡蛋是人体性功能的营养载体,是性生活后恢复元气最好的"还原剂"。阿拉伯人在婚礼前几天以葱烧鸡蛋为主,以保证新婚之夜性爱的美满。印度医生则建议夫妻在过性生活之前应多喝由鸡蛋、牛奶和蜂蜜、大米共同煮成的大米粥。新婚夫妇性生活频繁,体力消耗较大,补食鸡蛋有助于迅速恢复体力。

(8)羊肾:羊肾含有丰富的蛋白质、脂肪、维生素 A、维生素 E、维生素 C,以及钙、磷、铁等,具有较高的营养价值。《日华子本草》中说:羊肾能"补虚损阴弱,壮阳益肾"。中医学认为,羊肾味甘,性温。具有生精养血、壮阳补肾之功效。常用于调养肾虚劳损、腰脊疼痛、足膝痿弱、耳聋、消渴、阳痿、遗精、尿频、遗尿等。常食羊肾能改善性功能,阳痿、早泄、遗精、性欲低下等男性性功能障碍患者宜适当多吃。

(9)大葱:大葱是我国最古老的蔬菜之一和姜、蒜、辣椒、胡椒合称为"五辣"。大葱既是蔬菜,又是很好的调味品,荤菜、素菜都少不了它,所以民间有"无葱不成菜"、"无葱不成席"之说。中医学认为,大葱有壮阳作用。现代医学研究认为大葱不仅营养丰富,还可促进人性腺的分泌。大葱能良性地刺激性欲,所以男性性功能障碍患者宜多食大葱。

(10)淡菜:淡菜又名海红、壳菜、红蛤、贻贝,俗称水菜,是贻贝科动物的贝肉,因晒干时不加盐食用,故名淡菜。淡菜含有丰富的蛋白质、碘、钙、磷、铁、B 族维生素等。其味甘、咸,性温。具有补肝肾、益精血、消瘿瘤、除虚热等功效。男子常食淡菜可强壮身体,增强性功能,适宜于阳痿、遗精、早泄、性欲低下等男性性功能障碍患者食用。

(11)泥鳅:泥鳅又名鳅鱼、和鳅,含有优质蛋白质、脂肪及维生素 A、维生素 B_1、烟酸、铁、钙、磷等,有很高的营养和药用价值,被日本人称之为"水下人参"。泥鳅味甘,性平。具有补中益气、益肾助阳生精之功效。对调节性功能有较好的作用,同时泥鳅中含有一种特殊蛋白质,有促进精子形成的作用,是男性性功能障碍患者不可多得的食疗佳品。

(12)鹌鹑:鹌鹑味道鲜美,营养丰富,含有多种无机盐、卵磷脂、激素和多种人体必需的氨基酸,是很好的滋补品,有补益强壮作用。中医学认为,鹌鹑味甘,性温。具有补五脏、益中气、实筋骨、耐寒暑、消结热之功效。其"补五脏,益精血,温肾助阳"的作用显著。男性经常食用鹌鹑可壮筋骨、增气力,改善性功能,很适合男性性功能障碍患者食用。

(13)松子:中医学认为,松子味甘,性温。具有壮阳益肾、滋阴润肺、滑肠通便之功效,是重要的补肾壮阳食品。现代医学认为,常食松子有强身健体,提高机体免疫功能,延缓衰老,消除皮肤皱纹,润肤美容,增强性功能等作用。松子中含有较多的不饱和脂肪酸、优质蛋白质和多种维生素、矿物质,其营养价值亦较高。松子对遗精、阳痿、盗汗、易疲劳、多梦、性欲低下等多种慢性病患者均较适宜,是中老年人的滋补保健佳品。

(14)驴肉:驴肉味道鲜美,是一种高蛋白、低脂肪、低胆固醇的肉类。《本草纲目》中说:"驴肉可补血益气,治远年劳损。"中医学认为,驴肉味甘,性平。具有补气养血,滋阴壮阳,益肾强筋,安神除烦之功效。较适合年老体弱,肾精亏虚,腰膝酸软,神疲乏力,阳痿遗精,性欲低下,心烦失眠,心悸健忘等患者食用。

(15)海参:海参具有较高的营养和药用价值,它含有蛋白质、糖类、人体多种必需氨基酸及微量元素等,属高蛋白、低脂肪的营养食品。海参不仅是美味菜肴,而且是滋补品,素有"海中人参"之称。《五杂俎》记载:"其性温补,足敌人参,故名海参"。中医学认为,海参味甘、微咸,性温,具有补肾益精,养血润燥,补虚损,理腰腿,利二便之功效。常用于调治病后体虚、阳痿、遗精、性欲低下、小便频数、肠燥便秘等,也是男科和妇科病较常用的疗效食品。

4. 男性性功能障碍患者如何判断自己的体质

人体在体质上存在着个体差异,中医通常将人的体质分为正常质、气虚质、阳虚质、血虚质、阴虚质、气郁质,以及阳盛质7种类型,了解人的体质特点是辨证用膳、正确选择食疗方法的重要一环,男性性功能障碍患者可根据以下描述判断自己的体质类型。

(1)正常体质:多由先天禀赋良好,加之后天调养得当所形成。具有阴阳平衡,气血旺盛流畅,脏腑功能协调正常,机体抗病能力强的生理特征。

(2)气虚体质:元气不足,脏腑功能衰弱,抗病能力不强。主要表现为精神疲惫,肢体倦怠,动则易出汗,易于感冒等。

(3)阳虚体质:阳气偏衰,功能减退,热量不足,抗寒力弱。主要表现为面色淡白无华,口淡不渴,形寒喜暖,四肢欠温,不耐寒冷,精神不振,大便易溏,小便清长。

(4)血虚体质:营血不足,濡养功能减弱。主要表现为形体瘦弱,面色苍白无华,口唇指甲色淡无华,毛发干枯易落。

(5)阴虚体质:阴精偏衰,功能虚亏。主要表现为形体消瘦,五心烦热,口渴喜饮,舌质红,苔薄少。

(6)阳盛体质:阳气偏盛,机体各种功能亢奋,热量过多。主要表现为形壮体热,面色红光,喜冷怕热,口渴喜饮,口苦口臭,小便短赤,大便干结等。

(7)气郁体质:机体气机壅滞不畅,以妇女多见。主要表现为性情急躁易怒,忧郁寡欢,时欲叹息,食欲缺乏等。

5. 男性性功能障碍患者的饮食如何因人、因时、因地而异

男性性功能障碍患者由于性别、年龄、体质不同,患病的季节、所处的地理环境各异,加之病情不同、饮食习惯和嗜好也不一样,故不同男性性功能障碍患者的饮食应因人、因时、因地而异,原则上是根据男性性功能障碍患者的具体情况,选择适宜的食物。

人的体质有阴、阳、强、弱的不同,阴虚的人形体偏瘦,舌质偏红且瘦而干,易于"上火",情绪易激动,饮食应当以清淡为宜,忌食辛辣火燥之品;而阳虚的人则相对较丰腴,肌肉松弛,舌体胖大而质淡,饮食应偏重甘而温,而不宜寒凉。另外,由于年龄不同,生理状况的差异,故而食疗也有区别。老年人组织器官与生理功能逐渐衰退,应注意补益,但不可太过,否则会适得其反,饮食应当清淡可口,荤素搭配,以素为主,同时烹调要细、软、烂、熟,宜少食多餐。青壮年由于劳动强度相对较大,能量消耗多,应保证食物营养充足、合理多样、富含蛋白质和维生素,忌偏食挑食。

因时而异是适应四季气候的变化,选择相宜食物,但并不排斥其他一般性常用食品。一年中有春、夏、秋、冬四季,节气时令、温度、湿度等是有差别的,男性性功能障碍患者在不同季节吃什么、怎样吃也应随时令而有区别。春夏季节应注意饮食有利于阳气保养,而秋冬季节饮食要有利于阴气维

护才有利于养生。春天宜多食小白菜、油菜、胡萝卜、芹菜、菠菜等;夏季以甘寒清凉为宜,适当添加清淡、祛暑的食物,如黄瓜、苦瓜、绿豆、赤小豆、薏苡仁、丝瓜等;秋季可适当多吃荸荠、百合、甘蔗等;冬季则宜多吃大枣、核桃仁、羊肉等。

我国地域辽阔,地理环境多样,尤其风俗各异,饮食习惯也相差很大,因地而异则有利于疾病的治疗和身体的康复。如西北地区多高原,气温低且干燥,故食物宜偏湿润,而南方地区气温偏高、多雨、潮湿,所以食物宜偏辛燥。

6. 男性性功能障碍患者能否选用保健补品

保健补品用之得当确可促进病体的康复,但病有当补与不当补之分,同时保健补品还有补阴补阳、补气补血等的不同,保健补品不可滥用、过服,有的患者以为保健补品有益无损,多多益善,但往往适得其反,要根据患者的具体情况有目的、有针对性地选用保健补品,切不可不加分析地乱用。当今人们生活水平提高了,加上一些商家广告的不恰当宣传,使人们迷信一些保健补品而长期滥用,这样不仅贻误治疗时机,还容易掩盖病情,日常生活中因滥用保健补品贻误病情、引发的失误时有发生。

男性性功能障碍患者能否选用保健补品,在众多的保健补品中,哪些适合男性性功能障碍患者食用,这是患者较为关心的问题。大凡具有补养气血,补肾养肾,能解除各种男性性功能障碍,恢复男性正常性功能,增强机体免疫功能和抗病能力的保健品,对患者是有利的,可以选用,只有少数保健补品滋腻碍胃,容易助湿生痰,对调治男性性功能障碍不利,这些保健补品患者不宜服用。

"补"的目的除立足于补充人体必需的营养成分外,还应包括调整人体脏器功能及物质代谢平衡,所以对男性性功能障碍患者来说,凡具有增强机体抗病能力,促使阴阳平衡,脏腑功能协调,解除各种男性性功能障碍,恢复男性正常性功能作用的药物和食物均有一定补益作用。核桃仁、松子、狗肉具有补气血、益肾精的功效,蚕蛹、韭菜具有增强性功能的作用,有利于男性性功能障碍的防治,称得上男性性功能障碍患者的"补药"。

男性性功能障碍患者要在医生的指导下按中医辨证论治的原则选用保健补品,不能光听广告。人参虽是名贵的补品,但并非每个人都可以用,气虚者可以适当选用,阳热炽盛者则忌用人参;甲鱼具有滋补阴津的功效,适宜于肝肾阴虚之患者,阳虚患者不宜应用。保健品对某些病症有保健作用,能够包治百病的保健品是没有的,辨证论治是中医的特色和优势,选用保健补品当以辨证为基础,我们要切记。

7. 进补的原则是什么,有哪些禁忌

男性性功能障碍患者根据体质和病情的需要进行调补是必要的,当然进补也有其原则和禁忌。那么,男性性功能障碍患者进补的原则是什么? 有哪些禁忌呢?

辨证论治是中医的特色和优势,中医有"虚者补之""实者泻之""寒者热之""热者寒之"等治疗疾病的基本原则,这些原则不仅适当于中医药治病,也同样适用于进补,可以说是进补的基本原则。通常进补时,要根据进补对象不同的身体状况分别采用各不一样的进补方法。此外,还要区别进补

对象的体质是阴虚、阳虚等。阳气虚弱者,应给予甘温益气之品,使阳气旺盛;而对于阴精亏损者,则要用厚味之补益精血之品,使阴精充足。在选择滋补性食品时要有所区别,不能混淆,如阴虚火旺与阳气不足者虽都可用补法,但前者宜清补,可选用诸如百合、鸭蛋、牛奶、莲子、冰糖等;而后者宜温补,可选用桂圆、海参、羊肉、荔枝、蚕蛹、韭菜、狗肉等。辨别疾病的性质对进补来说也十分重要,如病属寒盛者宜给予温热食物,如干姜、羊肉、红糖等;病属热盛者宜给予清凉食物,如西瓜、鲜藕等;若伴有脘腹胀满、消化不良者则要以消食为主,可给予山楂、白萝卜之类。总之,进补不局限于吃补品,凡是适合自己身体状况的调养都是进补。"秘者,通便谓之补",意思是说便秘的人通大便也是一种进补的方法,就是这个道理。

　　在进补时,不仅要掌握进补的原则,还应注意进补的禁忌。通常人们认为,男性性功能障碍是由肾虚引起的,大凡补肾之补品都可应用,其实这种观点是错误的。就男性性功能障碍患者来说,忌无虚滥补、忌虚不受补、忌守药待康。无虚滥补不但徒耗药物,浪费钱财,还会导致阴阳失调,正常的脏腑功能受到扰乱,所以进补时必须明辨虚实,以免遭受无虚滥补之殃。有一些虚弱患者在服用补品和补药后,病症不减反而加重,或出现口干、舌燥、失眠、腹胀、嗳气等一系列不良反应。出现这种情况一是由于患者脾胃虚弱,消化吸收功能已不健全,而补血、补阴之品如阿胶、甲鱼等多滋腻碍胃,不易消化吸收,容易滞留胃肠而产生消化不良的症状;另一种原因是补不对症,阴虚者盲目用温热补品,使原有的阴虚症状加重。因此,必须根据体质选用适当的进补方式,或清补，或平补，或温补等，同时还要注意消化功能，不能伤胃碍胃，以防止虚不受补，适得其反。一个人患病之后，要想恢复健康，光靠服用补品和补药不是行的，身体虚弱，有先天不足的原因，也有后天失养引起的，如饮食失调、情志不遂、房劳过度等，因此体虚者除了进补之外，加强体育锻炼、注意饮食调节、保持良好的卫生习惯和精神状态也是十分重要的。丰富多彩的生活胜似高级补品、补药，守药待康是不可取的。

8. 如何用莲子制成食疗方调养男性性功能障碍

莲子为睡莲科多年生水生草本植物莲的成熟种子。其味甘、涩，性平，具有补脾养心，益肾固精之功效。多食莲子对脾虚腹泻、头晕肢麻、阳痿遗精、虚烦失眠、心悸健忘，以及带下病、腰腿酸痛等有一定的调治作用，也是男性性功能障碍患者的保健食品，尤其适宜于心脾两虚型、心肾不交型、心胆气虚型等虚损弱性男性性功能障碍患者食用。日常生活中以莲子为主要原料制成的食疗方较多，下面介绍几种适宜于调理男性性功能障碍者的食谱，以供选用。

（1）莲子粉粥

原料：莲子粉 20 克，大米 60 克。

制作：将大米放入锅中，加入清水，大火煮沸，改用小火熬煮成稀粥，待粥将成时，入莲子粉，再稍煮片刻即成。

用法：每日 1 剂，早晚分食。

功效：益肝肾，补心脾，调精。

适应证：心脾两虚、心胆气虚、心肾不交引起的遗精、早泄、阳痿等。

（2）远志莲子粥

原料：远志 30 克，莲子粉 15 克，大米 50 克。

制作：将远志浸泡，去心、皮，烘干，与莲子一同研为细粉。把淘洗干净的大米放入锅中，加入清水 500 毫升，用大火煮沸后，改用小火熬煮成稀粥，待粥将成时，入远志、莲子粉，再稍煮片刻即成。

用法：每日 1 剂，早晚分食。

功效：益智安神，固肾涩精，补脾养心。

适应证：心脾两虚、心胆气虚、心肾不交等体质虚弱所致的阳痿、遗精、早泄等。

（3）枣莲绿豆粥

原料：大米、白糖各 100 克，绿豆、莲子各 20 克，大枣 30 克。

制作：将大米与绿豆分别淘洗干净，一同放入锅中，加入清水适量，用大火煮沸后，加入洗净的大枣、莲子，改用小火再煮 30 分钟，至大米、莲子和绿豆酥烂粥将成时，调入白糖，再稍煮片刻即成。

用法：每日 1 剂，早晚分食。

功效：补益心脾，宁心安神，益肾固精。

适应证：心脾两虚、心肾不交、心胆气虚所致阳痿、遗精、性欲低下、早泄等。

（4）冰糖莲子汤

原料：水发莲子 100 克，冰糖 60 克，山楂糕 50 克。

制作：将山楂糕切成丁，水发莲子、冰糖一同放入锅中，加清水适量煮沸，待莲子煮熟浮在水面时，倒入汤盘内，撒上山楂糕丁即成。

用法：每日1剂，分早晚佐餐食用。

功效：补脾肾，养阴血，宁心神，止遗精。

适应证：心脾两虚、心胆气虚、心肾不交所致早泄、遗精等。

（5）猪肉莲子芡实汤

原料：猪肉200克，莲子肉、芡实肉各50克，食盐适量。

制作：将猪肉洗净，切成小块，与莲子肉及芡实肉一同放入锅中，加入清水适量，大火煮沸后，改用小火煨汤，至猪肉熟烂汤成，加食盐调味即可。

用法：不拘时随意食用。

功效：健脾补肾，涩精止遗，宁心安神。

适应证：心烦失眠，心悸多梦，肾虚腰膝酸痛，梦遗滑精，性欲低下，夜尿频多，大便溏泄等。

9. 如何用核桃仁制成食疗方调养男性性功能障碍

核桃仁味甘，性温。具有补肾固精，温肺定喘，健脑益智，安补助眠，润肠通便之功效，是人们常用的保健食品。核桃仁是调养男性性功能障碍的食疗佳品，以核桃仁为主料制成的调养男性性功能障碍的食疗方较多，常用的有下面几种。

（1）核桃麻桑丸

原料：核桃仁80克，黑芝麻100克，桑叶60克。

制作：将桑叶晒干、粉成细末，与淘洗干净的核桃仁、淘洗干净炒熟的黑芝麻一同捣烂为泥，制成如小丸，装瓶备用。

用法：每次6克，每日2～3次，用温开水送服。

功效:补益肝肾,滋养阴血,固精止遗,宁心安神。

适应证:肝肾不足所致的阳痿、遗精、早泄等。

(2)四仁安神糕

原料:核桃仁、柏子仁各 15 克,松子仁、酸枣仁各 10 克,糯米粉、粳米粉各 50 克。

制作:将核桃仁、柏子仁、松子仁、酸枣仁一同研为细末,混匀后与糯米粉、粳米粉一同放入盆中,加入清水适量,揉成 8 个粉团,用模具压制成方糕,置蒸笼中蒸熟即成。

用法:每次 4 块,每日 2 次,趁热吃下。

功效:滋补肝肾,定喘安神。

适应证:肝肾阴虚、心脾两虚所致遗精、早泄、性欲低下。

(3)红糖拌核桃仁

原料:核桃 8 个,红糖适量。

制作:将核桃放火上烤熟,去壳,取核桃仁,压碎后与红糖拌匀即可。

用法:每日 1 剂,于晚上用开水分 2 次冲服。

功效:补益肝肾,养血宁心。

适应证:肝肾不足所致阳痿、遗精、早泄等。

(4)核桃仁芡实粥

原料:核桃仁 20 克,芡实 30 克,大枣 10 枚,大米 50 克。

制作:将核桃仁、大枣(去核)及芡实分别洗净,研碎,与大米一同放入锅中,加入清水适量,共煮成稀粥即可。

用法:每日 1 剂,分早晚温食之。

功效:补益肝肾,滋养脾肺,固精止遗。

适应证:肝肾不足、肾虚不固所致的阳痿、遗精、早泄、性欲低下等。

（5）桃仁健脑粥

原料：百合 10 克，黑芝麻 20 克，核桃仁 25 克，大米 100 克。

制作：将百合洗净，大米、黑芝麻淘洗干净，与核桃仁一同放入锅中，加入清水适量，小火煮粥即可。

用法：每日 2 次，分早晚温热食用。

功效：补肾养肝，固精止遗。

适应证：肝肾不足、肾失封藏所致的阳痿、遗精、早泄。

10. 如何用桂圆肉制成食疗方调养男性性功能障碍

桂圆肉又称龙眼肉，味甘，性平。具有益脾开胃，养血安神，滋肾养肝，补虚增智之功效。清代名医王士雄称桂圆肉为"果中神品，老弱宜之"。现代研究表明，每 100 克果肉中含糖类 17 克，蛋白质 15 克，磷 118 毫克，钙 30 毫克，铁 4.4 毫克，以及较丰富的维生素 C 和 B 族维生素等，其营养成分确实非一般果品可比。男性性功能障碍患者，尤其是体质虚弱之男性性功能障碍患者，宜多吃常吃桂圆肉。以桂圆肉为主料制成的调养男性性功能障碍的食疗方有很多，下面介绍几种较常用者。

（1）四元汤

原料：莲子、桂圆肉、大枣、百合各 15 克。

制作：将莲子、桂圆肉、大枣、百合分别洗净，一同放入锅中，加入清水适量，大火煮沸后，改用小火炖 20～30 分钟即可。

用法：每日 2 次，食桂圆、莲子、大枣、百合，并喝汤。

功效:养心宁神,益气补虚,缓解疲劳,改善睡眠。

适应证:心脾两虚、心胆气虚、肝肾不足等体质虚弱所致的失眠健忘、心悸怔忡、头晕耳鸣、阳痿、早泄、遗精等。

(2)桂圆肉鸡丁

原料:鸡脯肉200克,桂圆肉20克,小白菜30克,鸡蛋2个,植物油、食盐、白糖、酱油、味精、黄酒、胡椒粉、葱花、生姜片、蒜苗段、鲜汤、湿淀粉各适量。

制作:将桂圆肉、小白菜分别洗净;取一小碗,加入白糖、酱油、味精、鲜汤、胡椒粉、湿淀粉,调成汁;鸡脯肉用刀背捶松,切成1.5厘米见方的小丁,放在碗中,加食盐和湿淀粉拌匀。炒锅置火上,放入植物油烧热,倒入桂圆肉、鸡丁快速炒至鸡肉发白、质干,加入黄酒、葱花、生姜片、蒜苗段,炒匀后加入调味汁,再放入在油锅中滑过的小白菜,稍炒即成。

用法:佐餐食用。

功效:补益肝肾,固精止遗,养心安神。

适应证:肝肾不足、肾失封藏所致的阳痿、遗精、早泄、性欲低下等。

(3)栗子桂圆粥

原料:栗子10个,桂圆肉15克,大米75克。

制作:将栗子去壳,洗净,切成碎块,与淘洗干净的大米一同放入锅中,加入清水适量,大火煮沸后,改用小火慢煮,待粥将成时,放入桂圆肉,再稍煮即可。

用法:每日1次,早餐食用。

功效:补肝肾,养阴精,安心神。

适应证:肝肾不足、心肾不交所致的性欲低下、阳痿、遗精、早泄、失眠、健忘等。

（4）桂圆芡实酸枣粥

原料：桂圆肉、芡实各 20 克，酸枣仁 15 克，大米 100 克，蜂蜜 30 毫升。

制作：将芡实、酸枣仁一同放入砂锅中，加入清水适量，水煎去渣取汁。再将药汁与桂圆肉、淘洗干净的大米一同放入锅中，加清水适量，共煮成粥，食用时调入蜂蜜即可。

用法：每日早、晚温热食用。

功效：补益肝肾，滋养阴血，涩精止遗，宁心安神。

适应证：肝肾不足、心肾不交所致的阳痿早泄、性欲低下、遗精滑精、失眠健忘、心悸头晕等。

（5）小麦大枣桂圆粥

原料：小麦 50 克，大枣 5 枚，桂圆肉 15 克，白糖 20 克，大米 100 克。

制作：将小麦淘洗干净，加热水浸胀，倒入锅中，煮熟取汁水，再加入淘洗干净的大米、洗净去核的大枣和切碎的桂圆肉，用大火烧开后转用小火熬煮成稀粥，起锅时加入白糖，搅匀即成。

用法：每日 2～3 次，温热食用，连食 4～5 日为 1 个疗程。

功效：滋养肝肾，补虚益精，宁心安神。

适应证：肝肾阴虚、心胆气虚所致的失眠健忘、头晕耳鸣、遗精滑精、阳痿早泄、性欲低下等。

11. 适宜于男性性功能障碍患者的粥类食疗方有哪些

(1)桃仁粥

原料:桃仁 10 克,粳米 50 克,红糖适量。

制作:将桃仁淘洗干净、研碎,与淘洗干净的粳米一同放入砂锅中,加入清水适量,小火煮粥,待米熟粥成,加入红糖溶化调匀即可。

用法:每日 1 剂,早餐温热食用。

功效:活血化瘀。

适应证:瘀血阻络所致的不射精。

(2)桑葚粥

原料:桑葚 50 克,粳米 100 克,冰糖适量。

制作:将桑葚用清水浸泡片刻,冲洗干净,与淘洗干净的粳米一同放入砂锅中,加入清水适量,大火煮沸后,改用小火慢煮,至米熟粥成,加入冰糖溶化调匀即可。

用法:每日 1 剂,分早晚温热食用。

功效:滋补肝肾,养血滋阴。

适应证:肝肾阴虚所致之阳强。

(3)羊脊髓粥

原料:羊脊髓 50~100 克,糯米、调料各适量。

制作:将羊脊髓洗净切碎,糯米淘洗干净,一同放入砂锅中,加入适量清水煮粥,至米熟粥成,加入调料即可。

用法:每日 1 剂,晚餐温热食用。

功效:补益肾精,增强性欲。

适应证:肾精亏虚所致的性欲低下。

（4）韭菜子粥

原料：韭菜子 30 克，粳米 90 克。

制作：先将韭菜子淘洗干净、晒干，微炒一下，研成细粉，备用。把淘洗干净的粳米放入锅中，加入清水适量煮粥，待粳米半熟时入韭菜子粉，搅匀，继续煮至米熟粥成即可。

用法：每日 1 剂，分早晚温热服用。

功效：补肾壮阳。

适应证：肾阳虚所致的阳痿。

（5）金樱芡实粥

原料：金樱子 20 克，芡实 50 克，莲须 5 克，沙苑子 15 克，粳米 100 克，冰糖适量。

制作：将金樱子、芡实、莲须、沙苑子水煎去渣取汁，与淘洗干净的粳米一同放入锅中煮粥，待米熟粥成，加入冰糖溶化调匀即可。

用法：每日 1 剂，分早晚温热食用。

功效：涩精关，止早泄。

适应证：肾阳亏虚、精关不固所致的早泄。

（6）龟甲杞子粥

原料：龟甲 20 克，枸杞子 30 克，粳米 100 克，冰糖适量。

制作：将龟甲水煎去渣取汁，与淘洗干净的粳米、枸杞子一同放入锅中煮粥，待米熟粥成，加入冰糖溶化调匀即可。

用法：每日 1 剂，分早晚温热食用。

功效：滋阴，补肾，涩精。

适应证：肾阴不足所致的遗精。

12. 适宜于男性性功能障碍患者的菜肴类食疗方有哪些

(1)一品山药

原料:生山药500克,面粉150克,白糖100克,核桃仁、什锦果脯、蜂蜜各适量。

制作:将生山药洗净,蒸熟,去皮,放入小搪瓷盆中,加入面粉,揉成面团,再放在盘中按成饼状,上置核桃仁、什锦果脯,移蒸锅中蒸20分钟,出锅后在团饼上浇一层蜂蜜即可。

用法:每日1次,当早点或夜宵食用。

功效:补肾固精。

适应证:肾虚不固所致的遗精。

(2)葱炖猪蹄

原料:猪蹄2个,葱花50克,食盐适量。

制作:将猪蹄洗净,用刀划口,放入锅中,加入葱花、食盐及适量清水,先用大火煮沸,小火慢炖,至猪蹄熟烂即可。

用法:分顿吃猪蹄,喝汤。

功效:补肾填精,通关利窍。

适应证:肝肾阴精不足所致的不射精。

(3)狗肉煮黑豆

原料:狗肉250克,黑豆50克,食盐、生姜丝、五香粉、白糖各适量。

制作:将狗肉洗净,切成小块,与生姜丝及淘洗干净的黑豆一同放入锅中,加入清水适量,大火煮沸后,改用小火继续煮至狗肉熟烂,再加食盐、五香粉、白糖调味即可。

用法:每日1次,佐餐食用。

功效:温肾壮阳。

适应证:肾阳虚衰型性欲低下。

(4)滑炒银鱼片

原料:银耳 30 克,青鱼肉 300 克,冬笋片、青菜心、鸡蛋清、水菱粉、食盐、味精、黄酒、葱花、生姜丝、猪油、鲜汤各适量。

制作:将青鱼肉洗净,切成 5 厘米长、1.3 厘米宽的薄片,放盆内用鸡蛋清、水菱粉、食盐拌和上浆;青菜心洗净,用刀从根部剖开;银耳洗净,用温水浸透,去根蒂。炒锅上大火,加入猪油,烧至六成热时,倒入鱼片,滑熟后捞出,沥去油。把葱花、生姜丝放油锅中爆香,加入青菜心、银耳、冬笋片煸炒,再倒入鲜汤、食盐、黄酒、味精、鱼片,翻炒几下,用水菱粉勾芡,起锅装盘即可。

用法:每日 1 次,佐餐食用。

功效:滋补肝阴。

适应证:肝阴不足引起的阳强。

(5)韭菜炒虾仁

原料:韭菜 150 克,虾仁 100 克,生姜片、葱花、食盐、味精、料酒、植物油各适量。

制作:将虾仁洗净;韭菜洗净,切成 3 厘米长的段。炒锅上大火,加入植物油,烧至六成热时,入生姜片、葱花煸香,下虾仁、料酒、韭菜,炒至韭菜熟,用食盐、味精调味即可。

用法:每日 1 剂,佐餐食用。

功效:补肾壮阳。

适应证:肾阳虚衰之阳痿。

(6)熘炒黄花猪肾

原料:猪肾500克,黄花菜50克,生姜丝、葱花、蒜段、植物油、食盐、白糖各适量。

制作:将猪肾切开,剔去筋膜、臊腺,洗净,切成花块;黄花菜水泡发,切成段。炒锅上大火,放入植物油,烧热后入生姜丝、葱花和蒜段爆香,再下猪肾爆炒,至变色熟透时,加黄花菜、食盐、白糖煸炒片刻即可。

用法:每日1剂,佐餐食用。

功效:补肾益精,固涩精液。

适应证:肾气虚损及精关不固之早泄。

13. 适宜于男性性功能障碍患者的汤羹类食疗方有哪些

(1)泥鳅汤

原料:泥鳅150~200克,食盐、植物油、葱花、生姜丝、料酒、水淀粉各适量。

制作:先用热水洗去泥鳅的黏液,将其剖腹后除去内脏、洗净,放入油锅中炒至金黄色,去余油,加入适量清水,煮沸后,再放入食盐、植物油、葱花、生姜丝、料酒稍煮片刻,倒入水淀粉搅匀,再煮沸即可。

用法:每日1次,食肉饮汤。

功效:滋补肝肾,壮阳起痿。

适应证:肝肾不足所致的阳痿。

(2)金樱鲫鱼汤

原料:金樱子50克,鲫鱼250克,香油、食盐各适量。

制作:将鲫鱼去鳞、鳃和内脏,洗净,与金樱子一同放入煲汤锅中,加入适量清水煲汤,待鱼熟汤成时,用香油、食盐调味即可。

用法:每日 1~2 次,食鱼,喝汤。

功效:补肾固精。

适应证:肾气不固之遗精、滑精。

(3)猪蹄通精汤

原料:猪蹄 2 只,当归 15 克,炙黄芪 12 克,丹参 9 克,路路通 10 克,甘草 6 克,桔梗 3 克,黑芝麻、食盐各适量。

制作:将当归、炙黄芪、丹参、路路通、甘草、桔梗、黑芝麻用纱布袋装好,扎紧袋口,备用。把猪蹄刮洗干净,斩成块,放入砂锅中,加入适量清水,煲 1 小时,再放入中药袋,继续用小火煲 1~2 小时,至猪蹄熟烂,捞出药袋,用食盐调味即可。

用法:每日 1~2 次,食猪蹄,喝汤。

功效:补益气血,通经利窍。

适应证:气血亏虚、经络阻塞、宗筋失养所致的不射精。

(4)沙苑莲藕汤

原料:沙苑子 10 克,莲藕 100 克。

制作:将沙苑子洗净,莲藕洗净并切成薄片,一同放入锅中,加入清水适量,大火煮沸后,改用小火再煮 15~20 分钟即可。

用法:每日 1 次,食莲藕喝汤。

功效:补肾止遗。

适应证:肾虚所致的早泄、遗精。

(5)补骨脂鱼鳔汤

原料:补骨脂 20 克,鱼鳔(鱼肚)150 克,大枣 5 枚,葱花、生姜丝、香油、食盐各适量。

制作:将补骨脂洗净,去除杂质,晒干,装入布袋中;鱼鳔用清水洗净,切成块。把补骨脂袋、鱼鳔块、生姜丝、葱花、大枣一同放入锅中,加入清水适量,大火煮沸后,改用小火煲至鱼鳔熟烂汤成,用香油、食盐调味即可。

用法:每日 1～2 次,食鱼鳔、大枣,喝汤。

功效:补肾涩精。

适应证:肾气亏虚、精关不固所致的早泄。

(6)山药黄芪鳝鱼汤

原料:鳝鱼 1 条,山药、枸杞子各 40 克,肉苁蓉、黄芪各 15 克,生姜丝、黄酒、食盐各适量。

制作:将鳝鱼先用沸水焯一下,开肚取出肠脏,洗净,切成段,用生姜丝、黄酒拌匀,放入炖盅中,加入中药山药、枸杞子、肉苁蓉、黄芪,再加入适量清水,盖上炖盅盖,放入锅中,隔水小火炖至鳝鱼肉熟烂,放入食盐调味即可。

用法:每日 1～2 次,食鳝鱼肉,喝汤。

功效:益气补肾填精。

适应证:肾精亏虚所致的性欲低下。

14. 适宜于男性性功能障碍患者的药茶验方有哪些

(1)橘皮饮

原料:橘皮 10～15 克,杏仁、老丝瓜各 10 克,白糖适量。

制作:将橘皮、杏仁、老丝瓜一同放入砂锅中,水煎去渣取汁,再在药汁中加入白糖,搅匀使其完全溶化即可。

用法:每日 1 剂,代茶饮。冬天要热饮,春秋宜温饮,夏天要凉饮。

功效:疏肝解郁,调达气机,通关利窍。

适应证:肝气郁结、经络阻塞不通所致的不射精。

(2)莲心茶

原料:莲子心 5 克。

制作:将莲子心洗净,放入茶杯中,用沸水冲泡即可。

用法:每日 1 剂,代茶饮。

功效:清心安神,止遗。

适应证:心火妄动、心神不宁所致的遗精。

(3)五味子茶

原料:五味子 10 克,冰糖适量。

制作:五味子淘洗干净,放入茶杯中,加沸水冲泡,加盖
闷 15 分钟,加入冰糖搅匀使其完全溶化即可。

用法:每日 1 剂,代茶饮。

功效:滋阴补肾,安神固涩。

适应证:肾阴亏损所致的早泄。

(4)核桃速溶茶

原料:核桃仁 500 克,藕粉 100 克,白糖 50 克。

制作:将核桃仁用小火炒熟、磨成细粉,与藕粉、白糖混
合均匀,贮瓶备用。

用法:每次取 1～2 小匙,用沸水冲泡,边冲边搅拌,代
茶饮。

功效:温肾壮阳。

适应证:肾阳亏虚所致的阳痿。

(5)王浆菜汁蜂蜜饮

原料:蜂王浆 1 克,鲜芹菜 250 克,蜂蜜 15 毫升。

制作:将蜂王浆放入洁净的玻璃杯中;鲜芹菜洗净,沥干水分,切成小段,放入果汁榨汁机中,加入少量冷开水,搅拌榨取汁液约100毫升。把榨取的芹菜汁倒入盛有蜂王浆的玻璃杯中,再加入蜂蜜,充分调匀即可。

用法:每日1剂,代茶饮。

功效:强精健身,提高性欲。

适应证:性欲低下。

(6)白芍玄参甘草茶

原料:白芍50克,玄参20克,甘草6克。

制作:将白芍、玄参、甘草洗净,一同放入砂锅中,加入清水适量,大火煮沸后,改用小火再煮20分钟左右,去渣取汁。

用法:每日1剂,分早晚代茶饮。

功效:滋阴养血,柔肝缓急。

适应证:虚火妄动、宗筋挛急所致的阳强。

15. 药茶调治男性性功能障碍应注意什么

为了保证药茶调治男性性功能障碍安全有效,避免不良反应发生,应注意以下几点。

(1)掌握好适应证:要掌握好药茶疗法的适应证,严防有禁忌证的男性性功能障碍患者应用药茶疗法进行调治。对病情较轻的阳痿、早泄、遗精、性欲低下、不射精等男性性功能障碍患者而言,均可采用药茶疗法进行调治,但对病情较重之患者尤其是阳强患者应慎用药茶疗法,对伴有严重心、脑、肺、肾等疾病的患者,也不宜单独应用药茶疗法。

(2)谨防原料霉变:加工制作药茶的原料茶叶和中药容

易受潮霉变,如果出现霉变,不但没有香味和药用价值,而且含有真菌毒素,对人体危害极大,故应谨防药茶霉变。

(3)辨证选用药茶:由于药茶所选用中药的不同,不同药茶有其各不相同的适用范围,男性性功能障碍患者要在医生的指导下,全面了解药茶的功效和适应证,结合自己的病情辨证选用药茶,不加分析地乱饮药茶不但难以获取调治男性性功能障碍的效果,还易出现诸多不适。

(4)妥善保管药茶:制作好的药茶宜置于低温干燥处密封保存,在潮湿的环境中不宜经常打开,以免受潮。不要与有异味的物品放在一起,以防串味。一次制作的药茶不要太多,防止时间久而变质。

(5)恰当服用药茶:药茶冲泡或煎煮后应尽量当日饮用完,不要放置时间太长,更不能服隔夜茶,避免被细菌污染变质。在饮用药茶时还应注意适当忌口,饮用药茶的量要适当,太少达不到调治疾病的效果,太多则易影响消化功能,出现不良反应,反而不利于男性性功能障碍的治疗康复。由于某些药茶比较苦,难以下咽,在不影响药茶疗效的前提下,可适当加些矫味品,如冰糖、白糖、红糖、蜂蜜、炙甘草等。

(6)注意配合他法:药茶疗法有一定的局限性,其作用较弱,见效较慢,在采用药茶疗法调治男性性功能障碍时,还应注意与药物治疗、饮食调养、起居调摄、情志调节等其他治疗调养方法配合,以提高临床疗效。

16. 命门火衰型性欲低下患者可选用哪些食疗方

命门火衰型性欲低下患者的饮食调养宜以温补命门为

主要原则,食疗方可选用虾米粥、五香羊肉、苁蓉羊肉粥等。

(1)虾米粥:虾米 30 克,粳米 100 克。将虾米用温水浸泡 30 分钟,与淘洗干净的粳米一同放入锅中,加入清水适量,大火煮沸后,改用小火煮成稀粥。每日 1 剂,分早晚温热食用。

(2)五香羊肉:肥羊肉、五香粉、葱花、生姜丝、茴香、食盐、酱油、香油各适量。将肥羊肉去脂膜,洗净,蒸熟,切成片,加入五香粉、葱花、生姜丝、茴香、食盐、酱油、香油等调料,用小火煨 30 分钟即可。每日 1 次,佐餐食用。

(3)苁蓉羊肉粥:肉苁蓉 15 克,羊肉 100 克,粳米 50 克,食盐、味精各适量。将肉苁蓉水煎去渣取汁,备用。把羊肉洗净,切成小薄片,放入砂锅中,加入适量清水煮数沸,待羊肉烂后,再加清水适量及淘洗干净的粳米,继续煮至米熟粥将成时,倒入药汁,再煮数沸,放入食盐、味精调味即可。每日 1 剂,分早晚温热食用。

17. 肾精亏虚型性欲低下患者可选用哪些食疗方

肾精亏虚型性欲低下患者的饮食调养宜以益肾填精为主要原则,食疗方可选用枸杞鸽肉汤、补骨脂蒸猪肾、杜仲枸杞牛鞭汤等。

(1)枸杞鸽肉汤:枸杞子 30 克,鸽子 1 只,生姜丝、料酒、食盐各适量。鸽子宰杀,去毛杂及内脏,洗净,与枸杞子、生姜丝、料酒一同放入炖盅内,加入适量清水,盖上炖盅盖,放入锅中,隔水小火炖至鸽子肉熟烂,放入食盐调味即可。每日 1 次,食鸽子肉,喝汤。

（2）补骨脂蒸猪肾：补骨脂15克，猪肾2只，黄酒20毫升，生姜丝、葱花、食盐各适量。将补骨脂烘干，研成细末；猪肾洗净，一切两半，除去臊腺。把补骨脂末放入猪肾内，再把猪肾放入蒸盆中，加入生姜丝、葱花、食盐、黄酒，用旺火大气蒸40分钟左右即可。每日1次，佐餐食用。

（3）杜仲枸杞牛鞭汤：牛鞭1个，枸杞子50克，杜仲25克，生姜丝、料酒、食盐各适量。将牛鞭洗净切成块状，与枸杞子、杜仲、生姜丝、料酒一同放入煲汤锅中，加入清水适量，炖至牛鞭熟透，用食盐调味即可。每日1～2次，食肉喝汤。

18. 肝气郁结型性欲低下患者可选用哪些食疗方

肝气郁结型性欲低下患者的饮食调养宜以疏肝解郁为主要原则，食疗方可选用梅花粥、莴苣粥、萝卜饼等。

（1）梅花粥：白梅花10克，粳米100克。将白梅花洗净备用。粳米淘洗干净放入锅中，加入清水适量，小火煮至粥将成时，加入白梅花再煮2～3沸，粥成即可。每日2次，分早、晚温热食用。

（2）莴苣粥：莴苣子10～15克，甘草3～5克，粳米50～100克。将莴苣子捣烂，与甘草一同水煎去渣取汁，与淘洗干净的粳米一同放入锅中煮粥即可。每日1剂，佐餐食用。

（3）萝卜饼：白萝卜500克，生猪板油50克，熟火腿25克，小麦面500克，植物油、葱花、味精、黄酒、食盐各适量。将白萝卜洗净，切成细丝，加食盐稍腌挤干水分；生猪板油切成小丁，用黄酒和食盐腌一会儿；熟火腿切成丝，备用。小麦面200克加植物油100克揉成干油酥；小麦面300克加植物油50克、温水适量揉成水油酥。两种油酥分别另揪成10个面剂,将干油酥逐个包入水油酥内,擀长叠拢,压成圆形皮。把萝卜丝、葱花、猪板油丁、火腿丝、味精拌匀,做成馅料,包入酥皮内擀成饼形。接着平底锅上旺火,加入植物油,烧热后入饼料,将饼煎至两面金黄色熟透即可。每日1～2次,当点心食用。

19. 心虚胆怯型性欲低下患者可选用哪些食疗方

心虚胆怯型性欲低下患者的饮食调养宜以益气安神,补肾养肝,镇惊定志为主要原则,食疗方可选用清蒸鳗鱼、三仙牛肉、黄芪当归乳鸽汤等。

(1)清蒸鳗鱼:莲子50克,鳗鱼500克,生姜片6克,葱段10克,料酒10毫升,食盐、味精、植物油各适量。将莲子去皮、心,洗净;鳗鱼宰杀,去肠杂,洗净,切段。把鳗鱼段原形盘圈于盆内,加入清水200毫升,放入生姜片、葱段、食盐、料酒、味精及植物油,置锅中隔水蒸1小时即可。佐餐食用。

(2)三仙牛肉:枸杞子、桂圆肉各15克,山药50克,牛肉300克,生姜、大葱各10克,油30毫升,食盐、味精、料酒各适量。将枸杞子、桂圆肉、山药分别洗净;生姜洗净,切片;大葱洗净切段;牛肉洗净,放入沸水中氽一下,按其肉纹横切成2厘米的厚片。把枸杞子、山药、桂圆肉放入大盅中备用,将植物油倒入置于中火上的炒锅内烧热,下牛肉爆炒,烹入料酒,调匀后放入大盅内,生姜片、葱段盖于上面,再将炒锅置于中火上,放入沸水、食盐、料酒,煮沸后再倒入大盅内,加盖后入蒸笼蒸至牛肉熟透软烂,取出生姜片、葱段即可。佐餐食用。

(3)黄芪当归乳鸽汤:黄芪 30 克,当归 12 克,乳鸽 2 只,食盐、黄酒各适量。将黄芪、当归用布包好,与宰杀后去内脏、洗净的乳鸽一同放入锅中,加入酒水各半,炖至肉烂,放入食盐调味即可。每日 1 次,空腹食用。

20. 气血亏虚型性欲低下患者可选用哪些食疗方

气血亏虚型性欲低下患者的饮食调养宜以益气养血为主要原则,食疗方可选用鲳鱼补血汤、黄芪白鸡汤、莲子百合煲瘦肉等。

(1)鲳鱼补血汤:鲳鱼 500 克,党参、当归、熟地黄各 15 克,怀山药 30 克,食盐适量。将党参、当归、熟地黄、怀山药分别洗净,一同放入锅中,加入适量清水,大火煮沸后,改用小火煎煮 30 分钟,去渣取汁备用。把鲳鱼宰杀,去肠杂洗净,放入砂锅中,加入药汁及清水适量,大火煮沸后,改用小火慢炖至鱼肉熟烂,用食盐调味即可。吃鱼肉,喝汤。

(2)黄芪白鸡汤:白母鸡 1 只,丹参 30 克,黄芪 90 克,大米 150 克,香油 150 毫升,蜂蜜 60 毫升,紫皮蒜 3 头。将白母鸡开膛去肠、洗净,把上述药物全装入鸡肚内,与紫皮蒜、香油等一同放入锅中,加入清水适量,炖熟即成。随时食用。忌食生冷、腥、辣、黏、硬,以及食盐、酱。

(3)莲子百合煲瘦肉:莲子、百合各 30 克,猪瘦肉 200～250 克,食盐适量。将猪瘦肉洗净,切成小块,与淘洗干净的莲子、百合一同放入锅中,加水煲至莲子、百合及猪瘦肉熟烂,用食盐调味即可。随意佐餐食用。

21. 痰湿壅滞型性欲低下患者可选用哪些食疗方

痰湿壅滞型性欲低下患者的饮食调养宜以健脾祛湿,理气化痰,温肾启阳为主要原则,食疗方可选用砂仁鲫鱼汤、笋干冬瓜海蜇汤、红薯山药大枣羹等。

(1)砂仁鲫鱼汤:活鲫鱼(重约150克)1条,砂仁3克,陈皮6克,生姜丝、葱花、食盐各适量。将活鲫鱼宰杀,刮去鳞、鳃,剖腹后去内脏、洗净。把砂仁装入鱼腹中,与陈皮一同放入砂锅中,加入清水适量,大火煮沸后,入生姜丝、葱花、食盐,改用小火煮至鱼肉熟烂即可。吃鱼喝汤。

(2)笋干冬瓜海蜇汤:冬瓜500克,海蜇皮300克,竹笋干100克,生姜片、食盐各适量。将竹笋干浸泡洗净;冬瓜去皮,洗净,切成厚片;海蜇皮浸透,洗净,切块。炒锅上旺火,加入清水适量,烧沸后放入笋干、冬瓜和生姜片,改用小火煮至笋干、冬瓜熟汤成,再放入海蜇皮稍煮,用食盐调味即可。每日1~2次,食笋干、冬瓜、笋干、喝汤。

(3)红薯山药大枣羹:红薯200克,山药150克,大枣10枚,山芋粉、红糖各适量。将红薯洗净,切成细粒;山药洗净、去皮,切成薄片;大枣洗净。将红薯粒、山药片及大枣一同放入锅中,加入清水适量,煮至将成稠糊时,捞出大枣核,调入山芋粉糊,加入红糖,边搅边调,继续用小火煨煮至成羹即可。每日2次,早晚分食之。

22. 命门火衰型阳痿患者可选用哪些食疗方

命门火衰型阳痿患者的饮食调养宜以温补下元,兴阳起痿为主要原则,可选用鸽子汤、阳起石粥、菟丝子炒鲜虾等。

(1)鸽子汤:鸽子1只,鸡肉200克,青菜60克,鸡汤800毫升,食盐、胡椒粉、葱花各适量。将鸽子宰杀,去毛杂及内脏,洗净,入沸水锅中氽一下,捞出剔骨,把肉切成小丁;鸡肉洗净,下沸水锅中氽一下,切成小丁;青菜洗净焯一下,切成段。把鸽子肉丁、鸡肉丁、食盐、胡椒粉、葱花一同倒入锅中,加入鸡汤,大火煮沸后,改用小火继续煮至肉熟烂,放入青菜,盛入碗中即可。每日1~2次,食肉、青菜,喝汤。

(2)阳起石粥:牛肾1个,阳起石30克,粳米50克,食盐、葱丝、香油各适量。先将牛肾洗净,去臊腺,切成小块,备用。用三层纱布包阳起石,放入砂锅中,加适量清水煮1小时,取澄清煎液,与淘洗干净的粳米、牛肾一同放入锅中煮粥,并加食盐、葱丝、香油调味即可。每日1剂,分早晚温热食用。

(3)菟丝子炒鲜虾:菟丝子、沙苑子各20克,鲜虾仁、韭菜各150克,莴苣100克,料酒、酱油、食盐、味精、生姜片、葱花、植物油各适量。将菟丝子、沙苑子去杂质,清炒,研成细粉;鲜虾仁、韭菜分别洗净,韭菜切成4厘米长的段;莴苣洗净,去皮,切成4厘米长的丝。炒锅上旺火,加入植物油,烧至六成热时,入生姜片、葱花爆香,再下虾仁、料酒、菟丝子粉、沙苑子粉、韭菜、莴苣及调料,稍炒片刻即可。每日1剂,佐餐食用。

23. 心脾受损型阳痿患者可选用哪些食疗方

心脾受损型阳痿患者的饮食调养宜以补益心脾,安神定志为主要原则,可选用当归墨鱼、首乌鸽蛋粟米粥、黑豆莲藕乳鸽汤等。

(1)当归墨鱼:水发墨鱼200克,当归30克,水发玉兰片20克,鸡骨汤25毫升,植物油30毫升,葱段、生姜丝、料酒、食盐、酱油、湿淀粉、味精、香油各适量。将水发墨鱼宰杀,去杂,洗净,切成丝;水发玉兰片洗净,切成丝;当归洗净放入砂锅中,加入清水200毫升,煎取药汁约50毫升。把墨鱼丝浸入药汁内30分钟捞出,沥水待用,炒锅用旺火烧热,加入植物油,烧至七成热时,入葱段、生姜丝爆香,放入墨鱼丝、玉兰片,快速搅炒,入料酒、食盐、酱油稍炒片刻,再加入鸡骨汤及原泡墨鱼药汁,煮沸后用湿淀粉勾芡,放入味精,淋入香油即可。佐餐食用。

(2)首乌鸽蛋粟米粥:制何首乌30克,鸽蛋10个,粟米50克,白糖10克。将制何首乌淘洗干净,用纱布包裹,与淘洗干净的粟米一同放入砂锅中,加入清水适量,小火煮粥,粥将成时捞出药包,打入鸽蛋,调入白糖,煮至蛋熟粥成即可。早晚分食。

(3)黑豆莲藕乳鸽汤:黑豆50克,莲藕250克,陈皮1块,乳鸽1只,大枣4枚,香油、食盐各适量。先将黑豆放入铁锅中干炒至豆衣裂开,再用清水洗净,晾干备用;将乳鸽宰杀,去毛杂及内脏,洗净备用。把莲藕、大枣、陈皮洗净;莲藕切成块,大枣去核。取汤锅上火,加适量清水,用大火烧沸,入黑豆、莲藕、乳鸽、大枣和陈皮,用中火继续炖约3小时,加入食盐调味,淋上香油即可。当菜佐餐,随意食用。

24. 恐惧伤肾型阳痿患者可选用哪些食疗方

恐惧伤肾型阳痿患者的饮食调养宜以安神定志,益肾固精为主要原则,可选用覆盆子茶、扁豆火烧、巴戟肥肠汤等。

(1)覆盆子茶:覆盆子15克,绿茶适量。将覆盆子淘洗干净,与绿茶一同放入保温杯中,加沸水冲泡,加盖闷15分钟即可。每日1剂,代茶饮用。

(2)扁豆火烧:白扁豆粉、山药粉各50克,发酵面500克,葱末、食盐、植物油各适量。将葱末、食盐放入碗中,加入植物油拌匀,稍腌片刻待用。把发酵面用扁豆粉、山药粉为面扑揉匀,并按扁擀成大面片,取拌好的葱末撒在面片上,再将面片由下向上卷成长卷,切成10个火烧剂子,捏住两头的外皮(包住葱末和食盐),并逐个稍旋拧,擀成圆薄饼。取平底锅上中火,加入植物油,烧热后放入圆薄饼,烙熟即可。当主食随意食用。

(3)巴戟肥肠汤:猪大肠(肥肠)250克,巴戟天50克,生姜丝、葱花、食盐、味精各适量。将猪大肠里外冲洗干净;巴戟天洗净。把巴戟天装入猪大肠内,将猪大肠倒入搪瓷碗中,加生姜丝、葱花、食盐及清汤适量,入蒸笼中蒸熟,起锅时入味精调味即可。每日1~2次,食猪大肠,喝汤。

25. 肝郁不舒型阳痿患者可选用哪些食疗方

肝郁不舒型阳痿患者的饮食调养宜以疏肝解郁,理气活血为主要原则,可选用佛手粳米粥、陈皮紫苏粥、佛手延胡猪肚汤等。

(1)佛手粳米粥:佛手柑15克,粳米100克,冰糖适量。将佛手柑洗净放入锅中,加水适量,煎汤去渣取汁;粳米淘洗干净,放入锅中,加入清水适量,小火煮粥,待粥将成时加入佛手柑之煎汁及冰糖,再稍煮即可。每日分早晚餐温热食用。

(2)陈皮紫苏粥:陈皮 10 克,紫苏叶 12 克,生姜 4 片,粳米 60 克。将陈皮、紫苏叶、生姜一同放入砂锅中,水煎去渣取汁,与淘洗干净的粳米一同放入锅中,共煮成粥即可。每日分早晚餐温热食用。

(3)佛手延胡猪肚汤:猪肚(约重 500 克)1 个,鲜佛手 50 克,延胡索 10 克,生姜、胡椒、酱油、食盐各适量。将猪肚切去肥油,用食盐擦洗,并用清水反复漂洗干净,再放入开水中脱去腥味,刮去白膜,切成细丝;佛手(切片)、延胡索、生姜(切片)分别洗净。把猪肚丝和佛手、延胡索、生姜片一同放入锅中,加入清水适量,大火煮沸后,放入胡椒、酱油,改用小火慢炖 1 小时左右,至猪肚熟烂,用食盐调味即可。每日 1 次,随量食猪肚,喝汤。

26. 湿热下注型阳痿患者可选用哪些食疗方

湿热下注型阳痿患者的饮食调养宜以清热化湿,兴阳起痿为主要原则,可选用二子二仁粥、竹笋拌莴苣、鲤鱼冬瓜汤等。

(1)二子二仁粥:车前子 10 克,韭菜子 6 克,核桃仁 3 枚,薏苡仁 30 克。把韭菜子、车前子分别淘洗干净,烘干后研成细粉,与捣碎的核桃仁和淘洗干净的薏苡仁一同放入砂锅中,加入清水适量,大火煮沸后,改用小火煮粥,至薏苡仁熟烂粥成即可。每日 1 剂,温热食用。

(2)竹笋拌莴苣:竹笋、莴苣各 200 克,食盐、香油、白糖、味精、生姜末各适量。将莴苣洗净,去皮,切成滚刀块;竹笋洗净,切成滚刀块。将莴苣、竹笋一同在开水锅中煮熟,捞出沥干水装碗内。把食盐、香油、白糖、味精、生姜末一起调匀,浇在竹笋和莴苣块上,拌匀装盘即可。每日1~2次,佐餐食用。

(3)鲤鱼冬瓜汤:鲜活鲤鱼(重约500克)1条,冬瓜150克,葱花、生姜末、食盐、味精、香油各适量。先将鲤鱼宰杀,去鳞、鳃及内脏,洗净,切块,放入锅中,加入清水适量,大火煮沸后,再加入洗净、去皮、切块的冬瓜及葱花、生姜末,改用小火煮至鱼肉熟烂时,放入食盐、味精,再煮两沸,淋入香油即可。佐餐当菜,吃鱼喝汤。

27. 相火亢盛型早泄患者可选用哪些食疗方

相火亢盛型早泄患者的饮食调养宜以滋阴降火为主要原则,可选用菠菜肉饺、麦冬莲肉茯神羹、牡蛎阿胶枸杞粥等。

(1)菠菜肉饺:菠菜1500克,人参10克,猪瘦肉500克,面粉1000克,生姜末10克,葱花20克,胡椒粉、花椒粉各3克,酱油50毫升,香油5毫升,食盐适量。将菠菜择洗干净,去茎留叶,搓成菜泥,加入清水适量搅匀,用纱布包好,挤出菜汁;人参润软切片,烘脆研末;猪瘦肉洗净,剁成蓉;把猪肉蓉与食盐、酱油、生姜末、胡椒粉、花椒粉拌匀,加清水适量搅拌成糊状,放入葱花、人参粉、香油,拌匀成馅。将面粉加入菠菜汁和好揉匀,如菠菜汁不足可加适量清水,揉至表面光滑为止,再揉成长条分为200个剂子,擀成圆薄面皮,加馅逐个包成饺子,入沸水锅中煮熟即可。佐餐食用。

(2)麦冬莲肉茯神羹:麦冬 20 克,莲子肉 30 克,茯神 10 克,蜂蜜 30 毫升。将莲子肉、茯神分别洗净,晒干,研成细粉备用。把麦冬洗净放入锅中,加适量清水,煎煮成稠汤,去渣取汁,趁热加入莲子肉粉、茯神粉,煮成稠羹,待温时加入蜂蜜,搅拌均匀即可。早晚分食。

(3)牡蛎阿胶枸杞粥:牡蛎肉、粟米各 100 克,枸杞子 30 克,阿胶 10 克,湿淀粉、黄酒、葱花、姜末、食盐、味精、五香粉各适量。将洗净的牡蛎肉剁成糜糊,盛入碗中,加湿淀粉、黄酒、葱花、姜末搅拌均匀备用。枸杞子、粟米分别淘洗干净,一同放入砂锅中,加入适量清水,大火煮沸后,改用小火煨煮 30 分钟,使之成粥状。阿胶洗净后放入另一锅中,加水煮沸,待完全烊化,调入煨煮的枸杞粟米粥中,放入牡蛎肉糜糊,充分搅拌,继续用小火煨煮至牡蛎肉、粟米熟烂粥成,加食盐、味精、五香粉调和,再稍煮片刻即可。早晚分食。

28. 肾气不固型早泄患者可选用哪些食疗方

肾气不固型早泄患者的饮食调养以益肾固精为主要原则,可选用双子雀蛋、芡实粳米粥、芡实鱼头汤等。

(1)双子雀蛋:菟丝子、枸杞各 15 克,麻雀蛋 10 个。将麻雀蛋煮熟、剥皮,备用。把菟丝子、枸杞子放入砂锅中,加入清水适量,煎煮 30 分钟左右,再放入煮熟剥皮的麻雀蛋,继续煮 15 分钟即可。每日 1 次,吃蛋,喝汤。

(2)芡实粳米粥:芡实 50 克,大米 100 克,白糖适量。把芡实、大米分别淘洗干净,一同放入砂锅中,加入清水适量煮粥,待米熟粥成,加入白糖溶化调匀即可。每日分早晚温热食用。

(3)芡实鱼头汤:大鱼头1个,芡实30克,鸡翅100克,植物油、豆腐块、芹菜、食盐各适量。将鱼头洗净,切开,放入油锅中煎至两面微黄色,备用。煲汤锅中加入适量清水,煲沸后入鱼头、鸡翅、豆腐块、芡实再煲沸,之后改用小火煲2小时,放入切碎的芹菜及食盐调味即可。每日1~2次,食鱼肉、鸡翅,喝汤。

29. 心脾亏虚型早泄患者可选用哪些食疗方

心脾亏虚型早泄患者的饮食调养以补益心脾,固涩精气为主要原则,可选用沙苑子茶、黄芪粟米粥、黄精玉竹猪胰汤等。

(1)沙苑子茶:沙苑子10克。将沙苑子淘洗干净,捣碎,放入茶杯中,加沸水冲泡,加盖闷15分钟即可。每日1剂,代茶饮。

(2)黄芪粟米粥:黄芪20克,粟米100克,甘草3克。将黄芪、甘草淘洗干净,晒干或烘干,研成细末备用。把粟米淘洗干净,放入锅中,加入清水适量,大火煮沸后改用小火煮粥,待米熟粥将成时,调入黄芪、甘草末搅匀,再用小火煮10分钟左右即可。每日分早晚温热食用。

(3)黄精玉竹猪胰汤:黄精25克,玉竹30克,猪胰1具,酱油、食盐、十三香各适量。先将猪胰刮去油膜,洗净,切成块,与黄精、玉竹一同放入锅中,加入清水适量,大火煮沸后,改用小火再煮1小时左右,放入酱油、食盐、十三香调味即可。每日 1 次,食猪胰,喝汤。

30. 肝经湿热型早泄患者可选用哪些食疗方

肝经湿热型早泄患者的饮食调养以清泻湿热为主要原则,可选用香椿鱼、泥鳅炖豆腐、茵陈菠菜瘦肉汤等。

(1)香椿鱼:鲜香椿叶 250 克,植物油、面糊、食盐各适量。将鲜香椿叶洗净,切碎,调面糊和食盐适量。炒锅上旺火,放入植物油,烧热后把糊料用勺子慢慢放入油锅中,形似一条小鱼,炸焦黄即可。每日 1～2 次,佐餐食用。

(2)泥鳅炖豆腐:泥鳅 250 克,豆腐 500 克,食盐适量。将泥鳅去鳃及内脏,冲洗干净,切成块状,放入锅中,加入清水适量,煮至半熟,再加洗净,切块的豆腐,炖至泥鳅熟烂,用食盐调味即可。每日 1～2 次,食泥鳅、豆腐,喝汤。

(3)茵陈菠菜瘦肉汤:茵陈 80 克,菠菜 150 克,猪瘦肉100 克,食盐、味精、葱花、生姜丝、植物油各适量。将茵陈水煎取汁;猪瘦肉洗净,切成细丝;取锅烧热,入植物油适量,待油热后入葱花、生姜丝,煸炒肉丝,肉熟后起锅备用。将药汁、肉丝及洗净的菠菜一同放入锅中,再加清水适量,煮至菠菜熟烂,调入食盐、味精即可。每日 1 次,食菜、肉,喝汤。

31. 肝气郁结型早泄患者可选用哪些食疗方

肝气郁结型早泄患者的饮食调养宜以疏肝解郁为主要原则,可选用玫瑰羊心、陈皮乌龙茶、佛手木瓜肉片汤等。

(1)玫瑰羊心:玫瑰花 8 克,羊心 500 克,食盐适量。将玫瑰花去杂,与食盐一同放入锅中,加入清水适量,水煎 15 分钟,取汁备用。把羊心洗净,切成薄片,串在烤签上(竹签也可),边烤边蘸玫瑰花盐水,直至羊心烤熟即可。每日 1 剂,佐餐食用。

(2)陈皮乌龙茶:陈皮 6 克,乌龙茶 2 克。将陈皮、乌龙茶一同放入茶杯中,加沸水冲泡,加盖闷 10 分钟即可。每日 1 剂,代茶饮用。

(3)佛手木瓜肉片汤:佛手 20 克,木瓜 60 克,刀豆 50 克,猪瘦肉、鲜番茄各 100 克,食盐、水淀粉、葱花、生姜末、味精、黄酒各适量。先将猪肉洗净,切成薄片,放入碗中,加食盐、水淀粉,抓揉均匀;番茄洗净,切成块状备用。再将佛手、刀豆、木瓜洗净,木瓜切成片,与刀豆、佛手一同放入砂锅,加适量清水煎煮 30 分钟,用洁净纱布过滤,去渣取汁后回入砂锅,视滤液量可酌加适量清水,大火煮沸后加入肉片、番茄,拌匀,放入黄酒、葱花、生姜末、食盐,用小火炖至肉熟汤成,放入味精调味即可。佐餐食肉、番茄,喝汤。

32. 君相火动、心肾不交型遗精患者可选用哪些食疗方

君相火动、心肾不交型遗精患者的饮食调养以清心安神,滋阴清热为主要原则,可选用凉拌苦瓜、萸肉莲子粥、冬笋炒杞叶等。

(1)凉拌苦瓜:新鲜苦瓜 2 根,葱花、生姜丝、食盐、白糖、酱油、味精、香油各适量。将苦瓜洗净,去子,用开水浸泡 3 分钟,切成细丝,拌入葱花、生姜丝,再加入食盐、白糖、酱油、味精、香油调味即可。每日 1~2 次,佐餐食用。

(2)萸肉莲子粥：山茱萸 20 克，莲子、芡实各 40 克，粳米 60 克。将莲子、芡实洗净，捣碎，与淘洗干净的粳米、山茱萸一同放入砂锅中，加入清水适量，小火煮成粥即可。每日分早晚温热食用。

(3)冬笋炒杞叶：冬笋、水发香菇各 30 克，嫩枸杞叶 100 克，猪油 35 毫升，食盐、味精、白糖各适量。将冬笋洗、水发香菇分别洗净，切为细丝，嫩枸杞叶择洗干净。炒锅上火，加入猪油，烧至七成热时，放入冬笋、水发香菇略炒，随即加入枸杞叶煸炒颠覆几下，再入食盐、味精、白糖略炒片刻即可。每日 1～2 次，佐餐食用。

33. 湿热下注、扰动精室型遗精患者可选用哪些食疗方

湿热下注、扰动精室型遗精患者的饮食调养以清热利湿为主要原则，可选用酒炒田螺、马齿苋绿豆汤、车前杜仲猪肾汤等。

(1)酒炒田螺：田螺 500 克，白酒、调料各适量。将田螺洗净泥土，置铁锅中炒热，加白酒、适量清水，煮至汤将尽时起锅即可。用针挑田螺肉，蘸调料随意食用。

(2)马齿苋绿豆汤：鲜马齿苋 250 克，绿豆、猪瘦肉各 100 克，蒜蓉、香油、食盐、味精各适量。将鲜马齿苋去根及老茎，洗净，切成段，备用。把绿豆淘洗干净，放入煲内，加清水适量，用小火煮约 15 分钟，再放入洗净切成小粒状的猪瘦肉，以及马齿苋、蒜蓉，继续煮至猪瘦肉熟烂，加入食盐、味精、香油调味即可。每日 2 次，佐餐食用。

(3)车前杜仲猪肾汤：车前子、杜仲各 15 克，猪肾 1 个，

生姜丝、葱花、食盐、香油各适量。将猪肾洗净,切去筋、臊腺,与车前子、杜仲一同放入砂锅中,加入清水适量大火煮沸后,改用小火慢炖,待猪肾熟烂,再放入食盐、葱花、生姜丝、香油调味即可。隔日 1 次,食猪肾,喝汤。

34. 劳伤心脾、气不摄精型遗精患者可选用哪些食疗方

劳伤心脾、气不摄精型遗精患者的饮食调养以调补心脾,益气摄精为主要原则,可选用参芪莲子粥、归参炖母鸡、北芪炖乳鸽等。

(1)参芪莲子粥:人参 6 克,黄芪 30 克,大枣 10 枚,去心莲子、粳米各 60 克。将人参、黄芪洗净,切片,与淘洗干净的大枣、莲子、粳米一同放入砂锅中,加入清水适量煮粥,煮至米熟粥成即可。每日 1 剂,分早晚温热食用。

(2)归参炖母鸡:母鸡 1 只,当归、党参各 35 克,葱段、生姜片、料酒、五香粉、食盐各适量。将母鸡宰杀后去毛杂及内脏,洗净;当归、党参分别洗净,切片。然后把当归、党参装入鸡腹中,再把母鸡放入砂锅中,加入葱段、生姜片、五香粉、料酒,注入适量清水,大火煮沸后,改用小火慢炖,至鸡肉熟烂脱骨,放入食盐调味即可。每日 1 次,食肉,喝汤。

(3)北芪炖乳鸽:北黄芪、枸杞子、白术各 30 克,乳鸽 1 只,食盐适量。将北黄芪、枸杞子、益母草用纱布包好;乳鸽宰杀,去内脏洗净,之后把药包、乳鸽一同放入砂锅中,加入清水适量,大火煮沸后,改用小火煨煮至乳鸽肉熟烂,捞出药包,加入少许食盐调味即可。每日或隔日 1 次,食肉,喝汤。

35. 肾虚滑脱、精关不固型遗精患者可选用哪些食疗方

肾虚滑脱、精关不固型遗精患者的饮食调养以补益肾精,固涩止遗为主要原则,可选用白果鸡蛋、狗脊羊肉汤、山药莲子扁豆粥等。

(1)白果鸡蛋:生白果仁2枚,鸡蛋1个。将生白果仁研碎备用。鸡蛋打1个小孔,塞入研碎的白果仁,用纸糊封,然后上蒸笼蒸熟即可。每日早晚各食1个鸡蛋。

(2)狗脊羊肉汤:狗脊25克,金樱子30克,枸杞子20克,羊肉300克,大枣5枚,生姜丝、葱花、食盐各适量。将羊肉洗净,切成小块状;狗脊、金樱子、枸杞子用水洗净;大枣洗净,去核。把羊肉块、狗脊、金樱子、枸杞子、大枣、生姜丝、葱花一同放入炖盅内,加入适量清水,盖上炖盅盖,放入锅中,隔水小火炖4小时,放入食盐调味即可。每日1~2次,食肉,喝汤。

(3)山药莲子扁豆粥:山药、莲子、扁豆各15克,大米50克。将山药、莲子、扁豆分别洗净捣碎,与淘洗干净的大米一同放入砂锅中,加入清水适量,小火煮成粥即可。每日1剂,晚餐温热食用。

36. 肝火盛实型阳强患者可选用哪些食疗方

肝火盛实型阳强患者的饮食调养以清肝泻火,滋阴软坚为主要原则,可选用菊苗粥、荸荠芹菜汤、马兰头拌豆腐干等。

（1）菊苗粥：甘菊新鲜嫩芽或幼苗 70 克,大米 100 克,冰糖适量。将菊苗洗净,切细,水煎取汁,与淘洗干净的大米、冰糖一同放入锅中,再加清水适量,煮成稀粥即可。每日早晚温热食用。

（2）荸荠芹菜汤：荸荠 100 克,芹菜 80 克,荠菜 60 克,植物油、食盐、味精各适量。将荸荠去皮,洗净,十字切开;芹菜洗净,切成小段（入沸水中焯一下）;荠菜洗净,切碎。然后起油锅,加热后放入芹菜翻炒 3 分钟,加入荸荠和适量清水,煮沸 5 分钟后再加入荠菜,炖两沸放入食盐、味精调味即可。每日 2 次早晚食用。

（3）马兰头拌豆腐干：马兰头 200 克,豆腐干 50 克,食盐、白糖、味精、香油各适量。将豆腐干切成细丁,用开水略烫一下。马兰头去杂,洗净,用沸水焯一下,凉后切成细末,和豆腐干拌匀,加食盐、白糖、味精,淋上香油调匀即可。每日 1～2 次,佐餐食用。

37. 肝经湿热型阳强患者可选用哪些食疗方

肝经湿热型阳强患者的饮食调养以清热利湿,软坚通结为主要原则,可选用芹菜粥、芹菜炒猪肝、荸荠海带玉米须汤等。

（1）芹菜粥：新鲜芹菜 60 克,大米 100 克。将芹菜洗净,切碎,与淘洗干净的大米一同放入锅中,再加入适量清水,共煮成粥即可。每日早晚温热食用。

（2）芹菜炒猪肝：猪肝 200 克,芹菜 300 克,植物油、食盐、红糖、酱油、湿淀粉、料酒、米醋、十三香、味精各适量。将猪肝洗净,切成块;芹菜洗净,切成条。先把猪肝用湿淀粉、料酒、红糖拌一下,放入热油锅中,炸至猪肝变色后捞出,锅中留油少许,投入芹菜翻炒几下,再入猪肝、食盐、酱油及十三香,继续翻炒至芹菜和猪肝熟透,用米醋、味精调味即可。每日1~2次,佐餐食用。

(3)荸荠海带玉米须汤:荸荠10个,海带、玉米须各30克。将荸荠洗净,去皮,切片;海带水发,切丝。将荸荠、海带丝与玉米须一同放入锅中,加入清水适量,水煎成汤。食荸荠、海带,喝汤,每日1~2次。

38. 阴虚阳亢型阳强患者可选用哪些食疗方

阴虚阳亢型阳强患者的饮食调养以滋阴清热、潜阳软坚为主要原则,可选用芍药甘草茶、海蜇荸荠大枣汤、菊花肉丝拌菠菜等。

(1)芍药甘草茶:白芍30克,甘草6克。将白芍、甘草洗净,一同放入砂锅中,加入清水适量,大火煮沸后,改用小火再煮20分钟左右,去渣取汁。每日1剂,分早晚代茶饮。

(2)海蜇荸荠大枣汤:海蜇皮50克,荸荠100克,大枣10枚,天麻9克,白糖适量。将海蜇皮洗净;荸荠去皮,洗净,切片。与洗净的大枣、天麻一同放入锅中,加入清水适量,共煮汤,待汤成时捞出天麻,调入白糖即可。吃海蜇皮、荸荠及大枣,喝汤,每日2次。

(3)菊花肉丝拌菠菜:菊花50克,猪瘦肉300克,鲜菠菜150克,鸡蛋清、食盐、料酒、湿淀粉、鸡汤、香油、植物油、味精、胡椒粉、生姜丝、葱丝、白糖各适量。先将鲜菠菜洗净,用开水烫 3 分钟,捞出后拌入香油、食盐备用;菊花瓣用清水洗净,猪肉切丝,用鸡蛋清、食盐、料酒浆好;用鸡汤、湿淀粉、味精、胡椒粉、白糖对成滋汁待用。炒锅上旺火,加入植物油,烧至六成热时下入肉丝快炒,再加入生姜丝、葱丝炒几下,倒入滋汁快速翻簸,待收汁时,撒上菊花瓣颠匀,放入菠菜调和,稍热起锅即可。每日 1～2 次,佐餐食用。

39. 瘀阻络滞型阳强患者可选用哪些食疗方

瘀阻络滞型阳强患者的饮食调养以化瘀通络、消肿止痛为主要原则,可选用桃仁蛋、山楂粥、海带爆木耳等。

(1)桃仁蛋:鸡蛋 1 个,桃仁 7 克。将鸡蛋磕一小孔,倒出 1/3 蛋清,然后将研成末的桃仁放入鸡蛋内,用筷子搅匀,再用黄豆秸取火烧熟,待凉后即可。每日早晚各吃 1 个鸡蛋。

(2)山楂粥:山楂 45 克,大米 100 克,红糖适量。先将山楂水煎取汁,与淘洗干净的大米一同放入锅中,再加清水适量,小火煮粥,待粥将成时调入红糖,使之充分混合溶化即可。每日早晚温热食用。

(3)海带爆木耳:水发黑木耳 150 克,水发海带 70 克,大蒜 1 瓣,植物油、葱花、酱油、食盐、白糖、味精、香油各适量。将黑木耳、海带洗净,切丝备用。大蒜切成薄片,与葱花一同倒入烧热的植物油锅中爆香,再倒入海带丝、木耳丝,急速翻炒,之后加入酱油、食盐、白糖、味精,淋上香油即可。每日 1～2 次,佐餐食用。

40. 败精阻窍型阳强患者可选用哪些食疗方

败精阻窍型阳强患者的饮食调养以通窍活络,祛除败精为主要原则,可选用油焖春笋、龟血炖冰糖、地龙桃花饼等。

(1)油焖春笋:嫩春笋肉250克,酱油、红糖、味精、香油、植物油各适量。先将笋肉洗净,对剖开,用力拍松,切成3～5厘米的长段。然后把炒锅放在火上,倒入植物油,待油至五成热时,将春笋放入锅中煸炒约2分钟,至色呈微黄时,加入酱油、红糖和少量清水,用小火焖5分钟,待汤汁收浓时,放入味精,淋上香油即可。每日1～2次,佐餐食用。

(2)龟血炖冰糖:乌龟(拳头大小)3只,冰糖适量。每次用3只乌龟取血,加清水及冰糖适量,放锅中隔水炖熟即可。每日1次,温热服食。

(3)地龙桃花饼:黄芪、小麦面各100克,当归50克,干地龙30克,红花、赤芍、桃仁各20克,川芎10克,玉米面400克,白糖适量。将干地龙用酒浸去腥味,烘干研粉;红花、赤芍、当归、黄芪、川芎共同水煎2次,去渣取汁备用。再把地龙粉、玉米面、小麦面、白糖倒入药汁中调匀,做圆饼20个;桃仁去皮尖打碎,略炒,匀放于饼上,将饼入笼蒸熟或烤箱烤熟即可。每次1～2个,每日2次,当主食食用。

41. 肾气虚衰型逆行射精患者可选用哪些食疗方

肾气虚衰型逆行射精患者的饮食调养以益肾壮阳,增精,利窍为主要原则,可选用三子益寿茶、核桃仁炒韭菜、山药栗子砂锅等。

(1)三子益寿茶:莲子、沙苑子、菟丝子各 10 克。将莲子、沙苑子、菟丝子分别淘洗干净,捣碎后一同装入消毒纱布袋中,扎紧袋口,再把药袋放入保温杯中,加沸水冲泡,加盖闷 15 分钟即可。每日 1 剂,代茶饮。

(2)核桃仁炒韭菜:核桃仁 50 克,韭菜 150 克,食盐、香油各适量。先将核桃仁用香油炸成黄色,再加入洗净、切段的韭菜,调入食盐稍炒即可。每日 1 剂,佐餐食用。

(3)山药栗子砂锅:山药、去壳板栗各 50 克,猪瘦肉 100克,香菜、葱丝、生姜丝、白胡椒、酱油、食盐、香油各适量。将山药洗净,去皮,切成小片;板栗去内衣;猪肉洗净,切成片。把猪肉片、山药片和板栗一同放入砂锅中,加入清水适量,放入适量的葱丝、生姜丝、白胡椒、酱油、食盐,大火煮沸后,改用小火慢炖至猪肉熟烂,再放入香菜和香油搅匀即可。每周2~3 剂,佐餐食用。

42. 肾阴不足型逆行射精患者可选用哪些食疗方

肾阴不足型逆行射精患者的饮食调养以滋阴降火,增精,利窍为主要原则,可选用杞麦甲鱼汤、黑芝麻薏苡仁羹、番茄芝麻熘带鱼等。

(1)杞麦甲鱼汤:枸杞子 30 克,麦冬 15 克,甲鱼(约 500克)1 只,料酒、葱丝、生姜丝、食盐各适量。将甲鱼宰杀,去内脏等,洗净,放入小盆中,加入适量清水,再放入枸杞子、麦冬、料酒、葱丝、生姜丝、食盐,清蒸至甲鱼熟烂即可。每周2~3 次,吃甲鱼,并喝汤。

（2）黑芝麻薏苡仁羹：黑芝麻、薏苡仁各 50 克，枸杞子 20 克。先将黑芝麻去杂，淘洗干净，晒干后放入锅中，用小火炒熟出香，趁热研成细末备用。把薏苡仁、枸杞子分别洗净，一同放入锅中，加入清水适量，大火煮沸后，改用小火煮 1 小时左右，待煮至薏苡仁酥烂呈黏稠状时，调入黑芝麻末，搅拌均匀即可。每日分早晚食用。

（3）番茄芝麻熘带鱼：鲜红番茄 2 个，熟芝麻末 20 克，带鱼 300 克，枸杞子 15 克，食盐、味精、湿淀粉、植物油各适量。将带鱼用清水洗净，切成斜方块，番茄洗净，切成块备用。炒锅上火，放植物油烧至七成热，下带鱼炸至金黄色捞出，装盘。锅留底油，加入清水少许，放入番茄块及枸杞子煮汤，待汤成时加食盐、味精，并用湿淀粉勾芡，用勺子不断搅动，使汁不粘锅，撒入熟芝麻末，随之趁热浇淋在带鱼上即可。每日 1 次，佐餐食用。

43. 瘀血阻滞型逆行射精患者可选用哪些食疗方

瘀血阻滞型逆行射精患者的饮食调养以活血化瘀，益肾，通窍为主要原则，可选用桃仁粥、杞子山楂炖猪肝、全蝎地龙炖猪脑等。

（1）桃仁粥：桃仁 10～15 克，大米 50～100 克，红糖适量。先将桃仁淘洗干净，捣烂如泥，加水研汁，去渣，与大米一同放入锅中，再加入清水适量，大火煮沸后，改用小火煮粥，待粥将成时，放入红糖搅匀即可。每日 1～2 次，温热食用。

（2）杞子山楂炖猪肝：猪肝 1/2 具，枸杞子 30 克，女贞子

15克,石斛12克,山楂15克,三七粉3克,葱白1根,食盐适量。将枸杞子、女贞子、石斛、山楂用纱布袋装上扎口。猪肝用清水洗净,切块,放入锅中,加入三七粉及切成段的葱白和药袋,注入清水适量,先用大火煮沸,再改用小火慢炖至肝熟汤成,捞出药袋,放入食盐调味即可。每日1次,吃肝,喝汤。

(3)全蝎地龙炖猪脑:全蝎3克,地龙5克,猪脑1具,食盐、葱丝、生姜末各适量。将全蝎、地龙焙干,研成细末,与猪脑一同放入碗中,加入葱丝、生姜末和食盐,上笼蒸熟即成。每日1次,佐餐食用。

44. 湿热瘀阻型逆行射精患者可选用哪些食疗方

湿热瘀阻型逆行射精患者的饮食调养以清热利湿泻火、益肾化瘀通关为主要原则,可选用清炒车前草、豆豉青豆烧荸荠、土茯苓丹皮绿豆粥等。

(1)清炒车前草:鲜嫩车前草500克,葱花、蒜蓉、食盐、味精、黄酒、香油、植物油各适量。将车前草洗净,放在沸水中焯透,再入冷水中漂洗,取出沥干水分,稍切一下。炒锅上旺火,加入植物油,烧至六成热,煸葱花、蒜蓉至出香味,烹入黄酒,放入车前草和食盐稍炒,再加入味精,淋上香油,拌匀装盘即可。每日1次,佐餐食用。

(2)豆豉青豆烧荸荠:荸荠500克,豆豉、青豆、食盐、味精、料酒、清汤、生姜末、植物油各适量。将荸荠洗净,去皮,切片;青豆淘洗干净。炒锅上旺火,放入植物油,烧热时入生姜末,煸炒出香味后下豆豉、青豆,再放入荸荠片,炒至八成熟,加清汤、食盐,再烧10分钟左右,用料酒、味精调味即可。

每日 1～2 次,佐餐食用。

(3)土茯苓丹皮绿豆粥:土茯苓、绿豆各 30 克,牡丹皮 10 克,大米 60 克。把土茯苓、牡牡丹皮分别洗净,一同装入布袋中,扎紧袋口,与淘洗干净的大米、绿豆一同放入砂锅中,加入清水适量,大火煮沸后,改用小火煮粥,至米熟粥成,捞出药袋即可。每日 1 剂,分早晚温热食用。

45. 中气下陷型逆行射精患者可选用哪些食疗方

中气下陷型逆行射精患者的饮食调养以补中益气,益肾,利窍为主要原则,可选用茭白炒鸡蛋、黄芪当归合欢粥、黄芪人参蒸乌鸡等。

(1)茭白炒鸡蛋:茭白 150 克,鸡蛋 2 个,葱花、食盐、植物油、味精、鲜汤各适量。先将茭白去皮,洗净,放入沸水中焯一下捞出,切成小片;将鸡蛋液打入碗中,加入食盐搅匀备用。将炒锅上火,放入植物油,烧热后炸葱花,倒入蛋液炒熟,盛于盘中。接着原锅上火,放入植物油烧热,入茭白片翻炒片刻,加入鲜汤、食盐、味精,稍炒后倒入熟鸡蛋,再一同翻炒几下即可。每日 1 剂,佐餐食用。

(2)黄芪当归合欢粥:黄芪 30 克,当归 15 克,合欢花 20 克,粳米 100 克,红糖适量。将黄芪、当归、合欢花分别淘洗干净,一同放入砂锅中,水煎去渣取汁,再把药汁与粳米一同煮粥,待米熟粥成,入红糖使其溶化,调匀即可。每日早晚餐服食。

(3)黄芪人参蒸乌鸡:乌鸡(约重 1 500 克)1 只,黄芪 100 克,人参 20 克,枸杞子 50 在,葱段、生姜片、十三香、食盐各适量。将乌鸡宰杀后去毛杂及内脏,洗净,剁去鸡爪,把鸡腿别在鸡翅下面,使其团起来,放入沸水中氽一下,以去其血水。然后把鸡放在汤盆内,加入人参、黄芪、枸杞子、葱段、生姜片、十三香、食盐,加入适量清水,放入蒸笼中蒸 1 小时左右,至鸡肉熟烂即可。每日 1 次,佐餐食用。

46. 肝气郁结型不射精患者可选用哪些食疗方

肝气郁结型不射精患者的饮食调养以疏肝解郁,开启精关为主要原则,可选用合欢花蒸猪肝、远志菖蒲饮、理气通阳粥等。

(1)合欢花蒸猪肝:干合欢花 12 克,猪肝 100 克,食盐适量。将合欢花放碟中,加清水浸泡 4～6 小时,再将猪肝洗净,切片,同放碟中,加食盐少许调味,隔水蒸熟即可。每日 1 剂,佐餐食用猪肝。

(2)远志菖蒲饮:远志、石菖蒲各 15 克,冰糖适量。将远志、石菖蒲一同放入砂锅中,水煎去渣取汁,再在药汁中加入冰糖,搅匀使其完全溶化即可。每日 1 剂,代茶饮用。

(3)理气通阳粥:柴胡、枳壳、橘核各 10 克,蛇床子、韭菜子、王不留行各 20 克,粳米 100 克。将柴胡、枳壳、橘核、蛇床子、韭菜子、王不留行水煎去渣取汁,与淘洗干净的粳米一同放入锅中煮成粥。每日 1 剂,分早晚温热食用。

47. 瘀血阻络型不射精患者可选用哪些食疗方

瘀血阻络型不射精患者的饮食调养以活血化瘀,通达精关为主要原则,可选用桃仁饼、猪蹄养血汤、水蛭炖公鸡等。

(1)桃仁饼:当归 30 克,延胡索、赤芍、桃仁各 20 克,川芎 10 克,小麦面、玉米面、白糖各适量。将赤芍、当归、延胡索、川芎一同水煎 2 次,去渣取汁备用。再把玉米面、小麦面、白糖倒入药汁中调匀,做成小圆饼;桃仁去皮尖打碎,略炒,匀放于饼上,将饼入笼蒸熟或烤箱烤熟即可。每次 1～2 个,每日 2 次,当主食食用。

(2)猪蹄养血汤:猪蹄 2 只,当归 15 克,炙黄芪 12 克,丹参 9 克,路路通 10 克,甘草 6 克,桔梗 3 克,黑芝麻克,食盐适量。将当归、炙黄芪、丹参、路路通、甘草、桔梗、黑芝麻用纱布袋装好,扎紧袋口,备用。把猪蹄刮洗干净,斩成块,放入砂锅中,加入适量清水,煲 1 小时,再放入中药袋,继续用小火煲 1～2 小时,至猪蹄熟烂,捞出药袋,用食盐调味即可。每日 1～2 次,食猪蹄,喝汤。

(3)水蛭炖公鸡:水蛭 30 克,公鸡 1 只,食盐适量。将水蛭洗净,备用。把公鸡宰杀,去毛及肠杂等,洗净,与水蛭一同放入砂锅中,加入适量清水,用中火炖至鸡肉熟烂,放入食盐调味即可。隔 3 日 1 剂,吃肉,喝汤。

48. 肾阴不足型不射精患者可选用哪些食疗方

肾阴不足型不射精患者的饮食调养以滋阴降火,疏通精道为主要原则,可选用枸杞桑葚粥、玉米须龟肉汤、鳝鱼芹菜炒翠衣等。

(1)枸杞桑葚粥:枸杞子、桑葚各 20 克,韭菜子 15 克,粳米 100 克,白糖适量。将枸杞子、桑葚、韭菜子、粳米分别淘洗干净,一同放入砂锅中,加入清水适量,武文煮沸后,再用小火煮 30~40 分钟,至米熟粥成,加入白糖溶化调匀即可。每日 1 剂,分早晚温热食用。

(2)玉米须龟肉汤:乌龟 1 只,玉米须 50~100 克,葱花、生姜丝、料酒、食盐各适量。将乌龟宰杀后,去头及肠杂等,洗净,切成小块;玉米须洗净,装入纱布袋中,扎紧袋口。把乌龟肉块、玉米须袋一同放入砂锅中,加入葱花、生姜丝、料酒、食盐及适量清水,大火煮沸后,改用小火煨炖 2 小时左右,待乌龟肉熟烂,捞出玉米须袋即可。每日 1~2 次,食乌龟肉,喝汤。

(3)鳝鱼芹菜炒翠衣:鳝鱼(重约 150 克)1 条,西瓜皮 120 克,芹菜 100 克,葱段、生姜丝、蒜片、米醋、食盐、味精、香油各适量。将鳝鱼活杀,去鳞、鳃及内脏等,洗净,切段;西瓜皮削去外层硬皮,洗净,切成条;芹菜去根、叶,洗净,切段,入沸水中焯一下捞起。然后起香油锅,待油热后倒入鳝鱼段,炒至半熟时入西瓜皮、芹菜段及葱段、生姜丝、蒜片,翻炒至将熟时,入米醋、食盐、味精,继续炒至鳝鱼熟即可。每日 1~2 次,佐餐食用。

49. 肾阳虚衰型不射精患者可选用哪些食疗方

肾阳虚衰型不射精患者的饮食调养以温补肾阳,益精通关为主要原则,可选用菟丝子粥、鹿茸附片汤、菟丝黄芪炖乌鸡等。

(1)菟丝子粥:菟丝子 50 克,粳米 100 克,白糖适量。将菟丝子水煎去渣取汁,与淘洗干净的粳米一同放入锅中煮粥,待米熟粥成,加入白糖溶化调匀即可。每日 1 剂,分早晚温热食用。

(2)鹿茸附片汤:鹿茸 10 克,附片 30 克,猪蹄 2 只,食盐、生姜丝、味精各适量。将猪蹄刮洗干净、斩成块,与鹿茸、附片一同放入砂锅中,加入清水适量,大火煮沸后,改用小火煨炖,至猪蹄熟烂起锅时,用食盐、生姜丝、味精调味即可。每日 1～2 次,食猪蹄,喝汤。

(3)菟丝黄芪炖乌鸡:菟丝子 25 克,黄芪、滑石各 30 克,肉苁蓉、茯苓各 20 克,楮实子、车前子、扁豆花、穿山甲各 15 克,王不留行 12 克,甘草 5 克,乌鸡 1 只,料酒、生姜丝、葱花、食盐、味精、胡椒粉各适量,上汤 3 000 毫升。将菟丝子、黄芪、滑石、肉苁蓉、茯苓、楮实子、车前子、扁豆花、穿山甲、王不留行、甘草分别洗净,一同装入纱布袋中,扎紧口;乌鸡宰杀,去毛及肠杂等。把药袋、乌鸡、生姜丝、葱花、料酒一同放入砂锅中,加入上汤,大火煮沸后,改用小火炖煮至鸡蛋熟烂,再放入食盐、味精、胡椒粉调味即可。每日 1 次,佐餐食用。

50. 湿热下注型不射精患者可选用哪些食疗方

湿热下注型不射精患者的饮食调养以清热利湿,利窍通精为主要原则,可选用赤小豆粥、赤豆三米粥、黄花菜马齿苋饮等。

(1)赤小豆粥:赤小豆 30 克,大米 50 克,白糖适量。将淘洗干净的赤小豆、大米一同放入砂锅中,加入清水适量,大火煮沸后,改用小火慢煮,至米熟粥成,加入白糖溶化调匀即可。每日1剂,分早晚温热食用。

(2)赤豆三米粥:赤小豆、大米各30克,小米20克,薏苡仁60克。将赤小豆、大米、小米、薏苡仁分别洗净,之后一同放入锅中,加入清水适量,共煮成粥。每日2次,温热食之。

(3)黄花菜马齿苋饮:黄花菜、马齿苋各30克。将黄花菜、马齿苋一同放入砂锅中,水煎去渣取汁。每日1剂,代茶饮。

附录 人体常用穴位示意图

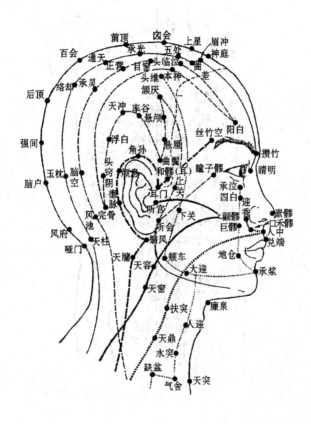

附图1 头面颈项部穴位示意图

男性性功能障碍中医治疗与饮食调养

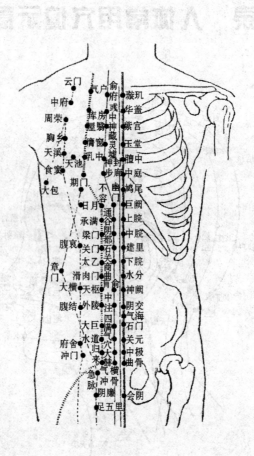

附图 2　胸腹部穴位示意图

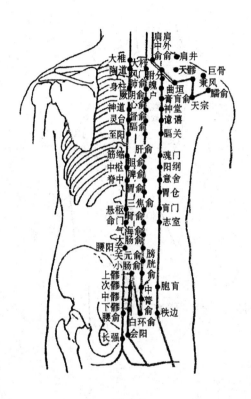

附图 3 背部穴位示意图

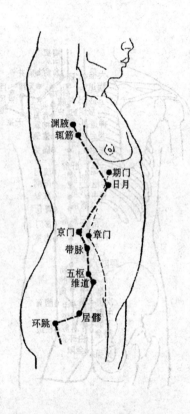

附图 4　胁肋部穴位示意图

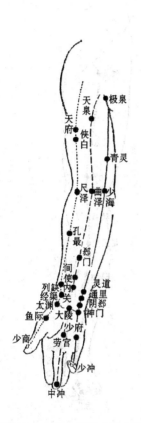

附图5 上肢内侧部穴位示意图

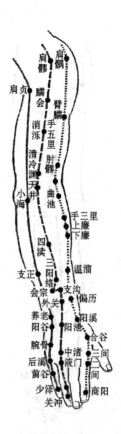

附图6 上肢外侧部穴位示意图

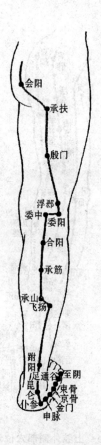

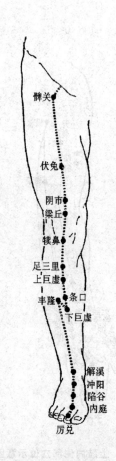

附图 7　下肢后部穴位示意图　　　附图 8　下肢前部穴位示意图

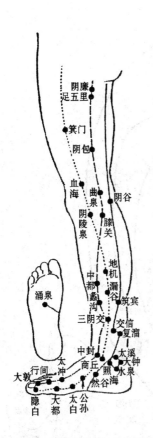

附图9 下肢内侧部穴位示意图

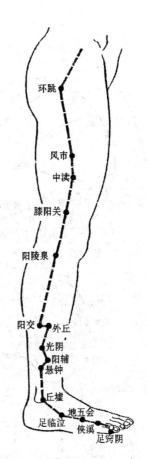

附图10 下肢外侧部穴位示意图

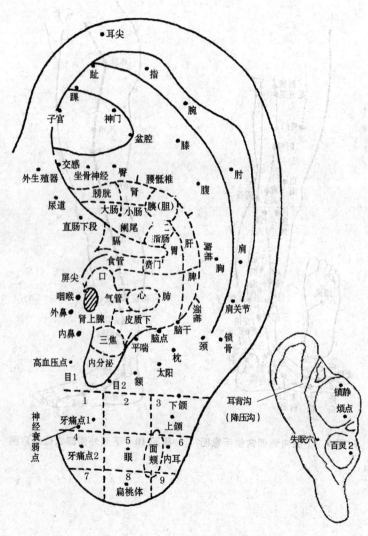

附图 11 常用耳穴示意图